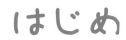

はじめ

JN080809

みなさんは将来どんな看護師になりたいですか?

　この本を手に取ってくださったみなさんは、学修する中で多くの課題に取り組み、先生方やお世話になった先輩方の看護に触れながら、理想とする看護師像を描いてこられたことでしょう。入学時を思い出してください。この数年で膨大な知識と技術、看護師として、また一人の人間としてのあるべき姿を学んでこられたはずです。

　国家試験は、専門職として基本的な知識や技術の基準に到達しているかを確認するためのもので、出題される内容はこれまで学んできたことのほんの一部に過ぎません。国家試験に合格し、看護職として働き始めると、配属された職場ではさらに専門的な学びが必要になります。国家試験で問われるのは、保健師、助産師および看護師が保健医療の現場に第一歩を踏み出す際に、少なくとも備えていてほしい基本的な知識や技術なのです。しかし、決して簡単な試験ではありません。学習スケジュールを立て、適切な対策をとっていくことで、合格を手にすることができるのです。

　本書は、看護師国家試験出題基準をもとに、国家試験合格はもちろん、看護師として患者さんと向き合ったときに、少しでもお役に立つことを願って制作しました。過去 10 年間の国家試験で正答率が 8 割以上だった問題を分析し、わかりやすく解説しています。

　来春、みなさんが真新しいユニフォームを身にまとい、清々しい笑顔で看護師としての道をスタートされることを祈っています。

まるカン編集委員会

まるカン 2025

CONTENTS

AR コンテンツ

編 集

齋藤 麻子（さいとう あさこ）　東京家政大学健康科学部看護学科講師

北澤 健文（きたざわ たけふみ）　東京家政大学健康科学部看護学科准教授

小池 啓子（こいけ けいこ）　埼玉医科大学医学教育センター助教

執 筆 （掲載順）

大野 茂（おおの しげる）　株式会社リトルベアーズ代表取締役　1章

小池 啓子（こいけ けいこ）　埼玉医科大学医学教育センター助教　2章1節／3章2節

松江 なるえ（まつえ なるえ）　東京家政大学健康科学部看護学科講師　2章2節1・3・5・7・8項、4節／9章1節1項頻出ポイント⑨〜⑪、2項

藤森 京子（ふじもり きょうこ）　SBC東京医療大学健康科学部看護学科准教授　2章2節4・6・9項、3節／7章1・2節、3節1項

霜越 多麻美（しもこし たまみ）　山梨大学大学院総合研究部 医学域看護学系准教授　3章1節

佐々木 栄利子（ささき えりこ）　さいたま市立高等看護学院専任教員　4章1〜5・7・10節

蜂谷 正博（はちや まさひろ）　メビウス教育研究所代表　4章6・9節

齋藤 麻子（さいとう あさこ）　東京家政大学健康科学部看護学科講師　4章8節／5章／9章2〜4節

藤田 藍津子（ふじた あつこ）　東京家政大学健康科学部看護学科准教授　6章

杉田 理恵子（すぎた りえこ）　東京家政大学健康科学部看護学科准教授　7章3節2〜4項、4・5節

伊関 敏男（いせき としお）　東京家政大学健康科学部看護学科教授　8章1節、2節2・5・6項／9章1節1項・頻出ポイント①〜⑧

川内 健三（かわうち けんぞう）　東京家政大学健康科学部看護学科講師　8章2節1・3・4・7項

北澤 健文（きたざわ たけふみ）　東京家政大学健康科学部看護学科准教授　10章

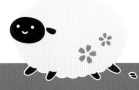

本書の使い方

過去10年間の看護師国家試験問題から、正答率が80%を超えた問題を分析し、合格に必要なポイントをわかりやすく解説しています。国試直前まで、ポイントを押さえて勉強できます。

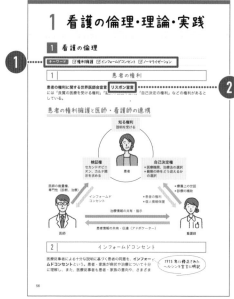

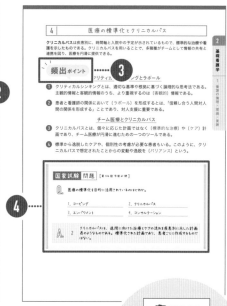

① 各項目のキーワードを掲載しています。

② 本文中の重要用語は太字やマーカーで示しています。

③ 看護師国家試験でよく問われる内容を穴埋め問題にしました。お持ちの赤チェックシートで隠しながら、効率良く知識が身に付きます。

④ 過去問題も掲載しています。

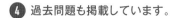

このマークが付いている図では動画が見られます！詳細はp.12をチェック！

「まるカン」ナビゲーター紹介 ⇧

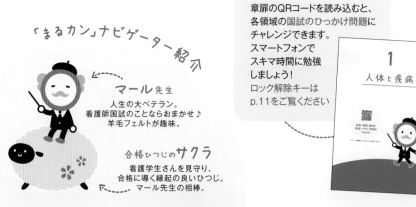

マール先生
人生の大ベテラン。
看護師国試のことならおまかせ♪
羊毛フェルトが趣味。

合格ひつじのサクラ
看護学生さんを見守り、
合格に導く縁起の良いひつじ。
マール先生の相棒。

章扉のQRコードを読み込むと、各領域の国試のひっかけ問題にチャレンジできます。スマートフォンでスキマ時間に勉強しましょう！ロック解除キーはp.11をご覧ください

1
人体と疾病

資料ダウンロード方法

本書の資料は、WEBページからダウンロードすることができます。以下の手順でアクセスしてください。

■メディカID（旧メディカパスポート）未登録の場合

メディカ出版コンテンツサービスサイト「ログイン」ページにアクセスし、「初めての方」から会員登録（無料）を行った後、下記の手順にお進みください。

https://database.medica.co.jp/login/

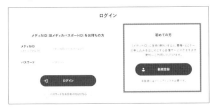

■メディカID（旧メディカパスポート）ご登録済の場合

①メディカ出版コンテンツサービスサイト「マイページ」にアクセスし、メディカIDでログイン後、下記のロック解除キーを入力し「送信」ボタンを押してください。

https://database.medica.co.jp/mypage/

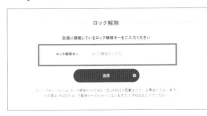

②送信すると、「ロックが解除されました」と表示が出ます。「ファイル」ボタンを押して、一覧表示へ移動してください。

③ダウンロードしたい資料のサムネイルを押すと「ダウンロード」ボタンが表示され、資料のダウンロードが可能になります。

ロック解除キー　2025marukan

*WEBページのロック解除キーは本書発行日（最新のもの）より1年間有効です。有効期間終了後、本サービスは読者に通知なく休止もしくは終了する場合があります。

*メディカID・パスワードの、第三者への譲渡、売買、承継、貸与、開示、漏洩にはご注意ください。

*データやロック解除キーの第三者への再配布、商用利用はできません。

*図書館での貸し出しの場合、閲覧に要するメディカID登録は、利用者個人が行ってください（貸し出し者による取得・配布は不可）。

*雑誌や書籍、その他の媒体および学術論文に転載をご希望の場合は、当社まで別途お問い合わせください。

*データの一部またはすべてのWebサイトへの掲載を禁止します。

*ダウンロードした資料をもとに作成・アレンジされた個々の制作物の正確性・内容につきましては、当社は一切責任を負いません。

「メディカAR」の使い方

アプリのインストール方法　🔍 メディカ AR　で検索

お手元のスマートフォンやタブレットで、App Store（iOS）もしくは Google Play（Android）から、「メディカ AR」を検索し、インストールしてください（アプリは無料です）。

アプリの使い方

①「メディカAR」アプリを起動する

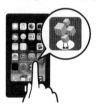

※カメラへのアクセスを求められたら、
「許可」または「OK」を選択してください。

②カメラモードで、マークがついている 図 を映す

⬇

コンテンツが表示される

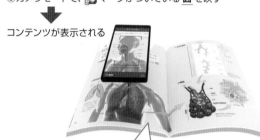

⭕ 正しい例　　❌ 誤った例

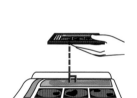

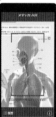

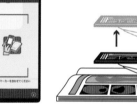

ページが平らになるように本を置き、マークのついた図とカメラが平行になるようにしてください。

マークのついた図を画面に収めてください。マークだけを映しても正しく再生されません。

読み取りにくいときは、カメラをマークのついた図表に近づけてからゆっくり遠ざけてください。

正しく再生されないときは

・連続してARコンテンツを再生しようとすると、正常に読み取れないことがあります。
・不具合が生じた場合は、一旦アプリを終了してください。
・アプリを終了しても不具合が解消されない場合は、端末を再起動してください。

※アプリを使用する際は、Wi-Fi等、通信環境の整った場所でご利用ください。
※iOS、Android の機種が対象です。動作確認済みのバージョンについては、下記サイトでご確認ください。
※ARコンテンツは、予告なく提供を停止する可能性があります。

マークのついた図を読み取れないときや、関連情報・お問い合わせ先等は、下記 URL または右記の二次元バーコードからサイトをご確認ください.
https://www.medica.co.jp/topcontents/ng_ar/

1

人体と疾病

解剖・病態・薬理で
間違いやすい問題を
Check!

*ロック解除キーは p.11 をご覧ください

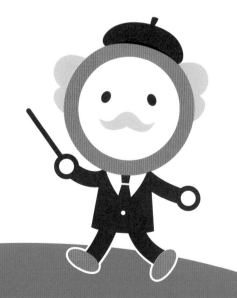

1 解剖

1 人体の構造と機能

キーワード ☑体液 ☑細胞内小器官 ☑外分泌器官

1 | 体 液

■水分
- 成人男性の体液における水分量は約60%、成人女性は約55%である。水が人体の中で最も多い。
- 脂肪組織に含まれる水分量は少ない。成人女性は成人男性よりも脂肪組織が多いため、水分量が少ない。
- 筋組織に含まれる水分量は、脂肪組織と比べて多い。
- 高齢者は筋組織が減少するため、水分量が減少する。そのため、脱水を起こしやすい。

■細胞内液、細胞外液
- 成人男性では、細胞内液が約40%、細胞外液（血漿と間質液）が約20%である。細胞外液の内訳として、血漿が約5%、間質液が約15%である。
- 細胞内液はカリウム（K）濃度が高い。
- 細胞外液はナトリウム（Na）濃度が高い。

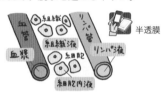

	新生児	乳児 （3カ月）	成人 （男性）	高齢者
全体液量	80%	70%	60%	50%
細胞内液	40%	40%	40%	30%
細胞外液	40%	30%	20%	20%

浸透圧
水は半透膜（水のみを通し、水に溶けている物質は通さない）を通して、濃度の低いほうから濃度の高いほうへ移動する。この現象を浸透現象といい、その圧力を浸透圧という。

2 | 細胞内小器官

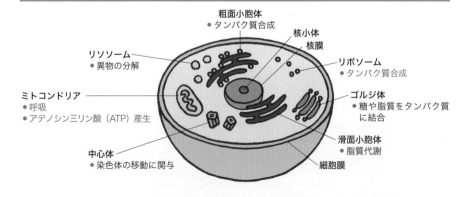

粗面小胞体
- タンパク質合成

核小体
核膜

リソソーム
- 異物の分解

リボソーム
- タンパク質合成

ミトコンドリア
- 呼吸
- アデノシン三リン酸（ATP）産生

ゴルジ体
- 糖や脂質をタンパク質に結合

中心体
- 染色体の移動に関与

滑面小胞体
- 脂質代謝

細胞膜

3 | 外分泌器官

外分泌では分泌物が血管内を通らずに、体外や消化管内腔に分泌される。分泌物には、消化酵素、胆汁、胃液、涙、汗、唾液、がある。

■消化酵素

膵臓から分泌されるアミラーゼ（デンプンを分解する）、リパーゼ（脂肪を分解する）、トリプシン（タンパク質を分解する）などがある。p.23 参照

■胆汁

肝臓でつくられて、胆嚢で貯蔵・濃縮される。脂質の乳化に関わる。

■胃液

- 胃液は胃体部にある胃底腺から分泌される無色透明、無臭、強酸性の液体で、1日に 1.5〜2.0L 分泌される。
- ペプシノーゲンは、胃の主細胞から分泌される。胃液の主成分である胃酸（塩酸）によって活性化されて、ペプシンになる。ペプシンはタンパク質を分解して、ペプトンに変化させる。
- 胃酸（塩酸）は壁細胞から分泌される。
- 副細胞は胃壁を保護する粘液を分泌する。

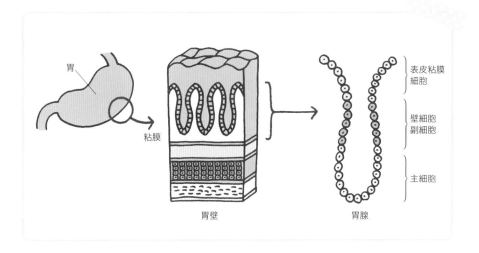

4 | 胎児の肺機能

- **肺サーファクタント**とは、肺胞から分泌される肺表面活性物質である。肺胞の表面を覆い、表面張力を弱めることで肺胞を膨らみやすくし、呼吸やガス交換をしやすくする。
- 肺サーファクタントは 34 週ごろに完成する。そのため、早産（特に 34 週未満の出生）の場合、自発呼吸が難しいことがある。

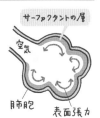

頻出ポイント

① 青年期は身長や体重が急激に増加するため、成人期の中で基礎代謝量が最も〔多い〕。

② 死の三徴候は、〔瞳孔散大（対光反射の消失）〕、〔心停止〕、〔自発呼吸の停止〕である。

> **絶対覚える！**

DNA と RNA

③ DNA は〔二重らせん〕構造であり、RNA は〔一本鎖〕構造である。DNA は〔核〕に存在し、RNA は〔核〕と細胞質に存在する。

④ DNA、RNA のプリン塩基は、〔アデニン〕と〔グアニン〕である。DNA のピリミジン塩基はシトシンと〔チミン〕、RNA のピリミジン塩基はシトシンと〔ウラシル〕である。

⑤ DNA は、〔アデニン〕とチミン、〔シトシン〕と〔グアニン〕がそれぞれ結合し、塩基対をつくる。

⑥ RNA は、アデニンに対して〔ウラシル〕が結合する。また、タンパク質を合成する過程で、mRNA は〔転写〕、tRNA は〔翻訳〕に関わる。

国家試験 問題 ［第111回 午後8問］

Q. 次の時期のうち基礎代謝量が最も多いのはどれか。

1. 青年期   2. 壮年期

3. 向老期   4. 老年期

A. 1 基礎代謝量とは、生命の維持に必要な最低限のエネルギー放出量である。青年期（15歳ごろ～20代）は身体活動が活発に行われるため筋肉量が多く、基礎代謝が最も高い。

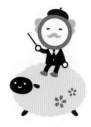

2 呼吸器・循環器の構造と機能

キーワード ☑呼吸器 ☑心臓 ☑肺循環 ☑体循環 ☑動脈 ☑静脈 ☑リンパ管

1 | 気 道

- **気道**は、鼻や口から入った空気が肺胞に届くまでの通路の総称である。
- 鼻腔、咽頭、喉頭を**上気道**、気管、気管支、細気管支を**下気道**と呼ぶ。
- 最も太い気道を**気管**という。気管は左右の**気管支**に分かれ、肺につながる。
- 主気管支は右側のほうが左側より太く、分岐角度が低いため、誤嚥しやすい。そのため、右肺のほうが誤嚥性肺炎を来しやすい。

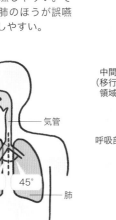

	区分	分岐
上気道	鼻腔 咽頭 喉頭	
下気道	気管	0
	気管支 ── 主気管支	1
	葉気管支	2
	区域気管支	3
	亜区域気管支	4
	小気管支	5
	細気管支 ── 細気管支	⋮
	終末細気管支	16
中間 (移行) 領域		17
	呼吸細気管支	18
		19
呼吸部	肺胞管	20 21 22
	肺胞嚢	23

気管支 ─── 気管

25° 45°

肺

2 | 肺

- 肺は酸素を身体に取り込み、二酸化炭素を排出する役割（ガス交換）をもつ。
- 肺の末端にある肺胞に酸素が到達すると、酸素は肺胞壁を通って毛細血管の赤血球へモグロビンと結合し、全身に運ばれていく。また、血液に乗って運ばれてきた二酸化炭素は、肺胞壁を通って肺胞腔に押し出され、呼気として体外に排出される。

肺

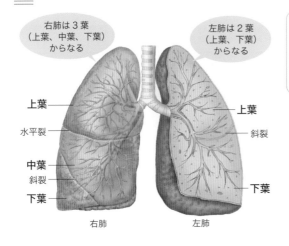

右肺は3葉
（上葉、中葉、下葉）
からなる

左肺は2葉
（上葉、下葉）
からなる

左右の肺と胸椎、胸骨に囲まれた部分を縦隔といい、上縦隔、前縦隔、中縦隔、後縦隔に分けられるぞ！
縦隔には、心臓、大血管、食道、気道、胸腺などがあるのじゃ！

上葉
水平裂
中葉
斜裂
下葉
右肺

上葉
斜裂
下葉
左肺

肺区域

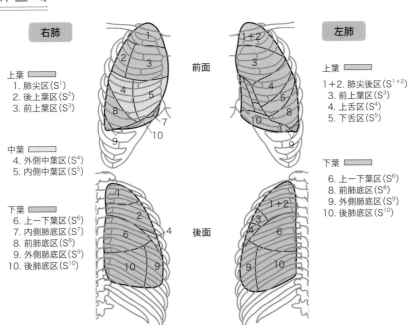

前面

後面

右肺

上葉 ▨▨▨▨
1. 肺尖区（S^1）
2. 後上葉区（S^2）
3. 前上葉区（S^3）

中葉 ▨▨▨▨
4. 外側中葉区（S^4）
5. 内側中葉区（S^5）

下葉 ▨▨▨▨
6. 上-下葉区（S^6）
7. 内側肺底区（S^7）
8. 前肺底区（S^8）
9. 外側肺底区（S^9）
10. 後肺底区（S^{10}）

左肺

上葉 ▨▨▨▨
1+2. 肺尖後区（S^{1+2}）
3. 前上葉区（S^3）
4. 上舌区（S^4）
5. 下舌区（S^5）

下葉 ▨▨▨▨
6. 上-下葉区（S^6）
8. 前肺底区（S^8）
9. 外側肺底区（S^9）
10. 後肺底区（S^{10}）

3 | 呼 吸

- 呼吸には、外呼吸（肺呼吸）と内呼吸（組織呼吸）がある。
- 外呼吸をコントロールする呼吸中枢は、**延髄**にある。
- 吸気運動では、空気が肺に取り込まれると、胸腔が広がり、外肋間筋が収縮して肋骨が引き上がり、横隔膜は収縮して下がる。
- 呼気運動では、胸腔は狭くなり、内肋間筋が収縮して肋骨が引き下がり、横隔膜は弛緩して上がる。

4 | 心 臓

a 心臓の構造

- **心臓**は、横隔膜の上、左右の肺に挟まれた縦隔内のやや左側にある。左心房、右心房、左心室、右心室に分かれている。心房は心房中隔、心室は心室中隔という筋肉の壁で仕切られている。また、心房と心室の間、心室と動脈の間には弁があり、血液の逆流を防いでいる。
- 左心房と左心室の間に左房室弁（僧帽弁ともいう。二尖弁）と右心房と右心室の間に右房室弁（三尖弁）がある。左房室弁と右房室弁を合わせて**房室弁**という。ほかに、大動脈の入口に大動脈弁、肺動脈の入口に肺動脈弁がある。

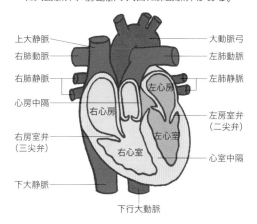

上大静脈 — / 大動脈弓
右肺動脈 — / 左肺動脈
右肺静脈 — / 左肺静脈
 左心房
心房中隔 —
 右心房
 左房室弁
 （二尖弁）
右房室弁 —
（三尖弁） 左心室
 右心室 — 心室中隔
下大静脈 —
 下行大動脈

心筋

心臓の壁は、内側から順に、内膜（内層）、心筋層（中層）、心外膜（外層）で構成されている。心筋層をつくっている層を心筋という。心筋は横紋筋だが、随意筋ではない。

心臓の知識

- 心臓の重さは約250g
- 心臓壁は心膜で覆われている
- 左心室の壁の厚さは右心室の3倍

b 心臓の機能

心臓のはたらきは**ポンプ機能**である。ポンプ機能とは、血液を全身や肺から戻して、肺や全身に送る＝血液を循環させることである。

$$心拍出量 = \frac{一回拍出量}{(40\sim100mL)} \times 心拍数$$

- **肺循環**は静脈血を動脈血にして心臓に還す役割（ガス交換）がある。
  流れ：右心室→肺動脈→肺→肺静脈→左心房
- **体循環**は、肺から送り出された酸素の豊富な血液を全身に届ける役割がある。
  流れ：左心室→大動脈→全身→上大静脈・下大静脈→右心房
- 心臓は収縮と拡張を繰り返している。この収縮と拡張を周期的に行うことを**心周期**という。
  収縮時：左房室弁（僧帽弁）と右房心弁（三尖弁）を閉じて、大動脈弁と肺動脈弁を開く。
  拡張時：左房室弁（僧帽弁）と右房心弁（三尖弁）を開き、大動脈弁と肺動脈弁を閉じる。
- 心臓の収縮は自律神経系（交感神経、副交感神経）によって支配されているが、心臓は自律

神経系の支配を受けなくても自動能がある。心臓の自動拍動では、右心房上部に存在する洞結節がペースメーカになり、規則的な活動電位を発生させて、心臓を動かしている。

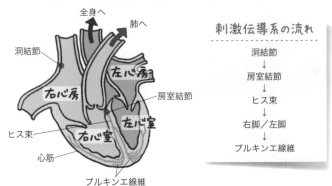

刺激伝導系の流れ

洞結節
↓
房室結節
↓
ヒス束
↓
右脚／左脚
↓
プルキンエ線維

---

5 | 血管

a 動脈

肺動脈、臍動脈の中を流れる血液は静脈血！

動脈は、心臓から血液を送り出す血管で、酸素を多く含む血液が流れている。内膜、中膜、外膜の三層からなる。中膜が一番厚く、弾性線維に富み、平滑筋でできている。

冠状動脈

冠状動脈は、心筋に酸素や栄養を与える。冠状動脈は左冠状動脈と右冠状動脈（心臓の下壁、後壁に血液を供給）の2本存在し、左冠状動脈は、さらに前下行枝（前壁、中隔、心尖部に血液を供給）と回旋枝（側壁、後壁に血液を供給）に分かれる。機能的終動脈（一本道）のため、閉塞を起こしやすい。

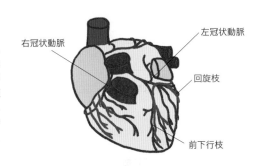

主な動脈の走行

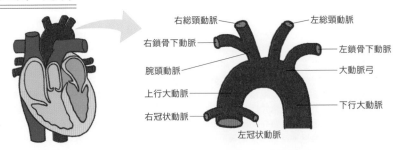

b 静脈

肺静脈・臍静脈の中を流れる血液は動脈血！

● **静脈**は、心臓に血液を送り還す血管で、二酸化炭素を多く含む血液が流れている。内膜、中膜、外膜の三層からなる。中膜は平滑筋が少なく、弾力性もない。
● 末梢の静脈には静脈弁があり、血液の逆流を防いでいる。静脈の走行として、上半身の静脈は上大静脈に、下半身の静脈は下大静脈に流入し、血液は右心房に戻る。

C 毛細血管

毛細血管は直径 5〜10μm で、赤血球がようやく通れる太さである。血管内皮細胞だけでできている。壁は薄く、平滑筋はない。動脈と静脈をつないでおり、全身の臓器や組織に分布しているが、角膜や表皮、軟骨などには存在しない。

頻出ポイント

① 正常血圧は、収縮期血圧が〔120〕mmHg 未満かつ拡張期血圧が〔80〕mmHg 未満、高血圧は、収縮期血圧が〔140〕mmHg 以上かつ／または拡張期血圧が〔90〕mmHg 以上を指す。

② 血圧は〔心拍出量〕×〔末梢血管抵抗〕で表す。〔神経系〕と〔内分泌系〕で調節されている。

③ 心臓が収縮して血液を送り出すときに最高になる血圧を〔収縮期血圧〕、心臓が拡張するときに最低になる血圧を〔拡張期血圧〕という。脈圧は〔収縮期血圧〕と〔拡張期血圧〕との差である。

6 リンパ管

● **リンパ管**は、過剰な間質液を回収して、静脈に戻すはたらきをもつ。末梢の毛細リンパ管が集まってできており、多数の弁がある。
● 右リンパ本幹は、右上半身のリンパ液を受け、**鎖骨下静脈**と**内頸静脈**の合流部の右静脈角にリンパ液を注ぐ。
● 胸管は、左上半身と下半身のリンパ液を回収する。
● 乳びは、分解されずに血液中に残った脂肪で、乳白色を呈する。腸管から吸収され、腸リンパ本幹→乳び槽→胸管→左静脈角と流れていく。

リンパ節

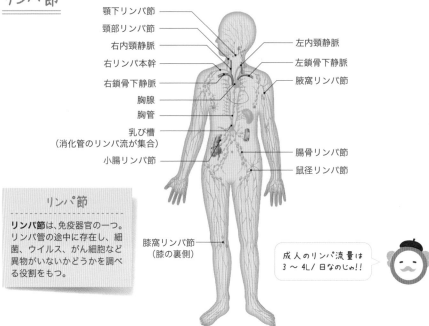

顎下リンパ節
頸部リンパ節
右内頸静脈
右リンパ本幹
右鎖骨下静脈
胸腺
胸管
乳び槽
（消化管のリンパ流が集合）
小腸リンパ節

左内頸静脈
左鎖骨下静脈
腋窩リンパ節
腸骨リンパ節
鼠径リンパ節

膝窩リンパ節
（膝の裏側）

リンパ節

リンパ節は、免疫器官の一つ。リンパ管の途中に存在し、細菌、ウイルス、がん細胞など異物がいないかどうかを調べる役割をもつ。

成人のリンパ流量は3〜4L/日なのじゃ!!

---

3 消化器の構造と機能

キーワード ☑消化管 ☑肝臓 ☑胆嚢 ☑膵臓

1 消化管

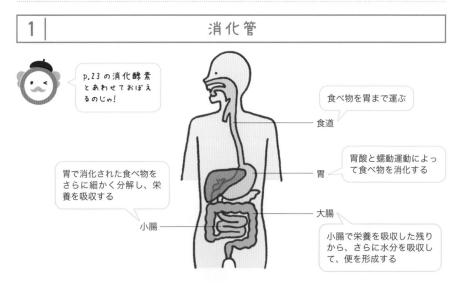

p.23の消化酵素とあわせておぼえるのじゃ！

食べ物を胃まで運ぶ
食道

胃酸と蠕動運動によって食べ物を消化する
胃

胃で消化された食べ物をさらに細かく分解し、栄養を吸収する

小腸

大腸

小腸で栄養を吸収した残りから、さらに水分を吸収して、便を形成する

2 | 肝　臓

肝臓は右葉、左葉に分類される。左右の肝管は総肝管となり、胆嚢から出る胆嚢管と合流して総胆管となる。そして、膵管とともに大十二指腸乳頭（ファーター乳頭）に開口する。開口部にはオッディ括約筋がある。オッディ括約筋が弛緩すると、胆汁や膵液を分泌する。

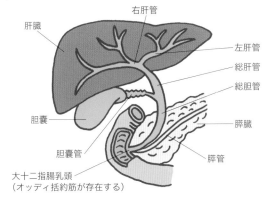

3 | 消化酵素

- 膵液は、重炭酸イオンを含み、弱アルカリ性で、弱酸性の胃内容物を中和する。消化酵素として、タンパク質を分解するトリプシン、キモトリプシン、デンプンをマルトース（麦芽糖）に分解する膵アミラーゼ、脂肪を分解する膵リパーゼがある。
- 胆汁は肝臓でつくられ、胆嚢で濃縮される。脂肪を乳化して、膵リパーゼをはたらきやすくする。
- 腸液には、マルターゼ、スクラーゼ、ラクターゼがある。糖分を単糖類に分解して腸で吸収させる。

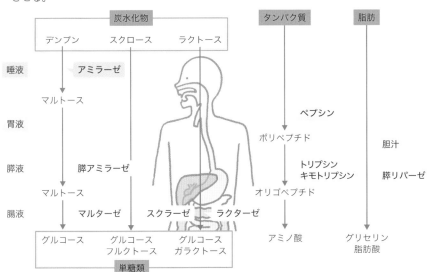

頻出ポイント

❶ 直腸へ便が移動すると〔排便反射〕が起こり、意識的に外肛門括約筋を弛緩することで排便される。排便反射には〔直腸内反射〕と〔脊髄排便反射〕がある。

❷ 〔直腸内反射〕では、直腸壁の粘膜内にある受容器から求心性インパルスが筋層内神経叢を通り、下行結腸、S状結腸、直腸に〔蠕動波〕を起こして直腸が収縮し、内肛門括約筋が弛緩して、排便される。

❸ 〔脊髄排便反射〕では、求心性インパルスが〔脊髄〕に伝達され、〔骨盤神経〕を通って下行結腸、S状結腸、直腸、肛門に戻り、結腸に強い〔蠕動波〕と内肛門括約筋の弛緩が生じて、排便される。

4 脳・神経の構造と機能

キーワード ☑大脳 ☑間脳 ☑視床 ☑視床下部 ☑小脳 ☑脳幹 ☑12対の脳神経
☑自律神経 ☑交感神経 ☑副交感神経 ☑神経伝達物質 ☑ニューロン

1 | 中枢神経（脳、脊髄）

```
                    ┌ 中枢神経系 ─┬─ 脳
                    │            └─ 脊髄
                    │
神経系 ─┤
        │                    ┌─ 脳神経（12対）
        │            （解剖学的）
        │                    └─ 脊髄神経（31対）
        └ 末梢神経系 ─┤
                     │        ┌ 体性神経 ─┬─ 求心性（感覚）神経
                     （機能面）  │          └─ 遠心性（運動）神経
                               └ 自律神経 ─┬─ 交感神経
                                          └─ 副交感神経
```

中枢神経系では、脳の各部位と機能を覚えるのじゃ！

（文献1より転載）

末梢神経系では、p.26-27の12対の脳神経と31対の脊髄神経、p.28の自律神経をしっかり覚えよう！

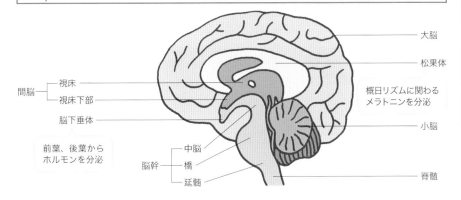

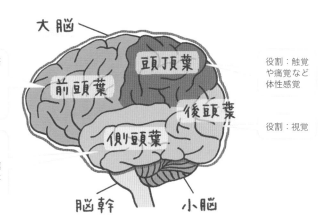

■大脳

大脳は脳で最も大きい。左右の大脳半球に分かれ、**前頭葉、頭頂葉、側頭葉、後頭葉**に分類される。外側から、大脳皮質（灰白質）、大脳髄質（白質）、大脳基底核の三つで構成される。

■間脳（視床、視床下部）

視床

感覚系上行路の中継核（感覚神経を大脳皮質の感覚野につなぐ）である。大脳の運動野に対して、姿勢や運動をコントロールする。

視床下部

内分泌系（下垂体前葉に刺激ホルモン放出ホルモンを分泌）、自律神経系、摂食、飲水などの本能中枢が存在する。また、体温調節などによって体内のホメオスタシス（恒常性）を維持する。

● 体温上昇：汗腺から発汗する。皮膚に存在する血管を拡張して、熱を放出する。
● 体温低下：骨格筋が収縮する。皮膚に存在する血管を収縮して、熱の放出を防ぐ。

■小脳
● 体のバランス（平衡）、姿勢の維持を担う。運動できるようにする。
● 小脳失調では、体のバランス（平衡）が取れなくなったり、協調運動（手と足、目と手など
の別々に動く器官をまとめて動かす運動）ができなくなったりする。
■脳幹（中脳、橋、延髄）
● 中脳：対光反射や水晶体の厚さの調節をする近見反射（輻輳反射）に関わる。
● 橋：呼吸調節中枢や排尿中枢が存在する。
● 延髄：呼吸中枢（中枢化学受容器）、血管中枢、嘔吐中枢、嚥下中枢が存在する。

頻出ポイント

① 脳脊髄液は〔脈絡叢〕で産生され、くも膜下腔に存在する〔くも膜顆粒〕で吸収
される。

② 脳脊髄液は、タンパク質や糖などを含み、〔無色透明〕である。

3 | 末梢神経（12 対の脳神経と 31 対の脊髄神経）

a 12 対の脳神経 -
● 味覚には顔面神経、舌咽神経が関わる。
● 眼球運動には動眼神経、滑車神経、外転神経が関わり、
これらが障害されると複視になる。
● 嚥下障害に関与するのは、舌咽神経、迷走神経、舌下神経である。
● 副交感神経を含むのは、動眼神経、顔面神経、舌咽神経、迷走神経である。

> 脳神経には 12 対の
> 神経がある！

国家試験 問題 ［第 103 回 午後 29 問］

Q. 脳神経とその機能の組合せで正しいのはどれか。

1. 顔面神経 ——— 顔の感覚　　2. 舌下神経 ——— 舌の運動

3. 動眼神経 ——— 眼球の外転　　4. 三叉神経 ——— 額のしわ寄せ

A. 2

脳神経	名称	性質	主な機能
Ⅰ	嗅神経	特殊感覚*	嗅覚
Ⅱ	視神経	特殊感覚*	視覚
Ⅲ	動眼神経	運動	**眼球運動**
		副交感	瞳孔やレンズの厚さに対する**副交感神経支配**
Ⅳ	滑車神経	運動	**眼球運動** 上斜筋（内下転）が滑車神経支配。外直筋が外転神経支配。ほかは動眼神経支配
Ⅴ	三叉神経	感覚	**顔面の知覚**
		運動	咀嚼筋（咬筋、側頭筋、内側翼突筋、外側翼突筋）の運動
Ⅵ	外転神経	運動	**眼球運動（外直筋）**
Ⅶ	顔面神経	運動	**表情筋の運動**
		副交感	涙と唾液（耳下腺除く）に対する**副交感神経支配**
		感覚	耳付近と外耳の知覚
		特殊感覚*	**舌前 2/3 の味覚**
Ⅷ	聴(内耳)神経	特殊感覚*	**平衡感覚と聴覚**
Ⅸ	舌咽神経	副交感	唾液（耳下腺）に対する**副交感神経支配**
		運動	咽頭運動
		感覚	中耳の知覚
		特殊感覚*	**舌後 1/3 の味覚**
		内臓感覚	頸動脈小体からの情報を延髄に伝える
Ⅹ	迷走神経	副交感	胸腔、腹腔臓器に対する**副交感神経支配**
		運動	咽喉頭運動（迷走神経から分かれる反回神経支配）
		感覚	咽喉と外耳の知覚
		内臓感覚	内臓器の感覚
Ⅺ	副神経	運動	胸鎖乳突筋などの運動
Ⅻ	舌下神経	運動	**舌の運動**

＊特殊感覚：視覚、聴覚、平衡覚、嗅覚、味覚のこと。

覚え方は、
「嗅いで視て動く
車の三の外 顔聴く
舌は迷う副舌」じゃ

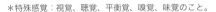

b 脊髄神経

- **脊髄神経**は、頸神経（C）8 対、胸神経（T）12 対、腰神経（L）5 対、仙骨神経（S）5 対、尾骨神経 1 対の合計 **31 対**からなる。
- 脊髄神経は四肢、皮膚、筋肉などに存在する。

自律神経の中枢は間脳の視床下部である。自律神経は、交感神経と副交感神経という、拮抗する二つの神経系に分かれる。自律神経の神経伝達物質は、ノルアドレナリンとアセチルコリンである。

交感神経系
エネルギーを消費する
（活動中にはたらく）

副交感神経系
エネルギーを蓄積する
（身体を休めるときにはたらく）

交感神経と副交感神経のはたらき

器官	交感神経（ノルアドレナリン）	副交感神経（アセチルコリン）
心臓	心拍（脈拍）増加	心拍（脈拍）減少
気管支	拡張	収縮
肺	呼吸の促進	呼吸の抑制
末梢血管	収縮	拡張
胃・小腸・大腸	消化を抑制	消化を促進
肝臓	グリコーゲンの分解	グリコーゲンの合成
胆嚢	胆汁の分泌が減少	胆汁の分泌が増加
膵臓	インスリンの分泌が減少	インスリンの分泌が増加
瞳孔	散大	縮小
膀胱	弛緩（蓄尿）	収縮（排尿）
唾液腺	少量の粘度の高い唾液分泌	大量の粘度の低い唾液分泌
皮膚	立毛筋が収縮して鳥肌が立つ	
汗腺	分泌増加	

- 神経細胞である**ニューロン**同士は、隣り合うニューロンとわずかな隙間を空けて接する。シナプスとは、この隙間を含め、ニューロンが隣接する軸索の末端から隣のニューロンの細胞体までの部分を指す。ニューロン同士の隙間の部分はシナプス間隙という。
- 片方の軸索末端から神経伝達物質が放出されて、隣のニューロンに情報が伝わる。神経伝達物質として、ドパミン、セロトニンがある。

交感神経のニューロンの末端からはノルアドレナリンが放出。
副交感神経のニューロンの末端からはアセチルコリンが放出。

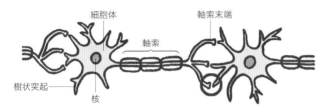

シナプス

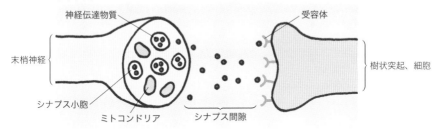

神経伝達物質	放出が多すぎると	放出が少なすぎると
ドパミン	●統合失調症　●不安　●躁病	●パーキンソン病
ノルアドレナリン セロトニン	●興奮状態（ノルアドレナリンの過剰） ●抗うつ薬（SSRI）によるセロトニン 　症候群（発汗、発熱、振戦など）	●うつ病
アセチルコリン	●パーキンソン病	●アルツハイマー病

5 感覚器の構造と機能

キーワード ☑目 ☑平衡感覚 ☑耳

1 目

- 視覚は平衡感覚に関わる。内耳も視覚と同じく平衡感覚に関わっている
- 眼球は内膜・中膜・外膜の三層からなる外壁と、水晶体、硝子体などから構成される。外壁は、内膜が網膜、中膜がぶどう膜（虹彩、毛様体、脈絡膜）、外膜が角膜、強膜である

■各部位の役割

①角膜：光を最初に透過・屈曲させる。

②虹彩：光の量を調節する。まぶしい場合は虹彩が狭くなり（縮瞳）、暗い場合は虹彩が広がる（散瞳）。瞳孔は虹彩と虹彩の間にある。

③水晶体：水晶体は、カメラのレンズのようなピント調節の役割を担う。ピントを合わせるために水晶体の厚みが変化する。これは、毛様体とチン小帯のはたらきによる。

④硝子体：水晶体で屈折した光は硝子体を通過する。硝子体は 99% が水でできたゲル状の組織で、眼球内圧を保つ。

⑤網膜：視神経の一部で、光を神経情報に変える。網膜には視細胞があり、錐体細胞は形や色を識別する。杆体細胞は光への感受性が高い。網膜に存在する中心窩は、錐体細胞が密集している。

⑥視神経乳頭：視神経の入口である。視細胞がない盲点で、網膜内の血管が集まる。

⑦視神経：網膜の映像を、大脳の後頭葉に存在する視覚野に伝える。

---

2 | 耳

- 耳は**外耳**、**中耳**、**内耳**の三つの部分に分けられる。
- 外耳：耳介と外耳道からなる。外耳と中耳の境目には鼓膜がある。
- 中耳：鼓室と耳小骨（ツチ骨、キヌタ骨、アブミ骨）、耳管が存在する。耳管は鼻咽頭（鼻の後方）につながっている。
- 内耳：聴覚に関わる蝸牛と、平衡感覚をつかさどる前庭や三半規管からなる。これらの中はリンパが存在する。聴覚は蝸牛から蝸牛神経、平衡感覚は前庭神経に伝わる。回転刺激によって三半規管の有毛細胞が刺激されると、回転加速度（角加速度）を感知する。

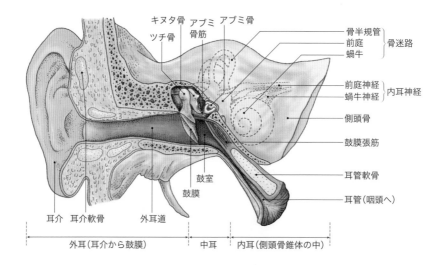

頻出ポイント

咽頭・喉頭のはたらき

① 咽頭は、〔上〕咽頭、〔中〕咽頭、〔下〕咽頭に分かれる。

② 喉頭のはたらきは〔呼吸〕、〔発声〕、〔誤嚥の防止〕である。

③ 嚥下時や嘔吐時は、〔喉頭蓋〕や〔声帯〕のはたらきで喉頭が閉じる。

④ 喉頭蓋閉鎖不全では、〔誤嚥〕がみられる。声門閉鎖不全では、〔嗄声〕が生じる。

嗅覚・味覚の伝達

⑤ 鼻腔の上方にある嗅粘膜（嗅上皮）には、においを受容する〔嗅細胞〕がある。〔嗅細胞〕で受容され、嗅球の僧帽細胞に伝わった嗅覚情報は、側頭葉の内側面にある〔一次嗅覚野〕に伝わる。

⑥ 〔味蕾〕は舌上皮から分化したもので、一つに約50個の〔味細胞〕がある。〔味細胞〕の興奮が、顔面神経・舌咽神経・迷走神経の〔味覚線維〕によって延髄の〔孤束核〕に伝わることで、味覚は伝達される。〔孤束核〕から出る神経線維が、〔視床〕から大脳皮質にある〔味覚野〕に投影される。

6 運動器の構造と機能

キーワード ☑骨 ☑骨格 ☑関節 ☑関節可動域（ROM）☑筋肉

1 | 骨と骨格

- 骨の表面は緻密骨、内部は海綿骨からなる。骨はカルシウムの調節に関わる。
- 骨の表面には骨膜があり、骨を横径方向に成長させる。
- 骨端軟骨の増殖によって、長管骨は縦方向に成長する。
- 骨髄は骨幹の内腔（髄腔）、および海綿質の隙間にある。赤色骨髄（造血の機能）と黄色骨髄（脂肪）に区別される。高齢者は若年者に比べて赤色骨髄が少ないため、造血機能が衰えて貧血になりやすくなる。
- 成人では、腸骨、椎骨などの体幹で造血が行われる。
- 骨基質の有機物はコラーゲンを含み、無機塩類はリン酸カルシウムを含む。
- 腸骨、恥骨、坐骨を寛骨という。寛骨に仙骨、尾骨を合わせて骨盤という。
- 脊椎をつくる椎骨は、頸椎7個（頸神経は8対）、胸椎12個、腰椎5個、仙骨（5個の仙椎が合体）、尾骨（3〜5個の尾椎が合体）である。

骨の形成

骨組織は骨細胞、骨芽細胞（骨形成に関わる）、破骨細胞（骨吸収に関わる）と骨基質（有機物と無機塩類）からなる。

破骨細胞をはたらかせる副甲状腺ホルモン（パラソルモン）は、血中のCa濃度を上昇させる
⇔破骨細胞をはたらかせないカルシトニン（甲状腺から分泌）は、血中のCa濃度を低下させる

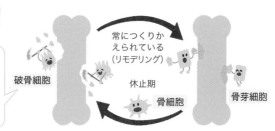

破骨細胞

常につくりかえられている（リモデリング）

休止期

骨細胞

骨芽細胞

骨格

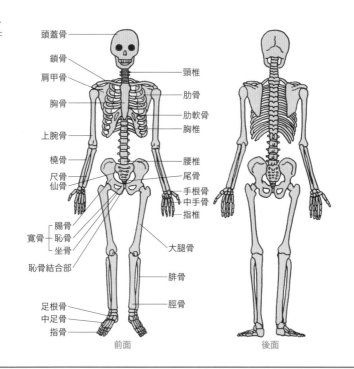

頭蓋骨
鎖骨
肩甲骨
胸骨
上腕骨
橈骨
尺骨
仙骨
腸骨
寛骨 — 恥骨
坐骨
恥骨結合部
足根骨
中足骨
指骨

頸椎
肋骨
肋軟骨
胸椎
腰椎
尾骨
手根骨
中手骨
指椎
大腿骨
腓骨
脛骨

前面　　　　　　後面

---

2 ｜ 関節と関節可動域

a 関節

● 関節は骨と骨をつなぐはたらきがある。可動性のある可動関節と可動性のない不動関節に分類される。
● 可動関節は関節軟骨で覆われている。関節軟骨は加齢によってすり減る。また、可動関節の中には、靱帯や半月板で補強されているものもある。
● 関節は、骨を結合している物質によって三つに分類される。

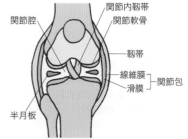

関節腔
関節内靱帯
関節軟骨
靱帯
線維膜
滑膜 ｝関節包
半月板

滑膜関節 骨と骨の間に存在する 関節包が存在する関節	**蝶番関節**	腕尺関節、指節間関節、膝関節など
	車軸関節	正中環軸関節、上橈尺関節など
	鞍関節	母指の手根中手関節など
	球関節	肩関節、股関節など
	顆状関節	顎関節
線維性関節 骨と骨の間が厚い結合 組織でつながる関節	縫合線	頭蓋の骨を結合する不動関節
	釘状関節	歯と下顎骨・上顎骨の間に存在
	靱帯結合	脛骨と腓骨との間の遠位関節など
軟骨性関節 骨と軟骨が一体になっ た関節	軟骨結合	第 1 対肋骨と胸骨との間の関節のような不動関節
	線維軟骨結合	骨と骨、それらを結合する弾力性のある線維軟骨（クッション様の組織）で構成。椎間板でつながる脊柱のような特定の動作が可能なもの

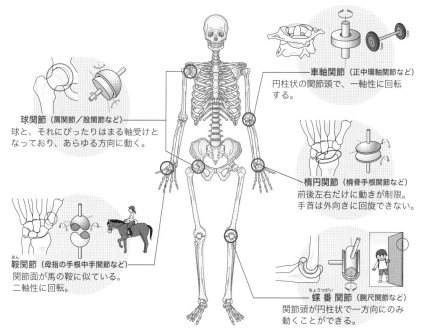

車軸関節（正中環軸関節など）
円柱状の関節頭で、一軸性に回転
する。

球関節（肩関節／股関節など）
球と、それにぴったりはまる軸受けと
なっており、あらゆる方向に動く。

楕円関節（橈骨手根関節など）
前後左右だけに動きが制限。
手首は外向きに回旋できない。

鞍関節（母指の手根中手関節など）
関節面が馬の鞍に似ている。
二軸性に回転。

蝶番関節（腕尺関節など）
関節頭が円柱状で一方向にのみ
動くことができる。

（文献 2 より転載）

b 関節可動域（ROM）

- 関節可動域（range of motion：ROM）とは、関節を動かすことが可能な最大運動範囲である。
- 基本肢位：手掌を前方に向けて、気をつけの姿勢で直立したとき、各関節の肢位を 0°にした姿勢（解剖学的肢位）。
- 良肢位：関節が動かない場合でも、日常生活動作を行う上で、最も障害の少ない肢位。

基本肢位と関節の動き

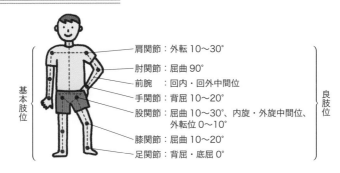

基本肢位

肩関節：外転 10〜30°
肘関節：屈曲 90°
前腕：回内・回外中間位
手関節：背屈 10〜20°
股関節：屈曲 10〜30°、内旋・外旋中間位、外転位 0〜10°
膝関節：屈曲 10〜20°
足関節：背屈・底屈 0°

良肢位

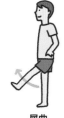
屈曲
骨と骨の角度を小さくする動き

伸展
骨と骨の角度を大きくする動き

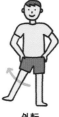
外転
体幹や手指を軸にして遠ざける動き

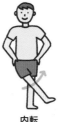
内転
体幹や手指を軸にして近づける動き

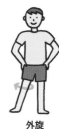
外旋
大腿や上腕を軸にして外側へ回旋する動き

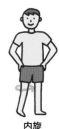
内旋
大腿や上腕を軸にして内側へ回旋する動き

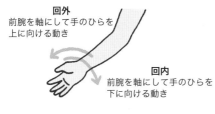
回外
前腕を軸にして手のひらを上に向ける動き

回内
前腕を軸にして手のひらを下に向ける動き

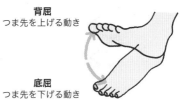
背屈
つま先を上げる動き

底屈
つま先を下げる動き

末梢神経が障害されて起こる徴候

障害される神経	橈骨神経	尺骨神経	正中神経
徴候	下垂手：手首を持ち上げる、反らす、手指を伸ばす動きができない	鷲手：鉤爪。手内筋が萎縮し、環指（薬指）・小指の付け根の関節が過伸展し、第1・2関節は屈曲する	猿手：母指から環指母指側1/2までの手掌側の感覚障害・屈曲障害、母指球筋の障害が生じる

3 　筋　肉

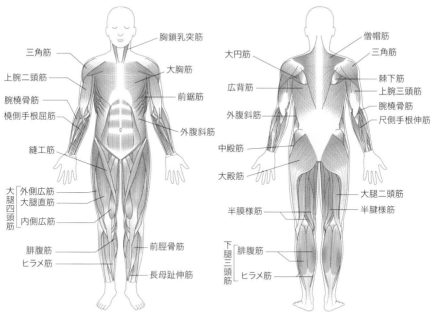

胸鎖乳突筋
三角筋
上腕二頭筋
腕橈骨筋
橈側手根屈筋
縫工筋
大腿四頭筋
外側広筋
大腿直筋
内側広筋
腓腹筋
ヒラメ筋
大胸筋
前鋸筋
外腹斜筋
前脛骨筋
長母趾伸筋

僧帽筋
三角筋
棘下筋
上腕三頭筋
腕橈骨筋
尺側手根伸筋
大円筋
広背筋
外腹斜筋
中殿筋
大殿筋
半膜様筋
大腿二頭筋
半腱様筋
下腿三頭筋
腓腹筋
ヒラメ筋

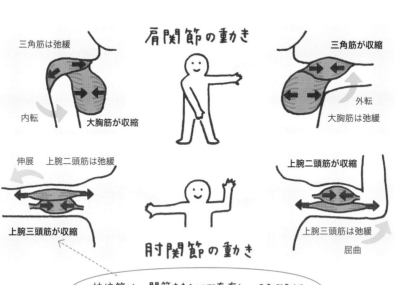

肩関節の動き

三角筋は弛緩
内転
大胸筋が収縮

三角筋が収縮
外転
大胸筋は弛緩

伸展　上腕二頭筋は弛緩
上腕三頭筋が収縮

上腕二頭筋が収縮
上腕三頭筋は弛緩
屈曲

肘関節の動き

拮抗筋は、関節をまたいで存在し、それぞれが
関節の動きに対して反対のはたらきをする筋肉

- 股関節の屈曲は腸腰筋を収縮させて、大殿筋を弛緩させる。伸展はその反対。
- 股関節の外転は中殿筋を収縮させて、内転筋群（恥骨筋、短内転筋、長内転筋、大内転筋、薄筋）を弛緩させる。内転はその反対。
- 膝の屈曲は大腿二頭筋を収縮させて、大腿四頭筋を弛緩させる。伸展はその反対。
- 足の背屈は前脛骨筋を収縮させて、下腿三頭筋を弛緩させる。底屈はその反対。
- 骨格筋は横紋筋であり、筋線維と結合組織からなる。筋線維は遅筋線維（遅筋）と速筋線維（速筋）に大きく分けられる。骨格筋の表面は筋膜で包まれている。

7　腎・泌尿器の構造と機能

キーワード　☑腎臓　☑膀胱　☑蓄尿　☑排尿

1　腎臓

- 泌尿器は**腎臓、尿管、膀胱、尿道**からなる。
- 腎臓は外側に皮質、内側に髄質がある。髄質の内側には生成された尿を排出する腎盂がある。腎臓は後腹膜腔に存在する後腹膜臓器である。
- 腎臓の機能単位はネフロンである。ネフロンは、腎小体と尿細管からなる。両側の腎臓はそれぞれ100万～200万のネフロンで構成されている。
- 腎小体は糸球体とボーマン嚢で構成される。
- 尿細管は近位尿細管、ヘンレ係蹄（ヘンレループ）、遠位尿細管、集合管からなる。
- 1個の腎小体に1個の糸球体がある。糸球体は約30個の毛細血管の束でできている。毛細血管を血液が通過する間に血液は濾過され、原尿が産生される。
- 腎臓は尿の排泄によって、体内の不要な代謝産物、有害物質を体外に排出する。腎臓で細胞外液量の調節、**血液のpH調節**、血液組成の調節などが行われることによって、体液の恒常性は維持される。

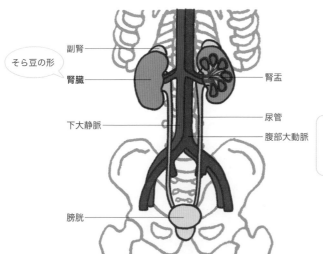

そら豆の形

副腎

腎臓

腎盂

下大静脈

尿管

腹部大動脈

膀胱

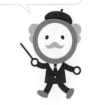

肝臓の右葉が左葉に比べて大きいため、左腎は右腎よりも高い位置にあるのじゃ！

2 | 膀胱の構造と蓄尿・排尿のしくみ

a 膀胱の構造

- 尿管は腎臓と膀胱をつなぐ左右一対の管で、長さは 30cm ほどである。蠕動運動によって尿を膀胱に送る。
- 膀胱は移行上皮で、粘膜の厚さを変えることができ、尿を溜めることができる。膀胱の容量は 500mL ほどだが、300mL ほどになると尿意を強く感じる。

| 上部尿路 | → 腎臓、腎杯、腎盂、尿管 |
| 下部尿路 | → 膀胱、尿道 |

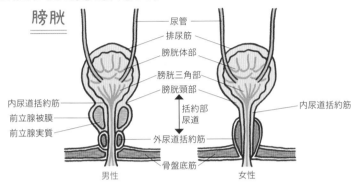

膀胱

尿管
排尿筋
膀胱体部
膀胱三角部
膀胱頸部
内尿道括約筋
前立腺被膜
前立腺実質
括約部尿道
内尿道括約筋
外尿道括約筋
骨盤底筋

男性　　　　女性

b 蓄尿と排尿のしくみ

膀胱に一定量の尿（150〜200mL）が溜まると

- 膀胱壁が伸展して、その刺激が骨盤神経を通り、腰仙髄の排尿中枢→大脳に伝達され、尿意が起こる（この状態でトイレに行く人が多い）。
- トイレが近くにないなど排尿できる環境にない場合、大脳によって排尿は抑制されて、**蓄尿反射**が起こる。
- 反射的に交感神経である下腹神経が興奮して、膀胱の弛緩と内尿道括約筋の収縮が起こり、尿が蓄積される。

排尿できる状態になると

- 大脳の抑制が解けて、副交感神経である骨盤神経が興奮して、膀胱が強力に収縮する。**排尿反射**が起こる。
- 下腹神経が抑制され、内尿道括約筋が弛緩する。陰部神経も同時に抑制され、外尿道括約筋も弛緩する。

国家試験 問題 [第109回 午前78問]

Q. 排尿時に収縮するのはどれか。

1. 尿　管　　　　2. 尿　道　　　　3. 膀胱平滑筋

4. 内尿道括約筋　　　5. 外尿道括約筋

A. 3 排尿時は膀胱平滑筋が収縮し、内尿道括約筋と外尿道括約筋が弛緩して、尿が体外に排泄される。尿管・尿道は排尿時の収縮とは無関係である。

8 内分泌系の構造と機能

キーワード ☑ホルモン ☑フィードバック機構

1 | ホルモンに関係する器官

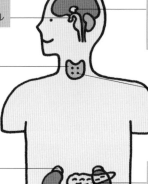

B 下垂体
ホルモンのはたらきをコントロール

A 視床下部
ホルモン放出因子と抑制因子を分泌。内分泌や自律機能を調整する総合中枢

C 甲状腺
- 新陳代謝を促す甲状腺ホルモンを産生
- 甲状腺からカルシトニンが分泌されると、骨吸収を抑制し、腎臓に作用してカルシウムイオン（Ca^{2+}）の排出を促進（血漿 Ca^{2+} 濃度を低下させる）

D 副甲状腺
副甲状腺ホルモンは骨から血中への Ca^{2+} 遊離を促す。腎臓に作用して Ca^{2+} の再吸収を促進（血漿 Ca^{2+} 濃度を上昇させる）

E 副腎（皮質、髄質）
- 体の恒常性を保つホルモンを分泌
- 副腎皮質からアンドロゲン（男性ホルモン）を分泌（95％が精巣、5％が副腎でつくられる）

F 膵臓
- 消化を助け、糖をエネルギーに変える
- 膵臓のδ細胞からソマトスタチンが分泌され、インスリンとグルカゴンの分泌を抑制

女性

男性

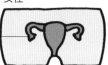

G 卵巣
卵子の成熟・排卵、女性ホルモンを分泌

H 精巣
精子をつくり、男性ホルモンを分泌

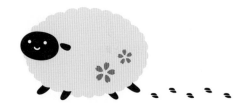

分泌器官		ホルモン	生理作用
A 視床下部		成長ホルモン放出ホルモン（GHRH）	成長ホルモン（GH）分泌↑
		甲状腺刺激ホルモン放出ホルモン（TRH）	甲状腺刺激ホルモン（TSH）分泌↑
		ソマトスタチン（SRIH）	GH分泌↓、TSH分泌↓
		副腎皮質刺激ホルモン放出ホルモン（CRH）	副腎皮質刺激ホルモン（ACTH）分泌↑
		ゴナドトロピン放出ホルモン（GnRH）	黄体形成ホルモン（LH）分泌↑ 卵胞刺激ホルモン（FSH）分泌↑
		プロラクチン抑制ホルモン（PIH）	プロラクチン（PRL）分泌↓
B 下垂体	前葉	成長ホルモン（GH）	成長↑、血糖値↑
		副腎皮質刺激ホルモン（ACTH）	副腎皮質ホルモン（コルチコイド）↑
		甲状腺刺激ホルモン（TSH）	トリヨードサイロニン（T_3）、サイロキシン（T_4）の合成↑
		プロラクチン（PRL）	乳汁分泌↑、乳腺発育
		卵胞刺激ホルモン（FSH）	卵胞ホルモン↑、卵胞発育、精子形成促進
		黄体形成ホルモン（LH）	黄体ホルモン↑、黄体形成、排卵促進、男性ホルモン↑
	後葉	オキシトシン	子宮筋の収縮、射乳
		バソプレシン（AVP）	抗利尿作用
C 甲状腺		トリヨードサイロニン（T_3） サイロキシン（T_4） カルシトニン	代謝亢進 血中カルシウム（Ca）↓
D 副甲状腺		副甲状腺ホルモン（パラソルモン）	血中カルシウム（Ca）↑
E 副腎	皮質	糖質コルチコイドのコルチゾール	血糖値↑、抗炎症作用
		電解質（鉱質）コルチコイドのアルドステロン	ナトリウム（Na）の再吸収、カリウム（K）の排出
	髄質	カテコールアミンのアドレナリン	交感神経刺激
F 膵臓	α細胞	グルカゴン	血糖値↑
	β細胞	インスリン	血糖値↓
G 卵巣	卵胞	卵胞ホルモン（エストロゲン）のエストラジオールなど	女性の第二次性徴、子宮内膜増殖、排卵促進
	黄体	黄体ホルモン（ゲスターゲン）のプロゲステロン	黄体形成、子宮内膜の粘液分泌、排卵抑制
H 精巣		男性ホルモン（アンドロゲン）のテストステロンなど	男性の第二次性徴

＊卵胞刺激ホルモン（FSH）と黄体形成ホルモン（LH）を「性腺刺激ホルモン（ゴナドトロピン）」と呼ぶ。

（文献3より一部改変）

フィードバック機構は、体内環境を維持するためにホルモンの分泌量を調整するしくみである。

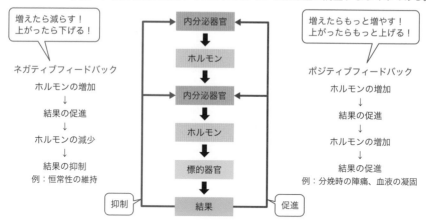

- **ホルモン受容体**は、ホルモンと結合し、ホルモンが作用を発現できるようにするはたらきがある。
- 水溶性の高いホルモン（下垂体ホルモン、カテコールアミンなど）は、細胞膜を通過できず、細胞膜上の受容体に結合する。
- 脂溶性の高いホルモンは細胞膜を通過できる。
- 脂溶性の高いホルモンには、甲状腺ホルモンやステロイドホルモンなどがある。**甲状腺ホルモン**は、核内にある**核内受容体**に結合して作用する。**ステロイドホルモン**は、細胞質内に存在する**細胞内受容体**に結合して作用する。

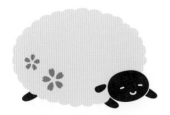

9 女性生殖器の構造と機能

キーワード ☑腟 ☑子宮 ☑乳房

1 | 女性生殖器の解剖

女性の生殖器は、外陰部と腟、子宮、卵管、卵巣から成り立つ。子宮の前には膀胱があり、後ろは直腸と接している。

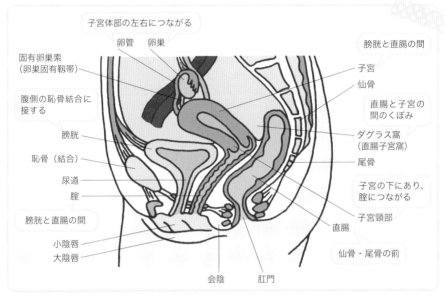

- 子宮体部の左右につながる
- 卵管　卵巣
- 固有卵巣索（卵巣固有靱帯）
- 腹側の恥骨結合に接する
- 膀胱
- 恥骨（結合）
- 尿道
- 腟
- 膀胱と直腸の間
- 小陰唇
- 大陰唇
- 会陰　肛門
- 膀胱と直腸の間
- 子宮
- 仙骨
- 直腸と子宮の間のくぼみ
- ダグラス窩（直腸子宮窩）
- 尾骨
- 子宮の下にあり、腟につながる
- 子宮頸部
- 直腸
- 仙骨・尾骨の前

2 | 乳房

- 乳房は、大胸筋で支えられている。乳腺組織（小葉と乳管）、結合組織、脂肪組織などから構成される。血管、神経、リンパ管が多い。
- 母乳は小葉でつくられ、乳管、乳頭から分泌される。

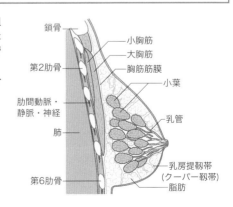

- 鎖骨
- 第2肋骨
- 肋間動脈・静脈・神経
- 肺
- 第6肋骨
- 小胸筋
- 大胸筋
- 胸筋筋膜
- 小葉
- 乳管
- 乳房提靱帯（クーパー靱帯）
- 脂肪

10 栄養とエネルギー代謝

キーワード ☑ BMI ☑ 脂溶性ビタミン ☑ 水溶性ビタミン ☑ 代謝
☑ 日本人の食事摂取基準 ☑ 脂質

1 | BMI

- BMI（body mass index）は肥満の判定度である。
  BMI＝体重（kg）÷身長（m）^{2}
  やせ：18.5 未満／標準：18.5 以上〜25.0 未満／肥満：25.0 以上

> 身長は
> m で計算！

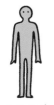 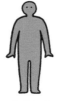 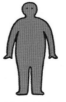 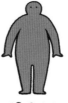

18.5未満	18.5以上 25.0未満	25.0以上 30.0未満	30.0以上 35.0未満	35.0以上 40.0未満	40.0以上
低体重（やせ）	標準	肥満（1度）	肥満（2度）	肥満（3度）	肥満（4度）

- 幼児はカウプ指数で判定する。　体重（g）÷身長（cm）^{2}×10　p.208 参照
- 学童期（6〜12歳）は、ローレル指数で判定する。　体重（kg）÷身長（cm）^{3}×10^7

2 | 脂溶性ビタミンと水溶性ビタミン

- **脂溶性ビタミン**：脂質に溶け、肝臓や脂肪組織に蓄えられる。

> 覚え方は
> 「脂溶性ビタミンは
> これ DAKE」

- **水溶性ビタミン**：水に溶け、尿から排泄される。
  脂溶性ビタミンよりも早く体外に排出されやすい。
- **代謝**とは、糖質、脂質、タンパク質などの栄養素が、さまざまな
  化学反応を繰り返して分解・合成される過程である。**異化**と**同化**がある。

	種類	はたらき	欠乏症
脂溶性	ビタミン A	皮膚・眼の機能の保持	夜盲症
	ビタミン D	小腸からのカルシウム吸収	くる病、骨軟化症
	ビタミン E	抗酸化、溶血の防止	溶血性貧血
	ビタミン K	血液凝固	出血傾向
水溶性	ビタミン B$_1$	末梢神経の機能の保持	脚気
	ビタミン B$_{12}$	赤血球産生	巨赤芽球性貧血
	ビタミン C	抗酸化、コラーゲンの生成に関与	壊血病
	葉酸	胎児の正常な発育、赤血球産生	胎児の神経管障害、巨赤芽球性貧血

頻出ポイント

運動

1 適切な運動習慣は、筋肉量を増やし、体脂肪率を〔減少〕させ、最大換気量・肺活量・ガス交換の〔増加〕につながる。消費エネルギー量が増加するため、基礎代謝量は〔増加〕し、一回心拍出量が〔増加〕する。血圧の正常化、糖尿病の予防が期待できる。

日本人の食事摂取基準

2 「日本人の食事摂取基準（2020年版）」は、国民の健康の保持や増進、〔生活習慣病〕の予防を目的としている。

3 エネルギー比率の目標量は、炭水化物〔50～65〕%（1歳以上）、脂質〔20～30〕%（1歳以上）、タンパク質〔13～20〕%（1～49歳）である。

4 食塩摂取量の目標量は、成人男性で1日〔7.5〕g未満、女性で〔6.5〕g未満である。食塩の過剰摂取は、〔胃癌〕や〔高血圧〕などのリスクを高める。

5 カリウムは血圧低下作用があり、高血圧の予防につながる。そのため、摂取の目標量は、15歳以上の男性で1日〔3,000〕mg以上、15歳以上の女性で〔2,600〕mg以上に設定されている。

6 食物繊維の摂取の目標量は、18～64歳の男性で1日〔21〕g以上、女性で〔18〕g以上に設定されている。

脂質

7 血液中の脂質には〔コレステロール〕、〔中性脂肪〕、〔リン脂質〕、〔遊離脂肪酸〕の4種類がある。このうち、〔遊離脂肪酸〕以外の3種類がアポタンパクと複合体を形成して〔リポタンパク〕となる。

8 リポタンパクのうち、〔悪玉コレステロール（LDL）〕と〔善玉コレステロール（HDL）〕はコレステロールの運搬を行う。LDLは〔動脈硬化〕の原因となる。

引用・参考文献

1) 御供泰治編著．"脳神経"．デルカン：ここがよく出る看護師国家試験ポイント．メディカ出版，2020，p.11.
2) 萩野浩ほか編．"運動器の構造と機能"．運動器．メディカ出版，2020，p.19，（ナーシング・グラフィカEX 疾患と看護，7）.
3) 御供泰治編著．"ホルモン（内分泌系）の機能"．デルカン：ここがよく出る看護師国家試験ポイント．メディカ出版，2020，p.30-31.

2 病態

1 チアノーゼ

キーワード ☑低酸素血症 ☑チアノーゼ

血液中の酸素が不足して**低酸素血症**になることで、口唇や指先などの皮膚や粘膜が**青紫色**に変わる。

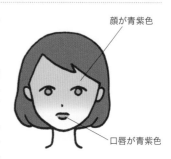

顔が青紫色

口唇が青紫色

■**低酸素血症になると**

- 低酸素血症では、血液中に**還元ヘモグロビン**（酸素と結合していないヘモグロビン）が増加する。毛細血管の血液中の還元ヘモグロビン濃度が 5g/dL 以上になると、チアノーゼが出現する。
- ヘモグロビンが不足している貧血状態では、還元ヘモグロビン濃度は 5g/dL 以上になりにくいため、チアノーゼは起こりにくい。新生児は生理的多血でヘモグロビンが多いため、チアノーゼが出現しやすい。

■**中枢性チアノーゼと末梢性チアノーゼ**

- **中枢性チアノーゼ**：**呼吸機能の障害**や**先天性心疾患**で出現する。顔の中央部分や体幹など、全身の皮膚や粘膜にチアノーゼが生じる。
- **末梢性チアノーゼ**：動脈や静脈が閉塞して血流が低下し、末梢への血液循環量が減少して出現する。寒冷刺激で出現する場合もある。指や爪、鼻先などの末端部にチアノーゼが生じる。

2 水・電解質の異常

キーワード ☑浮腫 ☑脱水 ☑酸塩基平衡

1 浮 腫

浮腫とは、間質に余分な水分が溜まり、皮下が腫脹することである。

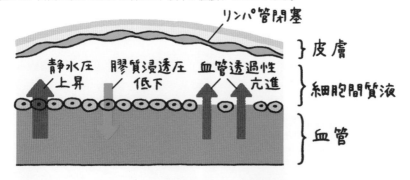

■浮腫ができる原因

- **静水圧上昇**：心不全や腎障害で血液の流れが滞ると、血漿の流出量が増加して静水圧が上昇する。
- **膠質浸透圧低下**：低栄養、肝硬変、ネフローゼ症候群などでアルブミンが少なくなると、間質内から血管内に水分を移動させることができず、間質内の膠質浸透圧が低下して血漿が流出してしまう。
- **血管透過性の亢進**：アレルギーや炎症などで毛細血管の内皮細胞と内皮細胞の隙間が広がり、アルブミンなどが間質に移動する。
- **リンパ管閉塞**：リンパの流れが障害されると、リンパ管に組織液が溜まる。例えば、乳癌で腋窩リンパ節を郭清すると、腕全体に浮腫がみられる。

2 | 脱　水

脱水とは、発汗や嘔吐、下痢などで身体の水分や電解質が失われることである。

■軽度～高度脱水

- **軽度脱水**：体重減少 3% 未満で、喉の渇きや尿量の減少がみられる。
- **中等度脱水**：体重減少 3～9% で、全身の倦怠感や頭痛、嘔吐、めまい、血圧低下、臓器の血流低下がみられる。
- **高度脱水**：体重減少 9% を超えると、心不全、腎不全、呼吸機能不全が生じて死亡することもある。

■高張・等張・低張性脱水

- **高張性脱水**：電解質よりも水分が多く失われ、体液が濃くなっている状態。
- **等張性脱水**：下痢や嘔吐で体液が大量に喪失した時に起こる。水分と電解質が同じ割合で喪失している状態。
- **低張性脱水**：水分よりも電解質が多く喪失している状態。

頻出ポイント

酸塩基平衡の異常

① 体液（血液）の pH の正常値は、pH〔7.35～7.45〕である。

② 体液の pH が酸性に傾いた病態を〔アシドーシス〕、アルカリ性に傾いた病態を〔アルカローシス〕という。

③ 気管支喘息、慢性閉塞性肺疾患（COPD）では、酸素（O_2）の取り込みや二酸化炭素（CO_2）を排出する機能が低下し、血液中の二酸化炭素（CO_2）が増加して、〔呼吸性アシドーシス〕になる。

④ 過換気症候群では、過呼吸によって血液中の〔二酸化炭素（CO_2）〕が減少して、〔呼吸性アルカローシス〕になる。

⑤ 腎機能低下では、〔重炭酸イオン（HCO_3^-）〕が減少し、〔水素イオン（H^+）〕が増加して、〔代謝性アシドーシス〕になる。

⑥ 下痢では〔重炭酸イオン（HCO_3^-）〕が減少して、〔代謝性アシドーシス〕になる。

⑦ ケトン体が蓄積すると〔水素イオン（H⁺）〕が増加して、〔代謝性アシドーシス〕になる。

⑧ 嘔吐では〔水素イオン（H⁺）〕が減少して、〔代謝性アルカローシス〕になる。

3 体温調節機構

キーワード ☑体温調節 ☑熱中症 ☑熱射病 ☑低体温症

1 | 体温調節

● ヒトの体温は通常、腋窩温で 36〜37℃、直腸温で約 37℃である。
● 体温調節中枢は視床下部にある。

体温を上げる機序	体温を下げる機序
末梢血管を**収縮**させて血流を減少させ、体内の熱が逃げないようにする ↓ 骨格筋の収縮によってふるえを起こし、熱を産生する（ふるえ熱産生）	末梢血管を**弛緩**させて血流を増加させて、体内の熱を外に逃がす ↓ 汗腺が**活発化**することで汗を流し、熱を外に出す ↓ 骨格筋の**弛緩**によって、熱を産生しないようにする

2 | 熱中症／熱射病／低体温症

熱中症の重症度分類

重症

Ⅰ度

症状
めまい、大量の発汗、あくび、筋肉痛、筋肉の硬直（こむら返り）
＊意識障害を認めない
治療
冷所での安静、体表冷却、水分とナトリウムの補給

Ⅱ度

症状
頭痛、嘔吐、倦怠感、虚脱感、集中力や判断力の低下
治療
医療機関での診察が必要／体温管理、安静、十分な水分とナトリウムの補給

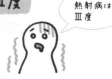

Ⅲ度

熱射病はⅢ度

症状
中枢神経症状、肝・腎機能障害、血液凝固異常のいずれかを含む
治療
入院／体温管理、呼吸・循環管理、DIC 治療

a 熱中症

- **熱中症**では屋内・屋外を問わず、高温・多湿の環境において、体温調節がうまくいかずに体内の熱を放出できなくなり、めまい、失神、頭痛、吐き気、体温の上昇、異常な発汗などの症状が生じる。
- 重度の場合、熱疲労や熱性けいれん、熱射病に至る。

b 熱射病

- **熱射病**は、熱中症が重症化したものである。
- 高温・多湿の環境に長時間いて、大量の汗をかいて体内の水分や塩分が失われたことによって、体温調節がうまくいかなくなる。
- 発汗しなくなり、体温が 40℃以上まで急激に上昇し、重度の意識障害が生じる。
- 緊急で冷却療法を行う。

c 低体温症

- **低体温症**は、深部体温が **35℃以下**に低下した状態である。
- 32℃以上 35℃未満を軽症、28℃以上 32℃未満を中等症、28℃未満を重症とする。
- 軽症・中等症では、頻脈、過呼吸がみられる。
- 重症になると、徐脈と呼吸回数の低下がみられる。心室細動を起こしやすくなる。

4 意識障害

キーワード ☑ジャパン・コーマ・スケール（JCS）　☑グラスゴー・コーマ・スケール（GCS）

意識障害の評価の指標として、主に急性期の意識障害で用いられるジャパン・コーマ・スケール（JCS／3-3-9 度方式）と、より詳しい意識障害の評価の指標であるグラスゴー・コーマ・スケール（GCS）がある。

ジャパン・コーマ・スケール（JCS）

Ⅰ群（1桁） 刺激をしなくても覚醒している状態
　1. だいたい清明だが、今一つはっきりしない
　2. 時・人・場所がわからない（見当識障害）
　3. 名前、生年月日が言えない
Ⅱ群（2桁） 刺激により覚醒する状態＊
　10. 呼びかけで容易に開眼する
　　　動作（例：右手を握れ、離せ）を行うし言葉も出るが、間違いが多い＊＊
　20. 大きな声または体を揺さぶることにより開眼する
　　　簡単な命令に応じる。例えば離握手＊＊
　30. 痛み刺激を加えつつ呼びかけを繰り返すと、かろうじて開眼する
Ⅲ群（3桁） 刺激しても覚醒しない状態
　100. 払いのける動作をする
　200. 少し手足を動かしたり、顔をしかめる（除脳硬直を含む）
　300. 全く動かない

> 30 点以上は痛み刺激を与えて評価

（付）R：不穏／I：糞尿失禁／A：自発性喪失
（表記例）30-R、3-I、20-RI
＊ 刺激をやめると眠り込む／＊＊ 開眼が不可能な場合

（文献 1 より一部表現を変更して掲載）

> JCS は刺激による開眼を基本尺度に、GCS は
> 開眼・言語・運動機能の 3 項目をそれぞれ
> 評価して、合計で重症度を評価するのじゃ！

E. 開眼機能　eyes open
　自発的に（4）
　音声により（3）
　疼痛により（2）
　開眼せず（1）
V. 言語機能　best verbal response
　指南力良好（5）
　会話混乱（会話内容に間違いあり）（4）
　言語混乱（簡単な単語のみで会話不可）（3）
　理解不明の音声（2）
　発語なし（1）
M. 運動機能　best motor response
　命令に従う（指示された運動を行う）（6）
　疼痛部認識可能（痛み刺激を払いのけようとする）（5）
　四肢屈曲反応逃避（痛み刺激に対し屈曲し逃れようとする）（4）
　四肢屈曲反応異常（除皮質硬直）（3）
　四肢伸展反応（除脳硬直）（2）
　全く動かない（1）

点数が低いほど重症で、
一般的に8点以下を重症とする

〔注〕1）E・V・M各項の評価点の総和をもって意識障害の重症度とする。最重症3、最軽症15
　　　2）V・M項目を繰り返し検査したときは、最良の反応を評価点とする

（文献2より転載）

頻出ポイント

腫瘍

❶ 悪性腫瘍は、細胞の異常〔増殖〕、組織への〔浸潤〕、再発、〔転移〕を起こす。また、栄養状態が悪化する〔悪液質〕を引き起こす。良性腫瘍には〔被膜〕がある。

放射線検査とMRI検査

❷ 放射線の単位である〔グレイ（Gy）〕は、人体や物体が放射線から受けるエネルギー量（単位質量当たり）を示す。吸収線量と呼ばれる。

❸ 放射線療法では、主にX線やγ線などの〔電離放射線〕を用いる。

❹ 電子線は粒子線で、浸透力には限界があるため、〔皮膚表面〕に限定して使用する。

❺ 〔多門照射〕は放射線治療の一つで、一つのがんに対し二方向以上から線束を集中させて照射する方法である。正常な組織への線量を減少させることができる。

❻ MRI検査は、強力な〔磁石〕と電波を使って、磁場を発生させて行う。そのため、鉄や磁性のある物を検査室内に持ち込まないようにする。

❼ 検査の目的によっては、造影剤を使用する場合もあるが、造影を伴わない頭部MRIの場合、飲食は検査に影響しない。そのため〔検査直前〕まで飲食してもよい。

❽ MRI検査中、患者が手足を〔動かさない〕ようにする。

引用・参考文献

1）太田富雄ほか．意識障害の新しい分類法試案：数量的表現（Ⅲ群3段階方式）の可能性について．脳神経外科．1974，2（9），p.623-627.

2）Teasdale, G.et al. Assessment of coma and impaired consciousness. A practical scale. The Lancet, 304（7872），1974, p.81-84. Teasdale, G. et al. Assessment and prognosis of coma after head injury. Acta Neurochir (Wien). 1976, 34（1-4），p.45-55.

3 薬理

1 薬の作用と副作用（有害事象）

キーワード
- ☑抗がん薬　☑降圧薬　☑利尿薬　☑副腎皮質ステロイド薬
- ☑非ステロイド性抗炎症薬（NSAIDs）　☑抗精神病薬　☑向精神薬
- ☑麻薬性鎮痛薬（オピオイド）　☑抗菌薬　☑抗コリン薬

1 ｜ 抗がん薬

a 抗がん薬とは

抗がん薬は、細胞分裂が盛んな組織に作用して、←--------
がん細胞の分裂を阻害し、増殖を抑える。化学療
法薬、ホルモン薬、分子標的薬などの種類がある。

> 抗がん薬を使用した治療が
> 化学療法

b 副作用（有害事象）

- 骨髄抑制、悪心・嘔吐、脱毛、口内炎、食欲不振、便秘、下痢などがみられる。
- 抗がん薬によって造血幹細胞の血球産生機能が障害されると、赤血球、白血球、血小板などすべての血球が減少する汎血球減少が生じ、貧血、易感染、出血傾向がみられる。
- 抗がん薬として多く用いられるシスプラチンなど、腎障害が生じやすいもの（腎毒性があるもの）もあるため、注意する。

c 副作用（有害事象）の観察

- 同じ薬でも副作用（有害事象）の出現時期が異なるため、出現時期を把握する。
- 副作用の現れ方は、与薬を開始してから早期に出現する場合（例：抗がん薬投与によるアナフィラキシーショック）と、継続的に与薬してから現れる場合（例：抗がん薬投与による骨髄抑制）がある。

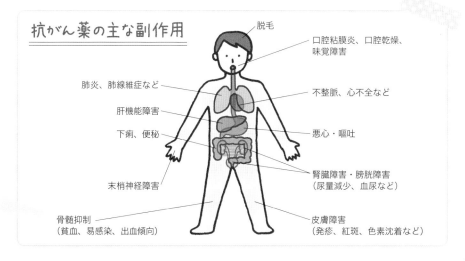

抗がん薬の主な副作用

- 脱毛
- 口腔粘膜炎、口腔乾燥、味覚障害
- 肺炎、肺線維症など
- 不整脈、心不全など
- 肝機能障害
- 悪心・嘔吐
- 下痢、便秘
- 末梢神経障害
- 腎臓障害・膀胱障害（尿量減少、血尿など）
- 骨髄抑制（貧血、易感染、出血傾向）
- 皮膚障害（発疹、紅斑、色素沈着など）

2 | 降圧薬・利尿薬

a 降圧薬・利尿薬とは

■降圧薬

- **降圧薬**は高血圧の治療薬で、血圧を降圧目標まで下降させるために用いる。
- アンジオテンシンⅡ受容体拮抗薬（ARB）とアンジオテンシン変換酵素（ACE）阻害薬は催奇形性があるため妊婦には禁忌である。
- 定期的な血圧測定が重要である。また、自己判断で投与を中止してはならない。

種類	作用
アンジオテンシンⅡ受容体拮抗薬（ARB）	アンジオテンシンⅡ受容体に結合し、血管収縮、体液貯留などを抑制する
アンジオテンシン変換酵素（ACE）阻害薬	アンジオテンシン変換酵素を阻害し、血管を拡張させる
血管拡張薬	カルシウムイオンが細胞内に流入するのを抑制し、血管平滑筋細胞を弛緩させて、血管を拡張させる
利尿薬	腎尿細管でのナトリウム・水の再吸収を抑制して、循環血液量を減少させる
β遮断薬	心収縮力・心拍数減少によって交感神経を抑制し、血圧を低下させる
α₁遮断薬	血管拡張によって血管抵抗を小さくする

■利尿薬

- **利尿薬**は尿量を増加させることで、体内の水分を排出するために用いる。
- 降圧薬として使用するほか、浮腫の改善にも用いられる。
- ループ利尿薬（フロセミド）を用いることが多い。

b 副作用（有害事象）の観察

- 降圧薬の副作用（有害事象）として、低血圧（特に起立性低血圧）、ふらつき、失神、転倒・転落のリスクがある。高齢者では特に注意する。
- 過剰投与で出現することがあるため、投与量を確認する。
- 降圧薬の過剰投与では低血圧症状、インスリンの過剰投与では低血糖症状や昏睡が生じる。

3 | 副腎皮質ステロイド薬

a 副腎皮質ステロイド薬とは

副腎皮質ステロイド薬は、抗炎症作用、免疫抑制作用のある薬である。副腎皮質ホルモンの一つであるコルチゾールの成分からつくられる。自己免疫疾患やアレルギー疾患に使用される。

代表的な薬は
プレドニゾロン、
デキサメタゾンじゃ

b 副作用（有害事象）の観察

- 副作用（有害事象）の例として、麻酔薬による呼吸、循環、代謝系の抑制がある。
- 複数の作用をもつ薬の場合、予期しない副作用が出現することがある。複数の作用があるかどうかを把握しておくことが大切である。

50

副腎皮質ホルモンの作用と副腎皮質ステロイド薬の副作用

副腎皮質ホルモンの作用 ◀━━━━━━▶ 副腎皮質ステロイド薬の副作用

- 抗炎症作用
- 免疫抑制作用 ‥‥‥‥‥‥‥‥‥‥
- 糖新生亢進 ‥‥‥‥‥‥‥‥‥‥‥
  糖類以外からグルコースをつくる
  主に肝臓で行われる
- 脂質代謝
  コレステロールや中性脂肪をつくる

- タンパク異化作用 ‥‥‥‥‥‥‥
  タンパク質を分解する
- 骨形成抑制 ‥‥‥‥‥‥‥‥‥‥‥
  骨をつくるのを妨げる

- 副腎皮質ホルモンが過剰な状態
- 感染症にかかりやすい
- 血糖値上昇（糖尿病になることも）

- 中性脂肪やコレステロールが多い
  脂質異常症
- 中心性肥満
- 満月様顔貌（ムーンフェイス）
- 筋萎縮による近位筋の筋力低下

- 骨粗鬆症、病的骨折

その他　高血圧、精神障害（不眠、興奮、
うつなど）、緑内障、白内障、消化管潰瘍、
月経異常

4 ｜ 非ステロイド性抗炎症薬（NSAIDs）

a 非ステロイド性抗炎症薬（NSAIDs）とは

- 非ステロイド性抗炎症薬（NSAIDs）は、抗炎症作用、鎮痛作用、解熱作用をもつ薬剤で、副腎皮質ステロイド薬以外の薬物の総称。シクロオキシゲナーゼ（COX-1、COX-2）を抑制して、発痛物質であるプロスタグランジンがつくられるのを抑える。
- 代表的な薬は**アスピリン**。アスピリンには血小板凝集能抑制作用があり、抗血小板薬として用いられる。連続で使用すると出血傾向、胃腸障害がみられるため注意する。

b 副作用（有害事象）の観察

- 消化性潰瘍（COX-1 は胃粘膜保護に関わっており、このはたらきが抑制されるため）、出血傾向、腎障害が代表的である。
- 薬の作用で別の疾患が引き起こされることがあるため、その可能性を把握する。
- 抗菌薬によって菌交代現象が起こり、偽膜性大腸炎になることがあるため注意する。

5 ｜ 抗精神病薬と向精神薬

a 抗精神病薬とは

■抗精神病薬

- **抗精神病薬**は、統合失調症や躁状態の患者の治療に用いられる。定型抗精神病薬（主に陽性症状に効果あり。ハロペリドールなど）と非定型抗精神病薬（陽性症状、陰性症状ともに効果あり。オランザピンなど）に分類される。オランザピンは血糖値を上昇させるため、糖尿病患者に禁忌である。
- 副作用（有害事象）として、悪性症候群、定型抗精神病薬で主にみられる錐体外路症状（パーキンソン症候群、アカシジア、ジストニア、遅発性ジスキネジア）、高プロラクチン血症（乳汁分泌）、非定型抗精神病薬で主にみられる高血糖がある。

b 向精神薬とは

向精神薬とは、中枢神経系に作用し、精神活動になんらかの影響を与える薬物の総称である。「麻薬及び向精神薬取締法」で、病院、診療所の施設内の**施錠できる場所**に保管することが定められている。

■睡眠薬

- **睡眠薬**は中枢神経のはたらきを抑制して、眠気を誘発する薬である。超短時間型（半減期が2〜4時間程度）、短時間型（半減期が6〜12時間程度）、中時間型（半減期が12〜24時間程度）、長時間型（半減期が24時間以上）に分類される。
- 副作用として、日中の眠気、ふらつき、倦怠感などが現れる持ち越し効果（睡眠薬の効果が翌日まで持続すること）や健忘症がある。

■抗不安薬

- **抗不安薬**は不安・緊張・焦りを軽減するために用いられる。主に使われるベンゾジアゼピン系薬物には、催眠作用、鎮静作用、筋弛緩作用がある。

代表的な薬はジアゼパムじゃ!

- 副作用として、血圧低下、ふらつき、呼吸抑制がある。
- 弱い抗コリン作用があるため、急性閉塞隅角緑内障の患者には禁忌である。

■抗うつ薬

- **抗うつ薬**は、うつ病やうつ状態の治療に用いられる。第一選択は選択的セロトニン再取り込み阻害薬（SSRI）とセロトニン・ノルアドレナリン再取り込み阻害薬（SNRI）である。SSRIは、効果が発現するまでに1〜2週間が必要である。
- 副作用には、悪心・嘔吐、下痢、セロトニン症候群（不安、発熱、焦燥、不随意運動であるミオクローヌス）がある。
- 三環系（TCA）抗うつ薬、四環系抗うつ薬には**抗コリン作用**があり、閉塞隅角緑内障の患者には禁忌である。

c 副作用（有害事象）の観察

- 薬物投与前に、アレルギーや過敏症はないかどうかを調べる。予測できない事象が発生することもあるが、投与前に把握することでリスクを軽減できる。
- 薬物投与後、発疹や瘙痒感などの皮膚反応、血管炎や蕁麻疹といった血管障害、アナフィラキシーショック、肝機能障害や腎機能障害などのアレルギー反応がみられることがある。投与後は、それらの症状がみられないかを観察する。

6	麻薬性鎮痛薬（オピオイド）

麻薬性鎮痛薬は中枢神経や末梢神経にあるオピオイド受容体に作用することで、より強い鎮痛作用が出現する。**オピオイド**ともいわれる。周術期の痛みのケアや、がん患者の疼痛を抑えるための緩和ケアなどに使用される。副作用（有害事象）として、悪心・嘔吐、便秘、眠気、幻覚、呼吸抑制、排尿障害などがある。

- **強オピオイド**：モルヒネ、オキシコドン、フェンタニル
- **弱オピオイド**：コデイン、トラマドール
- **レスキュー薬**：痛みがあるときに、頓用として服薬する即効性のオピオイド。定時薬の10〜20%前後の量が投与の目安となる。

> **フェンタニルパッチ（外用貼付剤）**
>
> 胸部、腹部、上腕部、大腿部などに貼り付ける。1日1回、3日ごとなど、添付文書に基づいて貼り替える。

7 | 抗菌薬

■β-ラクタム系

- **β-ラクタム系**は、細胞壁の合成を阻害する。
- **ペニシリン系**：グラム陽性菌、グラム陰性菌に対して効果がある。副作用（有害事象）として、薬物アレルギーがある。アナフィラキシーショックに注意する。
- **セフェム系**：黄色ブドウ球菌やグラム陽性菌、緑膿菌などのグラム陰性桿菌に対して効果がある。副作用として、薬物アレルギー、腎障害、偽膜性大腸炎がある。アミノグリコシド系や利尿薬も腎障害を起こすため、併用する場合は注意する。

> - **グラム陽性菌：細胞壁が厚い。** グラム染色では、アルコールで脱色されずに紫に染まる
> - **グラム陰性菌：細胞壁が薄い。** グラム染色では、アルコールで脱色されて赤に染まる

■アミノグリコシド系

- **アミノグリコシド系**は、細菌のタンパク質合成を阻害するはたらきをもつ。
- グラム陽性菌、グラム陰性菌、結核菌などに対して効果がある。
- 副作用として、聴神経障害（めまいや聴力低下）、腎障害がある。利尿薬と併用すると症状が悪化するため、注意する。

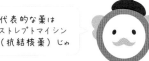

代表的な薬は
ストレプトマイシン
（抗結核薬）じゃ

8 | 抗コリン薬

- **抗コリン薬**は、副交感神経を亢進させるアセチルコリンの作用を抑えるはたらき（抗コリン作用）があり、消化管の運動亢進に伴う痛み、けいれん、下痢などを抑える。
- 副交感神経を抑制することによって、排尿困難、顔面紅潮、便秘、めまい、口渇などが起こる。また、眼圧が上昇するため閉塞隅角緑内障の患者には禁忌である。さらに、尿閉を誘発するため前立腺肥大症の患者にも禁忌である。

代表的な薬は
アトロピンじゃ

1 毒薬・劇薬のラベル表示

毒薬

劇薬

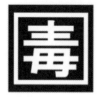 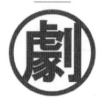

ほかの薬品と区別して、施錠できる場所に貯蔵・陳列する義務がある

ほかの薬品と区別して、貯蔵・陳列する義務がある

2 投与の禁忌 / 避けるべき食品

a 薬物によるアレルギー反応

薬物によるアレルギー反応として、アナフィラキシーショック、肝機能障害、発疹などの皮膚反応、蕁麻疹などの血管障害がある。血中濃度の安全域が狭い薬（薬の効果を得られる濃度と、副作用が現れる濃度の範囲が狭い薬）は、副作用（有害事象）が出現しやすいため、血中濃度を測ってから使用する。

例：ジゴキシン、テオフィリン、炭酸リチウム、フェニトイン

b 薬と食品

- **ビタミンK** は血液凝固を活性化するはたらきをもつ。そのため、抗凝固薬のワルファリンカリウムを服用している患者が、納豆などのビタミンKを多く含む食品を摂取すると、ワルファリンカリウムの作用を減弱させてしまう。これを拮抗作用という。
- **グレープフルーツ**は、高血圧の治療薬であるカルシウム拮抗薬（ニフェジピン）のはたらきを増強させ、異常な血圧低下を来すことがある。
- **乳製品**は、細菌感染症の治療薬であるテトラサイクリン系薬の作用を減弱させる。
- **アルコール**の摂取で血管が拡張すると、狭心症の治療薬である硝酸薬（ニトログリセリン）やカルシウム拮抗薬（ニフェジピン）のはたらきが増強し、血圧低下や失神を生じることがある。
- **たばこ**は肝臓での代謝を促進し、ベンゾジアゼピン系薬のはたらき（催眠作用、抗不安作用）を減弱させる。

2

基礎看護学

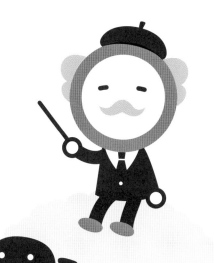

**基礎看護学で
間違いやすい問題を
Check!**

＊ロック解除キーは p.11 をご覧ください

1 看護の倫理・理論・実践

1 看護の倫理

`キーワード` ☑権利擁護 ☑インフォームドコンセント ☑ノーマライゼーション

1 | 患者の権利

患者の権利に関する世界医師会宣言は**リスボン宣言**と呼ばれている。リスボン宣言では、患者には「良質の医療を受ける権利」「選択の自由の権利」「自己決定の権利」などの権利があるとしている。

患者の権利擁護と医師・看護師の連携

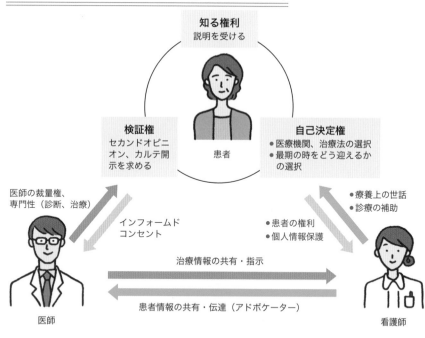

知る権利
説明を受ける

患者

検証権
セカンドオピニオン、カルテ開示を求める

自己決定権
● 医療機関、治療法の選択
● 最期の時をどう迎えるかの選択

医師の裁量権、専門性（診断、治療）

● 療養上の世話
● 診療の補助

インフォームドコンセント

● 患者の権利
● 個人情報保護

治療情報の共有・指示

患者情報の共有・伝達（アドボケーター）

医師

看護師

2 | インフォームドコンセント

医療従事者による十分な説明に基づく患者の同意を、**インフォームドコンセント**という。患者・家族が病状や治療について十分に理解し、また、医療従事者も患者・家族の意向や、さまざま

1975年に修正されたヘルシンキ宣言に明記

な状況（社会的役割や生活背景）、説明内容をどのように受け止めたかを知り、どのような医療を選択するかを皆で合意するプロセスである。

インフォームドアセント

インフォームドアセントとは、子どもが自分になされる行為について十分に説明され、理解し、その選択・決定について納得することをいう。

頻出ポイント

患者の権利擁護

① 患者の権利を擁護し、自己決定を支え、意見を代弁していくことを〔アドボカシー〕という。

② 患者と長い時間向き合う看護師は、患者の権利主張を支援、代弁する〔アドボケーター〕としての役割をもつ。

③ 年齢や障害などの特性にかかわらず、すべての人が共に生活できる社会・環境をつくるという考え方を、〔ノーマライゼーション〕という。

④ 〔アカウンタビリティ〕は説明責任のことで、患者・家族に対して必要な説明や情報の提示を行うことである。

⑤ 「看護職の倫理綱領」では、看護職は人々の権利を尊重し、人々が自らの〔意向〕や〔価値観〕に添った選択ができるように支援する、としている。

⑥ 看護実践における五つの倫理原則は、〔自律尊重〕、〔善行（ぜんこう）〕、〔公正、正義〕、〔誠実、忠誠〕、〔無危害〕である。

看護研究における倫理的配慮

⑦ 臨床研究を行うとき、研究対象となる人を擁護するために研究の審査を行う組織は、〔倫理〕委員会である。

⑧ 研究で得た患者データの保管場所は、〔施錠できる場所〕が適切である。

2 健康の概念・定義

キーワード ☑健康の定義 ☑危機 ☑QOL

1 健康の定義と危機

すべての人々の健康を増進し保護するために互いにほかの国々と協力する目的で、1948年に**世界保健機関（WHO）**が設立された。

健康とは

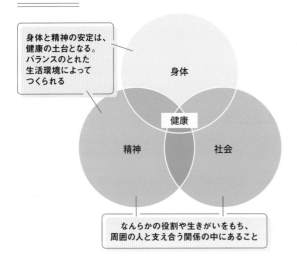

身体と精神の安定は、健康の土台となる。バランスのとれた生活環境によってつくられる

身体

健康

精神　　社会

なんらかの役割や生きがいをもち、周囲の人と支え合う関係の中にあること

健康のレベル（健康、健康障害と回復過程、終末期）を踏まえてアセスメントすることが求められるのじゃ！

健康の定義

「健康とは、病気でないとか、弱っていないということではなく、肉体的にも、精神的にも、そして社会的にも、すべてが満たされた状態にあることをいいます」
（日本WHO協会訳）

健康障害や病状の危機に直面したときなどに、強い不安や混乱が生じることがある。

看護師等の役割
危機の構造を明らかにして、どのような看護を行うべきかを検討し、実践する。

フィンクの危機モデル

危機とは、事故や病気、死別などによって強い混乱に陥ることである。フィンクは、危機に陥った人は衝撃、防御的退行、承認、適応の4段階をたどると説明している。

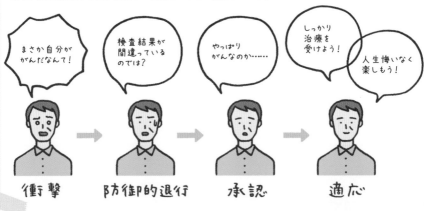

2	QOL

QOL（quality of life）とは、一人ひとりの人生の内容の質や社会的にみた**生活の質**を指す。WHO は QOL を、「個人が生活する文化や価値観の中で、目標や期待、基準または関心に関連した、自分自身の人生の状況に関する認識」と定義している。

頻出ポイント

健康の概念／WHO の定義

1 WHO が定義する健康の概念は〔万人の有する基本的権利〕である。

2 WHO が「人々が自らの健康とその決定要因をコントロールし、改善することができるようにするプロセス」と定義しているのは、〔ヘルスプロモーション〕である。

3 プライマリヘルスケアは、健康をすべての人にとって基本的な〔人権〕として認め、その達成の過程において住民の〔主体的な参加〕や〔自己決定権〕を保障する理念である。

> プライマリヘルスケアは 1978 年のアルマアタ宣言で提唱された

4 心電図検査で異常があり、心疾患を指摘された人が「心臓病なんて怖い、どうしたらいいんだ」と言うのは、フィンクの危機モデルの過程で第〔1〕段階の〔衝撃〕にあたる。

5 がんの告知を受けた人が通院日に通院せずに、自宅で酒を飲んでいた。この態度は、防衛機制の「投影（投射）」「抑圧」「代償」「逃避」のうち〔逃避〕にあたる。

国家試験 問題 ［第 107 回 午後 1 問］

Q. 世界保健機関〈WHO〉が定義する健康について正しいのはどれか。

1. 単に病気や虚弱のない状態である。

2. 国家に頼らず個人の努力で獲得するものである。

3. 肉体的、精神的及び社会的に満たされた状態である。

4. 経済的もしくは社会的な条件で差別が生じるものである。

A. 3　WHO における健康の定義は、WHO 憲章前文に記載されている。

3 看護の理論と実践

キーワード　☑マズローの基本的欲求の階層　☑チーム医療　☑クリニカルパス
☑クリティカルシンキング　☑ラポール

1 看護の主な理論家

主な理論家とその内容

ナイチンゲール	●『看護覚え書』
ペプロウ	●患者―看護師関係の発達の4局面　●発達モデル
ウィーデンバック	●相互作用モデル　●臨床看護の四つの構成要素
ヘンダーソン	●『看護の基本となるもの』　●14の基本的欲求の構成要素
トラベルビー	●人間対人間の関係に至る位相　●ラポール
オレム	●セルフケア理論　●看護システム理論
ロイ	●適応モデル
ベナー	●達人ナースの卓越性　●実践技能のレベル
ブラウン	●『これからの看護（ブラウンレポート）』
ワトソン	●ケアリング

2 マズローの基本的欲求の階層

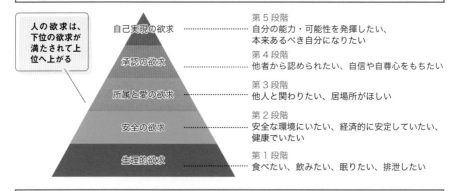

人の欲求は、下位の欲求が満たされて上位へ上がる

自己実現の欲求 ……… 第5段階　自分の能力・可能性を発揮したい、本来あるべき自分になりたい

承認の欲求 ……… 第4段階　他者から認められたい、自信や自尊心をもちたい

所属と愛の欲求 ……… 第3段階　他人と関わりたい、居場所がほしい

安全の欲求 ……… 第2段階　安全な環境にいたい、経済的に安定していたい、健康でいたい

生理的欲求 ……… 第1段階　食べたい、飲みたい、眠りたい、排泄したい

3 多職種連携（チーム医療）

チーム医療とは、多職種が連携し、患者の治療にあたることをいう。メンバーで患者の情報を共有し、患者が意思決定をするための意見交換が不可欠である。家族を含む場合もある。

4 | 医療の標準化とクリニカルパス

クリニカルパスは疾患別に、時間軸と入院中の予定が示されているもので、標準的な治療や看護を示したものである。クリニカルパスを用いることで、多職種がチームとして情報の共有と連携を図り、医療を円滑に提供できる。

頻出ポイント

クリティカルシンキングとラポール

① クリティカルシンキングとは、適切な基準や根拠に基づく論理的な思考法である。主観的情報と客観的情報のうち、より重視するのは〔客観的〕情報である。

② 患者と看護師の関係において〔ラポール〕を形成するとは、「信頼し合う人間対人間の関係を形成する」ことであり、対人支援に重要である。

チーム医療とクリニカルパス

③ クリニカルパスとは、個々に応じた計画ではなく〔標準的な治療〕や〔ケア〕計画であり、チーム医療が円滑に進むための一つのツールである。

④ 標準から逸脱したケアや、個別性の考慮が必要な患者もいる。このように、クリニカルパスで想定されたことからの変動や逸脱を〔バリアンス〕という。

国家試験 問題 〔第106回 午後61問〕

Q. 医療の標準化を目的に活用されているのはどれか。

1. コーピング
2. クリニカルパス
3. エンパワメント
4. コンサルテーション

A. **2** クリニカルパスは、退院に向けた治療とケアの流れを疾患別に示した計画表のようなものである。標準化された計画であり、患者ごとに作成するものではない。

2 看護における基本技術

1 コミュニケーション

キーワード　☑カウンセリングの基本的態度　☑面接技法　☑コミュニケーション

頻出ポイント

カウンセリングの基本的態度

① カール・ロジャーズによるカウンセリングでの基本的態度の条件には〔自己一致〕、〔無条件の肯定的配慮〕、〔共感的理解〕の三つが含まれる。

面接技法

② 面接の際の質問方法として、「はい」「いいえ」で答えられるような回答範囲を限定した質問を〔クローズドクエスチョン（閉じた質問）〕という。

③ 5W1H（When：いつ、Where：どこで、Who：誰が、What：何を、Why：なぜ、How：どのように）で始まり、自由に答えることができる質問を〔オープンエンドクエスチョン（開かれた質問）〕という。

患者とのコミュニケーション

④ 患者－看護師関係におけるコミュニケーションは〔患者〕中心である。コミュニケーションには〔言語的〕コミュニケーションと〔非言語的〕コミュニケーションがある。

高次脳機能障害患者とのコミュニケーション

⑤ 高次脳機能障害は、言語障害を来すことがある。〔ブローカ〕失語では、聞いた言葉は比較的理解できるものの、発語が困難になる。そのため、「はい」「いいえ」で答えられる〔クローズドクエスチョン〕を活用する。

2 看護過程

キーワード ☑看護過程 ☑主観的情報 ☑客観的情報

頻出ポイント

看護過程の構成要素

❶ 看護過程の五つの構成要素は〔アセスメント〕、看護問題の明確化（〔看護診断〕）、計画立案、実施、〔評価〕である。

❷ アセスメントでは、対象となる人に関する〔身体的〕情報、〔心理的〕情報、〔社会的〕情報について、多方面から情報を収集し、〔全人的〕・総合的に把握・分析する。

情報の種類

❸ 情報には、患者の直接的な言語的要素による〔主観的〕情報と、観察、測定、医師の診察結果、血液検査の結果などによる〔客観的〕情報がある。

看護問題、看護計画、看護記録

❹ 看護問題の種類には、〔実在〕型、〔リスク〕型、〔ヘルスプロモーション〕型がある。

❺ 看護問題の優先順位を決定する際には、〔マズロー〕の基本的欲求階層論が一つの指標となる。 p.60 参照

❻ 看護計画では、それぞれの看護問題に対し、期待される〔成果〕を明確化し、具体的な計画を立案する。

❼ 看護記録は〔看護実践〕の一連のプロセスを記録したものであり、〔基礎情報（データベース）〕、看護計画、〔経過記録〕、要約（サマリー）などがある。

3 感染防止策

キーワード ☑感染 ☑スタンダードプリコーション（標準予防策） ☑手指衛生 ☑手指消毒
☑滅菌 ☑バイオハザードマーク

1 | 感染の三要因

感染症は①**病原体（感染源）**、②**感染経路**、③**宿主**の三つの要因がそろうことで感染する。感染対策は、**三つの要因のうち一つでも取り除くこと**である。感染予防の三原則は、①**感染源の除去**、②**感染経路の遮断**、③**抵抗力を高める**、である。

2 | スタンダードプリコーション（標準予防策）

スタンダードプリコーション（標準予防策）は、手指衛生や個人防護具（PPE／マスクやフェイスシールド、ガウンほか）の着用などによって、感染リスクを減少させる予防策である。「**汗を除く**すべての血液、体液、分泌物、排泄物、創のある皮膚・粘膜は感染性病原体を含む可能性がある」という原則に基づく。

↑
米国疾病予防管理センター（CDC）が提唱

3 | 感染経路別の特徴と対策

a 感染経路

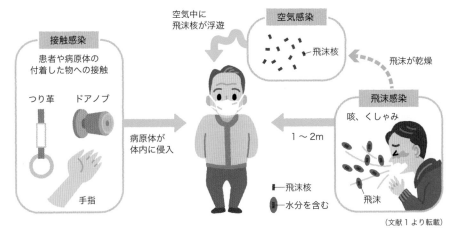

（文献1より転載）

国家試験 問題 ［ 第107回 午後19問 ］

Q. 標準予防策〈スタンダードプリコーション〉において、創傷や感染のない患者への援助で使い捨て手袋が必要なのはどれか。

1. 手浴 　　　　　 2. 洗髪

3. 口腔ケア 　　　 4. 寝衣交換

A. 3 　口腔粘膜から唾液が分泌されているため、使い捨て手袋が必要である。

b 感染対策

 滅菌手袋の着け方・
外し方

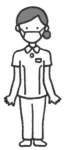 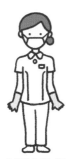 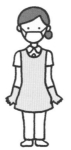 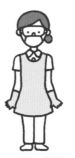 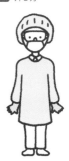

| 飛沫による曝露を受ける可能性がある場合 | 血液や体液（汗以外）、粘膜、傷のある皮膚やその他の感染性のある物質に触れる場合 | ● おむつ交換
● 嘔吐物、排泄物の処理
● 胃瘻・腸瘻の管理
● ドレーンの管理 | ● 口腔・気管内吸引
● 人工呼吸器の取り扱い | ● 医療機器の洗浄・滅菌
● 手術 |

＊感染症流行時はマスクを着用する。
＊湿性生体物質の飛散による汚染が考えられる場合はゴーグルを着用するなど、状況に応じて個人防護具を追加する。

---

4 │ 手指衛生

- 感染予防のために、医療従事者の**手指衛生の徹底**が重要である。
- 手指衛生では、流水と石けんによる手洗いと、擦式消毒用アルコール製剤による手指消毒を行う。
- WHO は、衛生的手洗いの五つのタイミングを、**①患者に触れる前**、**②清潔／無菌操作の前**、**③体液に曝露された危険がある場合**、**④患者に触れた後**、**⑤患者周辺の環境・物品に触れた後**、としている。

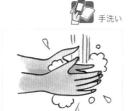 手洗い

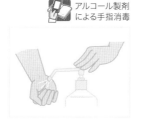 アルコール製剤による手指消毒

 手術時の手洗い手順

個人防護具の着脱手順

- 装着する手順：手指衛生→ガウン・エプロン→マスク→ゴーグル→手袋
- 外す手順：手袋→手指衛生→ゴーグル→ガウン・エプロン→マスク→手指衛生
  （汚染または汚染を疑う場合は、その都度、手指消毒をする）

	高圧蒸気滅菌 （オートクレーブ）	酸化エチレンガス滅菌	低温プラズマ滅菌
滅菌する媒体	蒸気	酸化エチレンガス	過酸化水素ガス
滅菌温度	120〜135℃	50℃	45℃
適応するもの	鋼製品、リネン類、シリコン類、ガラス製品、液体など	プラスチック製品、紙製品、ラテックスなど	プラスチック製品、ラテックスなど
適応しないもの	耐熱性のないもの、耐水性のないもの	50℃前後の熱に耐えられないもの、液体、緊急に必要とするもの（ガスを抜くためのエアレーション時間が必要なため）	乾燥が不十分なもの、液体を吸収するもの、植物繊維（セルロースを含むもの）など

5 | 滅菌の種類

6 | 医療廃棄物の処理

バイオハザードマーク

 感染性廃棄物の
処理

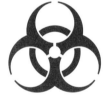 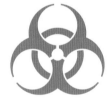 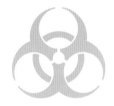

赤色：液状または泥状のもの
（血液など）

橙色：固形状のもの
（血液などが付着したガーゼなど）

黄色：鋭利なもの
（注射針など）

頻出ポイント

消毒法

❶ 消毒は〔病原微生物〕を殺滅することであり、滅菌は〔すべての微生物〕を完全に死滅させることである。

❷ 芽胞は消毒液に抵抗性が〔強い〕。高水準の消毒薬であるグルタラールもしくは〔次亜塩素酸ナトリウム〕を用いる。ただし、グルタラールは人体に有害な作用がある。

③ ノロウイルスに感染した疑いがある、または感染した患者が床に嘔吐した場合は、ペーパータオルなどで、〔外側〕から〔内側〕に向けて〔次亜塩素酸ナトリウム〕液で拭き取る。

> 汚染を広げないようにする

感染制御

④ 病院・施設では、感染症に対する抵抗力の低下に伴う〔日和見感染〕や、治療、処置による感染などが生じることがある。感染制御の基本は、病原体を〔もち込まない〕、病原体を〔もち出さない〕、病原体を〔広げない〕ことである。

⑤ 使用したおむつはビニール袋に入れて〔密閉〕し、廃棄する。

4 安楽の確保

キーワード ☑ 安楽な体位 ☑ ボディメカニクス

1 | 安楽な体位

仰臥位

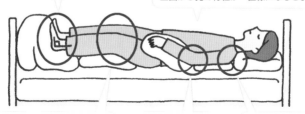

尖足を予防

正面から見て脊柱が一直線になるとよい

- 下肢の外旋位の予防や股関節・膝関節の良肢位保持のために安楽枕を入れる
- 神経損傷に注意する

肘頭部を除圧し、安楽な位置にする

肩甲骨を除圧し、肩関節の良肢位を保持する

シムス位

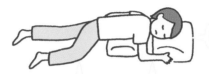

側臥位をやや前方に倒す

下肢の膝関節を重ならないように屈曲する

上になった上肢は胸の前で屈曲し、下になった上肢を背部に回す

シムス位は**半腹臥位**ともいい、腟や直腸の診察・処置、**妊婦の休息時**の体位として用いられる。

ファウラー位

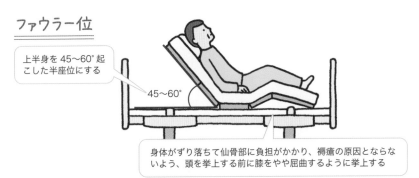

上半身を 45〜60° 起こした半座位にする

45〜60°

身体がずり落ちて仙骨部に負担がかかり、褥瘡の原因とならないよう、頭を挙上する前に膝をやや屈曲するように挙上する

ファウラー位とは、上半身を **45〜60°** 起こして膝をやや屈曲する体位である。腹部手術後のドレナージの促進や、腹部臓器による肺の圧迫を軽減することから、呼吸機能の改善や体位ドレナージ、経管栄養時の逆流防止の目的でも用いられる。

頻出ポイント

ボディメカニクスと体位変換

1. 身体の構造や機能を力学的視点からとらえ、合理的に身体を使用することを〔ボディメカニクス〕という。

2. シーツを引っ張るときは、足を前後に開き、両膝を深く曲げて腰を落として〔支持基底面〕を広くとる。〔前傾姿勢〕を避け、腰部の負担を軽減する。

3. 動作に応じた、安定した〔作業姿勢〕をとり、作業を行うための十分な〔作業域〕〔スペース〕をとる。作業動作に応じた〔作業面〕を確保する。

4. 患者の〔支持基底面積〕を広くとり、点ではなく〔面〕で支えて圧力を分散し、〔摩擦〕やズレを生じさせないようにする。およそ〔2〕時間ごとに向きを変え、除圧する。

5. 患者の身体をベッドの上方・下方に移動する際は、看護師は、両足を〔左右〕に開き、移動する方向に〔足先〕を向ける。

6. 水平移動では、患者の四肢はできるだけ〔体幹〕に近づけて〔小さく〕まとめ、重力の分散を防ぎ、手前に引き寄せる。患者の接地面を少なくし、〔摩擦力〕を小さくする。

国家試験 問題 ［第104回 午前20問］

Q. シーツ交換時にシーツを引っ張る動作でボディメカニクスを応用した姿勢はどれか。

1. 両足を前後に開き、両膝を伸ばす。

2. 両足を前後に開き、両膝を曲げる。

3. 両足をそろえ、両膝を伸ばす。

4. 両足をそろえ、両膝を曲げる。

A. 2　両足を前後に開くことで看護師の立位を安定させ、膝を曲げて重心を低くすることが大切である。

5 | リハビリテーション

キーワード ☑リハビリテーション ☑片麻痺 ☑歩行介助 ☑国際生活機能分類（ICF）

1 | リハビリテーション看護のポイント

- リハビリテーションの最終目的は、**障害のある人が自立・自律して社会生活を営むこと**である。
- 患者が障害に直面し、混乱し、苦悩する時期は、安易な慰めや励ましはせず、**患者の気持ちを受け止めること**が大切である。
- 看護師は、すべての日常生活を援助するのではなく**エンパワメント**する。つまり、患者のもつ力を湧き出させることができるように援助する。

2 | 片麻痺患者の歩行介助

歩行状態のアセスメントでは、前方を見る姿勢や、歩幅、歩調などの全体の動きを観察し、安定した歩行ができているかをアセスメントする

片麻痺のある患者の歩行介助では、看護師が**患側**に立つことで、バランスを崩した際にすぐに支えることができる

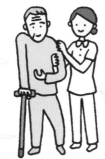

看護師は患側上肢の腋窩と肩に手を当てる。前かがみにならないように注意する

杖を使う場合は**健側**で持つ

健側　　患側

頻出ポイント

① 国際生活機能分類（ICF）は 2001 年に WHO が提唱した〔健康の構成要素〕に関する分類である。ICF は、健康状態、生活機能（〔心身機能・身体構造〕、〔活動〕、〔参加〕）、背景因子（環境因子、個人因子）を構成要素とする。

② リハビリテーションでは、理学療法士（PT）、作業療法士（OT）、言語聴覚士（ST）、医療ソーシャルワーカー（MSW）などの多職種が協働して〔チームアプローチ〕を行う。

③ 心臓リハビリテーションでは、心臓に負担がかからないように徐々に〔運動量〕を増やしていくなど、〔段階〕ごとの目的や内容を、計画に沿って拡大していく。

---

6 | 移動／移送

キーワード ☑移乗 ☑移動

---

1 | 車椅子への移乗・移動の介助

- 車椅子はベッドに対して **20～30°** に設置する
- 車椅子を平行に配置すると患者の下腿がフットレストに当たりやすくなるため注意する
- 角度が 30°以上では移動距離が長くなり移動しにくくなる

- 患者が立ち上がる前に、端座位のときに足が床に着くように、あらかじめベッドの高さを調節しておく
- 座位から立ち上がるときは、患者の足を後方に引き、上半身を前傾にする

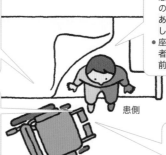

患側

- フットレストは患者が車椅子に移乗する前に**上げ**、床に足が着くようにする。移乗した**後に下げる**
- フットレストに足を乗せたまま立ち上がると、体重がかかって車椅子が傾いてしまうため、注意する

- 患者の**健側**に車椅子を設置する
- 車椅子からベッドに戻るときも、健側にベッドがくるようにする

頻出ポイント

車椅子での移動

① エレベーターに乗る際は、降りやすいように車椅子は〔後ろ向き〕に入る。狭いエレベーター内では、壁や物にぶつかる恐れがあるため〔方向転換〕しない。

② 急な下り坂では、〔後ろ向き〕にしてゆっくり車椅子を進める。

③ 段差では、〔ティッピングレバー〕を踏み込んで、〔前輪〕を地面から浮かせ、〔振動〕を与えないようにして乗り越える。

ストレッチャーでの移動

④ ストレッチャーで水平移動する際は、患者の〔足〕側から進行方向へ進む。足側でストレッチャーを操作する看護師は、〔進行方向〕を向く。

⑤ 曲がり角を曲がるときは、〔頭〕側を支点にして、〔足〕側は弧を描くように動かす。

⑥ エレベーターに乗る際は、降りるときに足側が先行するように〔頭〕側から入り、乗り込んだら〔ブレーキ〕をかける。

⑦ 上り坂では〔頭〕側を進行方向にし、下り坂では〔足〕側を進行方向にして、常に〔頭〕側を高くする。

7 セルフケア・健康管理への援助

キーワード ☑セルフケア ☑自己効力感 ☑健康教育 ☑服薬アドヒアランス

頻出ポイント

セルフケアの支援

① 自己管理で改善できた点を評価することは、セルフケアにおける〔自己効力感〕の向上・〔セルフケア〕の維持につながる。

② 慢性疾患のセルフケアでは、患者が自信をもち、無理なく継続できるように行動の〔習慣化〕を促すため、患者本人が〔目標〕を設定する。

健康教育

③ 生活習慣病の一次予防には、〔食生活〕の改善や〔運動習慣〕の定着がある。

一次予防 健康づくり	二次予防 疾病の早期発見、早期治療	三次予防 疾病の治療、重症化予防
生活習慣の改善、健康教育、予防接種	健康診断	保健指導、リハビリテーション、再発防止

④ 健康教育では、患者の〔仕事〕や〔生活〕の中で無理なく実施できるような方法を〔自己決定〕できるように、〔選択肢〕を用意するなど、患者と一緒に考える。

⑤ 服薬アドヒアランスを向上させるために、看護師は患者自身が〔主体〕となって治療に取り組んでいけるよう体制を整えることが重要である。

> 服薬アドヒアランスとは、患者が自身の病状を理解し、医師の指示に基づいて主体的に服薬することである

8 退院支援

キーワード ☑退院支援 ☑病棟看護師

頻出ポイント

① 病棟看護師は退院支援において、入院生活を支え、患者・家族の〔ニーズ〕を聴取する役割を担う。

② 退院前の〔カンファレンス〕では、患者に関わるすべての職種が集まり、情報を共有して今後の方針などを決定する。チームメンバーには〔家族〕も含む。

③ 退院支援では、病棟から在宅療養へ切れ目なく医療を提供するため、〔多職種〕と連携し、患者や家族の〔希望〕の聴取、〔療養環境〕の整備などを行う。

④ 退院後、療養者が、在宅で安心して療養生活を送るための支援として、看護師が「訪問看護が必要か否か」を早期に判断することが重要である。訪問看護の介入が必要な場合は、退院前カンファレンスで、〔訪問看護師〕と連絡を取り合い、情報を共有する。

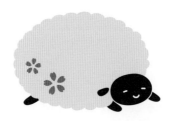

9 終末期のケア

キーワード ☑緩和ケア ☑リビングウィル ☑アドバンスディレクティブ（事前指示）
☑エンド・オブ・ライフ・ケア

1 | 緩和ケアの定義

世界保健機関（WHO）は緩和ケアの定義を、生命を脅かす疾患による問題に直面している患者
とその家族に対して、痛み、**身体的問題**、**心理・社会的問題**、**スピリチュアルな問題**を早期に
発見し、的確なアセスメントと対処（治療・処置）を行うことによって、**苦しみを予防し、和
らげる**ことで、**QOLを改善**するアプローチとしている。 p.124 参照

2 | リビングウィル

- **リビングウィル**とは、終末期に**自分の意思で判断できなくなる前**に、医療やケアに対して**自
分の意思を書面で表明すること**である。
- 当事者の**自由意思**で作成することができ、一度作成した後であっても、内容は自由に変更で
きる。日本では、法律で作成が定められているものではない。

3 | アドバンスディレクティブ（事前指示）

アドバンスディレクティブ（事前指示）は、患者あるいは健常人が、将来自らが判断能力を失っ
た際に、自分に行われる**医療行為に対する意向を、前もって意思表示する**ことである。**代理人指
示**（proxy directive）と**内容的指示**（substantive directive）がある。

代理人指示	●事前指示を行う者が意思表示できなくなった場合に、決定する代理人を指名しておくこと
内容的指示	●治療についての患者の望みや拒否したい内容を記録したもの ●判断能力を失った後の治療や家族などの代諾者が医療内容を決定する際に、指針となる基準を指定しておくもの

アドバンス・ケア・プランニング（ACP）

アドバンス・ケア・プランニング（ACP）は、重
篤な病気や慢性疾患をもつ患者に対して、将来の
変化に備え、本人の人生観や価値観、希望に沿っ
た将来の医療およびケアができるように、本人を
主体に、その家族や近しい人、医療・ケアチーム
が繰り返し話し合い、本人の意思決定を支援する
プロセスである。

リビングウィルは、
内容的指示の一つ
なのじゃ！

4 | 死の受容

患者が死を受容する過程について、キューブラー＝ロスは、死にゆく過程の心理変化を五つの
段階で示している。

第1段階 否認と孤立	●自分が死ぬということに衝撃を受け、嘘ではないかと疑って否認したり、その事実から逃避しようとする段階 ●周囲の認識や態度にギャップが生じ、周囲と距離を取って孤立しがちになる段階
第2段階 怒り	●死ぬという事実を認識する一方で、なぜ自分が死ななければならないのかという怒りを周囲に向ける段階
第3段階 取り引き	●なんとか死なずにすむように取り引きをしようと試みる段階 ●奇跡が起こって死を回避できないかと考えて神仏にすがったり、善行を行って死を遅らせてほしいと願う段階
第4段階 抑うつ	●死の回避ができないことを悟る段階 ●諦めや悲観、絶望に打ちひしがれ、憂うつな気分になる段階 ●神仏を否定するケースもあり、虚無感にとらわれて何もできなくなる段階
第5段階 受容	●最終的に自分の死を、誰にでも訪れる自然なものとして受け入れるようになる段階 ●自分の人生の終わりを静かに見つめ、心静かに暮らすことができるようになる段階

5 | エンド・オブ・ライフ・ケア

● **エンド・オブ・ライフ・ケア**は、年齢や診断名、健康状態にかかわらず、差し迫った死、あるいはいつか訪れる死について考える人が、**最期までその人らしく**、最善に生きることができるように支援するケアである。

● **本人の意思**、**家族の意向**、**医学的判断**が意思決定支援の三本柱となる。

● 患者・家族・医療スタッフが**死を意識したときから始まる**。患者の生活や人生に焦点を当て、QOL を最期まで最大限に保ち、その人にとっての良い死を迎えられるように、一緒に治療の選択に関わる。

頻出ポイント

死後の処置

❶ 死後硬直は死後〔1～3〕時間から始まるため、死亡後〔2〕時間以内に死後の処置を行うことが望ましい。死後硬直後は義歯の装着を含む死後の処置が難しくなる。

❷ 肛門には、直腸内の水分を吸収するため、〔脱脂綿〕を先に挿入し、その後に油分を含む〔青梅綿〕で水分が外部に漏れ出ないように詰める。

❸ 和式の更衣の場合、襟は〔左前〕合わせとし、帯は〔縦結び〕の死装束とする。

❹ 死後、口腔内には分泌物などが貯留している可能性があり、分泌物による悪臭や〔汚染〕を防ぐため〔口腔内吸引〕を行う。

引用・参考文献

1）讃井將満ほか．"呼吸器感染症"．呼吸器．メディカ出版，2020，p.170，（ナーシング・グラフィカEX 疾患と看護，1）．

2）職業感染制御研究会．感染予防のための個人防護具（PPE）の基礎知識 2022年版．

3 日常生活援助技術

1 環境の調整

キーワード ☑温度 ☑湿度 ☑照度

1 病室環境（温度・湿度・照度）

病室は、患者にとって日常生活を営む場である。患者が快適で心地良く過ごすためだけでなく、疾病の予防や回復、健康の保持増進のためにも、病室環境を整える必要がある。

照度の基準

維持照度	空間
1,000 ルクス	手術室、救急室、処置室
500 ルクス	診察室、回復室、検査室
300 ルクス	物療室、リハビリテーション室、食堂
200 ルクス	浴室、トイレ、面会室
100 ルクス	病室

> 手術部位の照度は
> 1万〜10万ルクス

> ● 病室に適した照度は
> 100〜200ルクス
> ● JIS（日本産業規格）
> の照度基準によって
> 標準化されている

一般的な 病室の環境	病室の音	1床当たりの 床面積（規定）
冬季：温度 22 〜 24℃ 湿度 40 〜 50% 夏季：温度 24 〜 27℃ 湿度 50 〜 60%	夜間：40dB 以下 昼間：50dB 以下 ＊環境基本法で定められている	新設（改築含む）：6.4m² 以上 既築：4.3m² 以上

2 食事の介助

キーワード ☑食事介助 ☑摂食嚥下障害

1 臥床患者の食事介助

自力では食事摂取ができない、または十分な栄養摂取ができない臥床患者に、食事介助を行う。

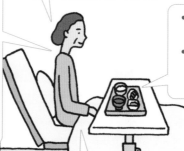

- 下顎を挙上すると咽頭から気管が一直線となって、食物が気道に入りやすく誤嚥しやすいため、下方からスプーンを近づけて差し入れる
- スプーンは口の正面から入れ、抜くときも下顎が上がらないようにゆっくり引き抜く
- 一度に口に入れる量を一口量という。個人によって異なるが、一度に飲み込める 3〜5g（ティースプーン 1 杯）から始める

誤嚥を防ぐためには、まず覚醒を促してから姿勢を整える

- 食事内容が見える位置に食器を配置し、視覚的に食欲が増すように工夫する
- 自力で食事摂取できない場合は、患者がどれを食べたいか、どう食べたいかなどの希望を聞く

- 仰臥位のままでは誤嚥しやすいため、食事の際は可能な限り安全を確保して座位をとる
- 座位がとれない場合、可能な限りベッドを挙上したり、枕を用いて頭部を挙上したりして姿勢を保持する
- 30〜60°にベッドを起こし、頸部前屈位となるように枕やタオルで調整する
- 側臥位の場合、健側を下にして、頸部を患側に回旋して嚥下する

2 ｜ 座位での食事介助

- 体幹が 90° で、股関節・膝関節を 90° に屈曲し、足底が床に接するようにテーブルと椅子の高さを調整する
- 頸部前屈位をとり、円背や背筋・腹筋力低下の場合はクッションなどで姿勢を調整する

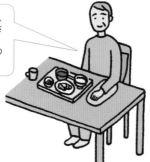

3 ｜ ヨードの制限

ヨードの制限は、甲状腺関連疾患の治療で厳しいヨウ素制限が必要な場合に行われる。

ヨード（ヨウ素）

昆布やわかめに含まれる微量ミネラルの一種。ヨードの 70 〜 80％ は**甲状腺**にあり、**甲状腺ホルモン**を合成する。

■ヨード制限を行う場合
● **甲状腺シンチグラフィ**は放射性ヨードのカプセルを飲み、一定時間の後、甲状腺にどのくらい取り込まれたかを測定し、甲状腺機能を評価する検査である。食物や薬に含まれるヨードの影響を除くために、検査前の1週間程度はヨード制限食を摂取する。
● 甲状腺検査とバセドウ病の治療では、1週間前からヨードの制限を行う。
● 甲状腺癌の治療では、2週間前からヨードの制限を行う。がん組織は正常な甲状腺組織と比べてヨードを取り込む力が弱いため、ほかの検査・治療よりも期間を長く設けて、厳しいヨード制限を行う。

4 | 摂食嚥下障害

摂食嚥下障害の原因は、口腔などの解剖学的異常、脳血管疾患やパーキンソン病などの神経・筋系の異常、加齢による機能低下である。

摂食嚥下障害の観察項目

先行期の障害	一口量、口に運ぶペースや協調運動、半側空間無視、失行、失認、注意散漫、感情失禁など	使用している食器や自助具の使用状況、上肢の可動域や摂食のセルフケアレベルについて、摂取量、疲労度なども含めてアセスメントする
準備期の障害	開口度、咀嚼、口からの食物のこぼれ、舌・口腔周囲筋のジスキネジア（不随意運動）など	
口腔期の障害	食後の口腔内の食物残渣の有無と残留部位、舌・口腔周囲筋のジスキネジアなど	口腔内の歯、歯肉の状態、汚れ、口腔内乾燥、唾液分泌状態もアセスメントする
咽頭期の障害	嚥下状況、嚥下反射、咳やむせ、むせたときの食形態、頸部と体幹の位置、嚥下後の声質の変化や発音の明瞭度など	頰筋、口唇や口腔粘膜、舌の知覚や動き、味覚など、三叉神経、顔面神経、舌咽・迷走神経、舌下神経との関連もアセスメントする
食道期の障害	食事中・食後の体位など	
全体	覚醒レベル、食事にかかる所要時間、食事中の体位や座位保持時間、頸部の角度や可動域、拘縮など	

嚥下障害の検査・評価方法

検査名	内容	判断基準
反復唾液嚥下テスト	30秒間にできるだけ多くの唾液を嚥下して、その回数をみる	3回/30秒未満であれば、「嚥下障害の疑いあり」と判断する
改訂水飲みテスト	冷水3mLを嚥下したときの様子をみる	2回以上に分けて飲み込む、または嚥下に5秒以上かかった場合は、「嚥下障害の疑いあり」と判断する
フードテスト	ティースプーン1杯のゼリーなどを嚥下したときの様子をみる	①口腔内への取り込みに障害がある、②嚥下がない、③むせがある、④呼吸の変化がある、⑤湿性・嗄声がある、⑥複数回嚥下がある、⑦口腔内に残渣がある→①～⑦の一つでもみられれば、「嚥下障害の疑いあり」と判断する
嚥下造影検査（VF）	X線透視下で造影剤を飲み込む	造影剤を飲み込んだとき、口腔期～咽頭・喉頭期に誤嚥があれば、「嚥下障害」と判断する
嚥下内視鏡検査（VE）	鼻腔から内視鏡を挿入し、直接嚥下状況を観察する	直接嚥下状況を観察し、食物の残留や気管への流入があれば、「嚥下障害」と判断する

食事介助

1 水分を摂取することで〔唾液〕の分泌が促進され、食塊の形成や〔移送〕を円滑にする。

2 嚥下障害がない場合の食事介助では、はじめに飲み物で〔喉を潤し〕、〔むせや誤嚥〕を起こさないようゆっくり一口ずつ差し入れ、嚥下を確認する。

摂食嚥下障害のある患者の食事介助

3 使用するスプーンの大きさは、〔一口大くらい〕のものを選び、スプーンを〔湿らせ〕てから使用する。一口大の〔食塊〕をスプーンで舌の〔中央〕に置く。

4 最初の一口は、水分が多く嚥下しやすい〔ゼリー食〕で口腔内を潤す。

5 麻痺がある場合は麻痺側の体幹を支持して安定させ、介助者は〔健側〕から介助する。〔嚥下機能障害〕や、口腔機能が低下している場合には、〔健側〕の口角から食べ物を運ぶ。

6 〔喉頭挙上〕の有無を一口ごとに目で確認し、確認できたら二口目からは〔リズム良く〕続けて食事介助する。

7 お粥などの〔粘性の強い〕食物を摂取する場合は、水分が多く嚥下しやすいゼリーなどの異なる形態との〔交互嚥下〕を行う。

8 口腔内に咀嚼済みの食物と咀嚼の済んでいない食物が混ざって溜まると、嚥下しにくくなり、〔誤嚥〕の原因になる。そのため、きちんと〔飲み込めたか〕を確認してから次の食べ物を口に入れる。食事の最後には必ず口を開けてもらい、口腔内に〔残渣物〕がないか確認する。

食事中・食後の体位

9 食後に〔右側臥位〕になると、胃のカーブ（大弯・小弯）によって胃が食道よりも上になり、重力で胃酸の〔逆流〕を起こしやすくなる。食後〔90〕分は〔座位〕をとって横にならないように指導する。

10 誤嚥性肺炎を含む呼吸器疾患では、誤嚥により〔右主気管支〕に食物が流れ込みやすいため、〔左側臥位〕のほうが良い。

摂食援助

11 適度な粘度があるプリンやゼリー類は、〔嚥下しやすい〕食形態で、誤嚥のリスクは低く、嚥下障害のある患者の〔開始食〕として適切である。

12 きざみ食や煮魚、こんにゃくなどは、口腔内でバラバラになってまとまりにくく、〔食塊〕を形成することができないため、〔誤嚥しやすい〕。

3 栄養管理

キーワード ☑経鼻経管栄養法 ☑中心静脈栄養 ☑経腸栄養

1 | 栄養状態のアセスメント

低栄養とは、食欲の低下や口腔機能の低下などによって食事摂取量が減り、必要なエネルギーやタンパク質などの栄養が不足している状態をいう。

栄養状態を知るための検査データ（目安）

項目		基準値	低栄養	
アルブミン（Alb）		3.8〜5.3g/dL	3.5g/dL 未満	
ヘモグロビン（Hb）	男性	13.1〜16.3g/dL	13.0g/dL 未満	貧血
	女性	12.1〜14.5g/dL	12.0g/dL 未満	
血清総タンパク（TP）		6.7〜8.3g/dL	5.9g/dL 以下	
BMI		18.5 以上 25.0 未満	18.5 未満（やせ）	

> 低栄養の場合、術後に、感染症をはじめとする術後合併症の増加、創傷治癒の遷延、ADL の回復遅延などが生じやすくなる

2 | 経鼻経管栄養法

経鼻経管栄養法とは、誤嚥の危険性が高い人や、機能障害で口から食物を摂取できなくなった人に対して、チューブやカテーテルで胃や腸に必要な栄養を直接注入することである。

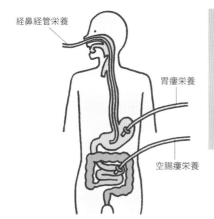

経鼻経管栄養

胃瘻栄養

空腸瘻栄養

注入方法と注意点
- 栄養剤の注入前に空気を注入し、気泡音を確認する。次に、胃内容物を吸引し、チューブが確実に胃内にあることを確認する
- 注入中は胃内容物の逆流や逆流による誤嚥を防止するために、ファウラー位とする
- 注入終了後は管内に微温湯を流して、水分補給やチューブ内に残っている栄養剤の細菌繁殖や腐敗、固着およびチューブの閉塞を予防する
- 注入終了後は、胃内容物の逆流を防止するため、チューブを閉鎖する

簡易懸濁法

錠剤を粉砕したり、カプセルを開封せずにそのまま温湯に入れたりして、5 〜 10 分間薬剤を崩壊・懸濁させてから経管投与する方法。

2

基礎看護学

3

日常生活援助技術

3 | 中心静脈栄養法

中心静脈栄養法では、鎖骨下静脈などの中心静脈にカテーテルを留置し、高カロリーで高濃度・高浸透圧の栄養を静脈的に投与する。

■在宅中心静脈栄養法（HPN）の皮下埋め込み式ポート

- **在宅中心静脈栄養法（HPN）**は、在宅で適切な栄養量を注入して栄養状態を維持・改善するために行われる。患者本人による自己管理が可能であれば、同居の家族がいることは必須条件ではない。
- 皮下埋め込み式ポートは、ヒューバー針で穿刺して輸液を行う。輸液終了後は、抜針して入浴できる。
- 注入方法には、**24時間連続投与法**と**間欠的投与法**がある。外出時は充電式の輸液ポンプを使用する。
- 穿刺針は原則として、医療廃棄物として医療機関に返却する。ビンや缶などに入れ、針刺し事故を防止する。

皮下埋め込み式ポート

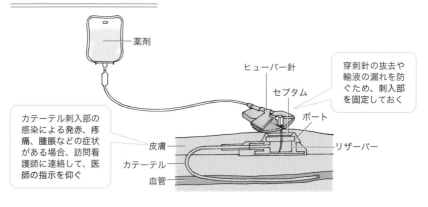

薬剤

ヒューバー針

セプタム

穿刺針の抜去や輸液の漏れを防ぐため、刺入部を固定しておく

ポート

カテーテル刺入部の感染による発赤、疼痛、腫脹などの症状がある場合、訪問看護師に連絡して、医師の指示を仰ぐ

皮膚

カテーテル

血管

リザーバー

頻出ポイント

胃管の挿入

① 胃管の先端が咽頭を通過する前は頸部を〔伸展〕させて挿入し、咽頭通過時は、管が咽頭から食道へ入りやすくなるように頸部をやや〔前屈〕させて、気道への〔誤挿入〕を予防する。気道内に誤挿入した場合は、直ちに管を抜去し、最初からやり直す。

② 咽頭通過時や通過後は、〔嚥下運動〕を患者に何度か繰り返してもらうことで気管が閉じて管が食道へ入りやすくなる。

③ 挿入直後は、胃の内容物が吸引できるか（pHを測定するとより確実）、空気を注入して聴診器で〔気泡音〕が聞こえるかを確認する。挿入後は、〔X線撮影〕で胃管の位置を確認し、確実に胃内に留置されていることを確認する。

経腸栄養剤

④ 経腸栄養剤は〔常温〕で投与する。

⑤ 経腸栄養剤は、調製後 6 時間以上経過すると〔細菌増殖〕の危険がある。

⑥ 経腸栄養剤の注入では、開始時は注入速度〔40〕mL/ 時程度でゆっくり注入し、悪心・嘔吐、下痢などの症状がなければ注入速度を〔60〕mL/ 時程度にする。5～7 日目には必要量の投与を目指し、注入速度を〔150～200〕mL/ 時にする。

中心静脈カテーテル挿入時の注意点

⑦ 中心静脈カテーテル挿入時は、カテーテルの先端位置を確認するため、〔胸部 X 線撮影〕が行われる。

⑧ 穿刺部位を消毒する前に〔下肢〕を軽度挙上させて、鎖骨下の〔頸静脈の怒張〕を図り、穿刺時に空気流入を防ぎ、穿刺しやすい状態にする。

⑨ 中心静脈カテーテルの穿刺部位は、血栓形成や感染リスクの低い〔内頸静脈〕、〔鎖骨下静脈〕、〔大腿静脈〕の順に選択される。

⑩ カテーテル挿入中は、ルートを頻回に交換しない（1 週間に 1～2 回程度）。ただし、ルートの〔損傷〕や〔閉塞〕、固定部の汚染やテープが剝がれているのを確認した場合は、直ちに交換を行う。

⑪ 鎖骨下静脈から中心静脈カテーテルを穿刺する場合の合併症で多いのは〔気胸〕である。

4 　排泄ケア

> **キーワード** ☑床上排泄 ☑導尿カテーテル ☑膀胱留置カテーテル ☑浣腸

1 | 床上排泄

床上排泄の手順

①上半身は 30°ほど挙上し、腹圧をかけやすくする。自力で腰部挙上できない場合は、側臥位をとってもらう。

②

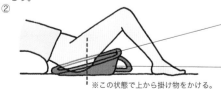

※この状態で上から掛け物をかける。

肛門部が便器の受け口の中央に位置するように便器を当てる。便器の中央にトイレットペーパーを敷いて、片付けやすくする。

差し込み式の洋式便器は横幅の狭くなっているほうが高く、横幅の広くなっているほうが低いため、横幅が広いほうを頭側にする。

③女性の場合は、尿器の受け口の先端が腟と肛門の間の会陰に密着するようにし、陰部にトイレットペーパーを当て、恥骨上部で押さえる。排泄終了後は尿道から肛門に向かって拭き、尿路感染を予防する。

④男性の場合は、陰茎の先端を尿器に入れ、排尿を促す。

⑤排泄物は感染源のため、個人防具を着用して介助する。排泄後は手洗いの代わりに、おしぼり、ウエットティッシュなどを用いて、患者の手を清潔に保ち、必要に応じて換気をして環境を整える。

⑥排泄後は、排泄物の量や性状、残尿・残便感、排尿時痛、肛門痛などの有無を観察し、尿量測定や蓄尿、検体採取の有無を確認して片付ける。

---

2 ｜ 導 尿

導尿は、尿閉などが原因で自力での排尿が困難な場合に行われる。

a 導尿カテーテルの挿入

男性

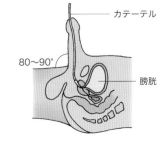

- 成人男性の尿道の長さは 16〜18cm のため、膀胱内までの長さを考慮して、導尿カテーテルを **18〜20cm 挿入する**。カテーテルは 12〜18Fr のものを使用する。
- **尿道が直線**になるよう、陰茎を**腹壁に対して80〜90°**に保持してカテーテルを挿入する。挿入中、尿道球部に達すると抵抗を感じるため、陰茎を下腿側に傾けると挿入しやすい。カテーテルの先端には潤滑剤を塗布する。
- カテーテルを留置するときは、尿道屈曲部に炎症・潰瘍が生じないよう陰茎を斜め上方向にし、左右いずれかの下腹部に固定する。
- バルーンのあるカテーテルの留置では、陰茎を下腿側へ倒して尿の流出を確認してからバルーンを膨らませ、固定する。

女性

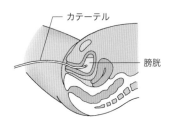

- 成人女性の尿道は 3〜4cm のため、膀胱内までの長さを考慮して、導尿カテーテルを **4〜6cm 挿入する**。カテーテルは 12〜18Fr のものを使用する。
- バルーンのあるカテーテルの留置では、注入口から所定量の滅菌蒸留水を注入し、左右いずれかの下腿に固定する。バルーンが内尿道口付近の膀胱内壁を圧迫しないよう、カテーテルを一度引き、抵抗を感じたところから再度 1cm 程度挿入した位置で固定する。

b 膀胱留置カテーテルのトラブル

膀胱結石

- 尿濃度が高いと尿中のカルシウム、マグネシウム、尿酸などが結晶をつくり、結石となる。膀胱結石の再発を予防するため、1 日 2,000mL 程度の飲水を促す。

尿路感染

- 会陰や直腸の細菌がカテーテル表面と粘膜との隙間を通って細菌感染を生じさせないよう、陰部を清潔に保つ。
- 検体採取時は、カテーテルとランニングチューブの接続部を外さずに行い、感染を予防する。
- 蓄尿バッグは常に**膀胱より低い位置**に置き、蓄尿バッグが床に直接着かないように固定して尿の逆流を防ぎ、感染を予防する。

尿漏れ／尿道損傷／尿道皮膚瘻

- カテーテルや固定されたバルーンからの尿道・膀胱粘膜への刺激によって、カテーテル周囲から尿漏れが起こることがある。
- 尿漏れが起きないよう、カテーテルの屈曲や閉塞がないか確認し、バルーンの容量や位置の調整、カテーテルの固定位置の変更を行う。
- 男性の場合、カテーテルは尿道の屈曲に合わせて腹部に固定し、尿道内の血行障害や尿道皮膚瘻の形成を予防する。

カテーテルの抜去困難

- 生理食塩水などは塩分が分離して水が抜けなくなり、カテーテルの抜去困難が起きやすい。そのためバルーンの注入液には滅菌蒸留水を使用する。
- 抜水時は内筒を無理やり引かずに、自然に固定水がシリンジに戻るのを待つ。

---

3 │ 浣　腸

a グリセリン浣腸の方法

グリセリンは、直腸内に注入すると浸透圧によって便を軟らかくし、腸管への刺激となって腸蠕動運動を亢進させ、排便を促す。

- 肛門入口から肛門管（肛門縁より恥骨直腸筋付着部上縁）までが 4〜5cm であり、その先の直腸までの約 5cm 程度を挿入する。チューブ先端が 5cm より手前の場合、抜けや漏れが起こりやすく、肛門から 6cm 以上を挿入すると直腸粘膜損傷の危険性が高い。
- 浣腸液は腸粘膜を刺激し蠕動運動を促進させるように、直腸温よりやや高めの 40〜41℃に温めておき、注入する。
  ＊直腸温より高い 43℃以上だと、腸粘膜損傷や炎症を引き起こす可能性がある。
- 腹圧の低下や肛門括約筋を弛緩させるため、患者に口呼吸を促し、タイミングを計ってチューブの挿入や浣腸液を注入する。
- 60mL の浣腸液を使用する場合は、15〜20 秒かけて注入する。120mL では 30 秒以上かけてゆっくりと注入する。

b グリセリン浣腸時の体位

- 結腸は左にあるため、浣腸液の進入と停留がスムーズになるよう、浣腸時の体位は**左側臥位**が最も良い。
- 立位では肛門部の緊張が強く、カーブしている直腸の走行がわかりにくい。そのため、強く押し込むことによる腸管穿孔の危険性が最も高い。

頻出 ポイント

❶ 本来の〔排便周期〕を確認し、食後、運動後など一定の時間にトイレに行き、〔排便習慣〕をつける。便意を〔我慢しない〕ようにする。

❷ 果物や海藻、こんにゃくなどに多く含まれる〔水溶性食物繊維〕は、水分保持能力が高く、軟便形成を促す。また、穀物や豆類・きのこ・イモ類・野菜・果物などに含まれる〔不溶性食物繊維〕は、消化管内の水分を吸収して便のかさを増やし排便を促進させる。ただし、もともと便が硬い人が〔不溶性食物繊維〕を大量

に摂取すると便秘が悪化してしまうこともある。

❸ 自然排便を促すために、腹筋・背筋運動、〔骨盤底筋体操〕を行い、運動不足を解消する。また、腸が圧迫される〔腹臥位〕をとる。

❹ 肛門周囲の便を拭き取った後の手袋には、便が付着していると考えられるため、汚染しないよう〔ほかのものに触れず〕、すぐに手袋を外す。

❺ 〔尿試験紙法〕は、尿比重、pH、タンパク質、潜血、ブドウ糖、ウロビリノーゲン、ビリルビン、ケトン体などを迅速に知ることができる尿検査である。

❻ 尿比重では、尿に含まれる〔水〕とそのほかの物質の比重をみる。尿比重が高いと〔糖尿病〕、〔脱水症〕など、尿比重が低いと〔腎不全〕などが疑われる。

❼ トイレでの排泄が難しくても、介助によって立ち座りができる場合は、おむつを使用する前に〔ポータブルトイレ〕を使用して、自立を進める。

❽ 〔排泄行動〕が自立し、〔尿意の自覚〕のある患者には、おむつの使用や膀胱留置カテーテルの挿入はしない。ただし、〔尿意の自覚〕のある患者で、夜間のトイレ歩行による疲労がある場合は、〔ポータブルトイレ〕や〔尿器〕の使用を勧める。

5 睡 眠

キーワード ☑サーカディアンリズム ☑睡眠

1 | サーカディアンリズムと睡眠

a サーカディアンリズム
- 朝起きて、夜眠るという**生体リズム**を**サーカディアンリズム**（概日リズム）という。
- サーカディアンリズムは**光刺激**によって調整される。そのため、毎朝同じ時間に起床し、起床後は日光を浴びて生体リズムを整える。
- 夜間に強い光を浴びると、眠気を促す**メラトニン**が分泌されず、不眠の原因となりやすい。明るい照明に当たると体内時計がリセットされて不眠の原因となるため、病室の照度は**100～200 ルクス**が良い。

b レム睡眠／ノンレム睡眠
レム睡眠
- 呼吸・脈拍数の**増加**、血圧の**一過性上昇**などが起こり、**骨格筋が弛緩**する。
- 脳が覚醒状態に近く、急速な眼球運動を伴い、目覚めやすく夢を見ていることが多い。

ノンレム睡眠（徐波睡眠）
- レム睡眠以外の眠りで、まどろみ状態から深い眠り（熟睡状態）までの４段階に分けられる。**大脳皮質**の活動が低下して休息している状態。**骨格筋が収縮**する。

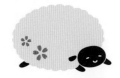

- ノンレム睡眠時に脳下垂体から分泌される**成長ホルモン**によって、組織の新陳代謝が**促進**される。

頻出ポイント

夜間の睡眠の促進

❶ 〔30〕分程度の昼寝は夜間の睡眠を促進するが、それ以上の昼寝は夜間不眠の原因となる。

入眠の援助

❷ 足浴や温罨法は副交感神経を優位にし、温熱作用による〔リラクセーション効果〕や、末梢血管の拡張による〔血液循環〕を促進して、入眠を促す。

❸ 〔睡眠薬〕は入眠を促す援助の一つだが、副作用による〔転倒〕などの危険があるため、安易に用いず、検討する。

6 清潔ケア

キーワード ☑口腔ケア ☑寝衣交換 ☑洗髪 ☑入浴

1 口腔ケア

口腔ケアの観察項目

開口の状態	容易に開くか／開き具合／開口時に異常な音や痛みはないか
口臭の有無	口臭の程度／どんなにおいか
口唇の状態	色・つや／乾燥していないか／出血はないか
唾液の状態	口腔内は潤っているか／粘稠度
舌の状態	舌の色はピンク色か／汚れ具合や舌苔の有無
粘膜の状態	発赤、出血の有無／食物残渣の有無
歯肉の状態	発赤、出血、排膿、退縮、歯周病、疼痛、欠損歯の有無
歯の状態	う歯、摩耗、残存歯の有無／咬合状態
義歯の状態	着脱しやすいか／ぐらつきや破損はないか／挿入中の違和感や疼痛はないか

2 | 寝衣交換

寝衣の材質は木綿が良い。寝衣交換の際は、肌の露出によるプライバシーに配慮する。

■持続点滴中の場合

脱ぐとき	着るとき
●持続点滴をしている側を患側として、健側の袖から脱ぐ ●点滴ボトルを横にしたり、ボトルが心臓部より低くなり点滴が逆流したりしないようにする。先に腕から脱ぎ、次に点滴ボトルを袖から通す	●持続点滴をしている側（患側）の袖から着る ●点滴ライン内に空気が混入したり、逆流したりしないように、滴下筒はできる限り垂直に保ち、点滴ボトルを先に袖に通して、次に腕を入れる

■片麻痺のある患者の場合

- 麻痺や障害によって動きが制限される側があるときは、健側から脱がせて、患側から着せる、**脱健着患**を原則とする。
- 脱衣時は、先に健側から脱がせると、麻痺のある側を脱がせるときに寝衣の自由度が高くなり脱ぎやすい。先に麻痺側から脱がせようとすると、拘縮など関節可動域の制限によって、脱臼などを引き起こす危険性がある。
- 着衣時は、先に麻痺側から袖を通すと、自由度が高い状態で着やすい。

3 | 清 拭

- 清拭とは、なんらかの理由で入浴やシャワー浴ができない人に対して、タオルを用いて身体を拭き、清潔を保持することである。
- 清拭では、バケツに **60～70℃** の湯を準備し、ベースン内を **50～55℃** に保つ。タオルは **40～45℃** が適温であり、患者にタオルを当てる前には、看護師の**前腕内側**で温度を確認する。
- 石けんが残ると皮膚の瘙痒感や発赤が生じることがあるため、2 回以上拭き取る。
- 創部の周辺を清拭するときは、離開しないよう、創部の走行に沿って創部と平行に拭くか、創部に向かって拭く。

各部位の清拭

- 顔：目頭から目尻に向かって拭く。
- 腹部：腸の走行に沿って、臍を中心にして「の」の字を描くように拭く。
- 上肢：2 関節を下から支えて拭く。
- 下肢：踵部や足関節を下から支えて拭く。関節の上は丸く、関節の下は皮膚を伸ばして横に拭く。
- 背中：脊柱から側部上方に向かって弧を描くように拭く。

頻出ポイント

口腔ケア

❶ 口腔ケアでは、う歯や歯周病などの原因となる〔歯垢（プラーク）〕や、歯の表面に付着した細菌の塊である〔バイオフィルム〕を除去する。また、口腔ケアには唾液の分泌を促す〔唾液腺マッサージ〕や〔口腔機能体操〕も含まれる。

② 病原体が手指に付着していたり、手袋に〔ピンホール〕がある可能性があったりするため、手袋を外した後は必ず〔衛生学的手洗い〕をしてから次のケアに移る。手袋は〔感染性廃棄物〕の容器に廃棄する。

③ 舌苔には細菌などが多く含まれるため、〔誤嚥性肺炎〕を予防するためにも〔スポンジブラシ〕や〔舌ブラシ〕を用いて少しずつ除去していく。

④ 義歯に食べかすが付着すると細菌が繁殖しやすいため、食後は義歯を〔外して〕洗い、〔就寝時〕は外しておく。特に〔意識障害〕のある患者は外すよう促す。

⑤ 歯肉出血がある場合、刺激を与えないよう〔含嗽〕で洗い流してから〔歯垢〕を除去し、歯肉マッサージなどを行う。

⑥ 含嗽ができない患者には、スポンジの活用や拭き取りによる口腔内の清拭、吸引器を使った口腔ケアを行い、〔口腔内環境〕を整える。

⑦ 口腔ケアは、〔経口摂取の有無〕に関係なく実施することが重要である。

洗髪

⑧ 洗髪時の耳栓には、撥水性のある〔青梅綿〕を使用する。

⑨ 洗髪時の湯温は〔38〜41〕℃とする。

⑩ 洗髪時は、爪を立てて洗うと傷が付きやすいため、〔指の腹〕を使って洗う。また、強い振動を加えるとめまいの原因となるため、患者に力加減を確認しながら〔マッサージ〕するように洗う。

入浴・シャワー浴

⑪ 入浴には身体を清潔にするだけでなく〔温熱作用〕、〔静水圧作用〕、〔浮力作用〕の三つの大きな効果があり、これらを効果的に活用して援助する。

⑫ 入浴時の〔静水圧〕作用によって水圧が身体全体にかかり、静脈やリンパ管も圧迫されて〔静脈還流量〕が増大し全身の〔血液循環〕が促進される。また、入浴時の〔浮力〕作用によって身体は軽くなり、〔関節〕への負担が軽減する。

⑬ 入浴によって水分を喪失する。特に高齢者では、入浴に伴う〔脱水〕のリスクを防ぐために、入浴前後に〔水分摂取〕を促す。

⑭ 脱衣所と浴室の急激な〔温度差〕は血圧変動につながり〔ヒートショック〕を起こす危険性がある。換気は早めにして入浴・シャワー浴前の脱衣所と浴室を暖めておく。

⑮ 入浴・シャワー浴時は〔気化熱〕により体温が奪われやすいため、水滴を素早く拭き取る。

4 診療に伴う看護技術

1 ヘルスアセスメント

キーワード ☑フィジカルアセスメント ☑バイタルサイン ☑脈拍測定 ☑パルスオキシメータ

1 | ヘルスアセスメント

人々の健康状態を**身体的、精神（心理）的、社会的な視点から総合的に査定（アセスメント）**することを**ヘルスアセスメント**という。

フィジカルアセスメント（視診、触診、打診、聴診）

技法	主にわかること
視診	全身の外観、身体各部の形態、皮膚粘膜表面の状態と色調など
触診	皮膚粘膜表面の温度・湿度・状態、皮下組織までの比較的浅い部分にある腫瘤、**腹部膨満、腹壁の緊張**
聴診	呼吸音：吸気・呼気の状態、気管・肺胞内の分泌物、炎症箇所の存在など 心　音：各弁の領域に特徴的な心音や心雑音を聴取する場合は、弁形態・機能の異常など 腸蠕動音：腸蠕動の正常、異常（亢進、減弱）
打診	体腔内の空気を含む臓器の状態、実質臓器と空気含有部分の区別、腹水の有無など

2 | 安静時におけるバイタルサインの正常値

バイタルサインとは、vital（生きている、生命）と signs（しるし、徴候）のことで、測定可能な生命徴候を示す。バイタルサインは、環境の変化や運動、食事などの日常生活動作、情動などによって、容易に変動する。

項目	体温	呼吸	脈拍	血圧 収縮期血圧／拡張期血圧
正常範囲	36.0〜37.0℃	12〜20 回 / 分 リズム：規則的	60〜90 回 / 分 リズム：規則的	120/80mmHg 未満

3 | 脈拍測定

- 測定部位は、**橈骨動脈**が最も多く用いられる。
- 脈拍測定は、**示指、中指、薬指**の３指をそろえて動脈の走行に沿って触知し、脈拍の回数、リズム、強さを観察する。

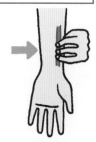

| 4 | パルスオキシメータ |

- パルスオキシメータによる経皮的動脈血酸素飽和度（SpO₂）の標準値は**96～99%**で、主な測定部位は**指先**、耳垂（耳たぶ）である。
- 呼吸困難感とSpO₂値の低下は必ずしも合致しない。例えば、過換気症候群で息苦しさを感じても、肺や心臓の疾患を伴わない限り、SpO₂値は低下しない。
- 測定部位の温度が低い場合や体動時は、正しく測定できないことがある。

頻出ポイント

1 成人の脈拍数でおおよそ〔50〕回/分以下を徐脈、〔100〕回/分以上を頻脈という。
p.141 参照

2 腹囲測定時は、仰臥位で〔膝〕を伸ばした体位で測定する。

2 体位ドレナージ／排痰法

キーワード ☑体位ドレナージ ☑排痰法

- **ドレナージ**とは、血液、膿、滲出液、消化液など感染の原因となるものを、除去や減圧目的で患者の体外に誘導・排出することである。
- **体位ドレナージ**は、気道内分泌物が貯留した末梢肺領域を**高い位置**にして、重力の作用で分泌物の誘導または排出を図る。
- 体位ドレナージ以外の排痰法として、十分に**加湿**を行い痰の粘稠度をコントロールする方法、用手圧迫を用いて排痰する**スクイージング**などがある。

仰臥位
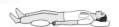
肺尖区（S₁）、上葉前区（S₃）、前肺底区（S₈）

腹臥位
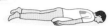
上-下葉区（S₆）、後肺底区（S₁₀）

側臥位
 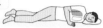
外側肺底区（S₉）、一側の全肺野の代用

前方45°側臥位
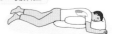
上葉後区（S₂）、外側肺底区（S₉）、腹臥位の代用

後方45°側臥位
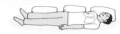
右中葉・左上葉舌区（S₄、S₅）

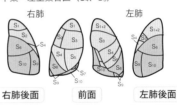

（文献1より転載）

3 酸素療法

キーワード ☑酸素吸入 ☑酸素ボンベ ☑気管内吸引

- 酸素療法は、肺胞の**酸素分圧**を上昇させて、より多くの酸素を肺毛細血管内の**赤血球**に取り込ませる治療である。
- 酸素療法は、一般的に **PaO₂ が 60Torr 未満**または **SaO₂ が 90% 以下の急性呼吸不全**や肺性心の患者に用いられる。

> 体に十分な酸素を取り込めない人が、長期にわたり自宅で行う、在宅酸素療法(HOT)もある p.117 参照

酸素吸入の方法

低流量システム

鼻カニューレ
〜6L/ 分で
使用

酸素マスク
5L/ 分〜で使用。少ない
流量では CO₂ 再呼吸を来す

リザーバーシステム

リザーバーマスク
6L/ 分以上で使用。
高濃度酸素が投与できる

高流量システム

酸素
流量計

ベンチュリーマスク
吸入酸素濃度の目安は
50%が限度

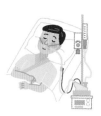

高流量鼻カニューレ
十分な加温・加湿を加える
ことにより刺激が少ない

酸素流量と吸入酸素濃度（FiO₂）の目安

酸素流量 （L/ 分）	吸入酸素濃度（FiO₂）（%）		
	鼻カニューレ	酸素マスク	リザーバーマスク
1	24		
2	28		
3	32		
4	36		
5〜6	40	40	
6〜7		50	60
7〜8			70
8〜10		50〜60	80
10〜			90〜

> **空気中の酸素濃度は約 21%**

> 酸素ボンベの色は、高圧ガス保安法で黒色と定められているのじゃ

（文献 2 より転載）

頻出ポイント

❶ 医療用ガスの種類によってボンベの色は異なる。酸素ボンベは〔黒〕色、窒素ボンベは〔灰〕色、二酸化炭素ボンベは〔緑〕色、水素ボンベは〔赤〕色である。

❷ 酸素吸入療法中は〔火気〕厳禁とする。経鼻カニューレは〔3〕L/分まで、ベンチュリーマスクは酸素流量に関係なく、酸素濃度 40% までは加湿する必要はない。

❸ 気管内吸引では、〔陰圧〕をかけずに吸引用カテーテルを挿入する。吸引用カテーテルは〔12〜14〕Fr のものを使用する。吸引圧は、〔−80〜−120〕Torr で、吸引時間は〔10〕秒以内とし、低酸素に注意する。

❹ 気管内吸引は、〔無菌〕操作で行う。

---

4 創傷・褥瘡管理

キーワード ☑創傷治癒過程 ☑褥瘡 ☑褥瘡の好発部位 ☑ブレーデンスケール

1 創傷治癒過程

創傷治癒過程には、**血液凝固期（止血期）**、**炎症期**、**増殖期**、**成熟期**がある。治癒を遅らせる要因には、**低栄養**、低酸素、高血糖、**循環障害**、ビタミン不足、**感染**などがある。

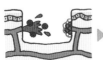 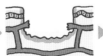 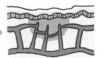

血液凝固期（止血期）	炎症期	増殖期	成熟期
創傷ができると、血管から血小板やフィブリンが流出して創部に集まり、止血する	白血球（好中球）やマクロファージが壊死した組織や細胞を貪食して、創を清浄化する	肉芽細胞が形成・増殖する。毛細血管が発達し、肉芽組織に栄養や酸素を供給する	上皮化の完成と瘢痕組織の形成が進む

褥瘡の好発部位は、仰臥位では**仙骨部**、後頭部、**踵骨部**、側臥位では**大転子部**、耳介部、腹臥位では**肩峰突起**などである。

体位と褥瘡の好発部位

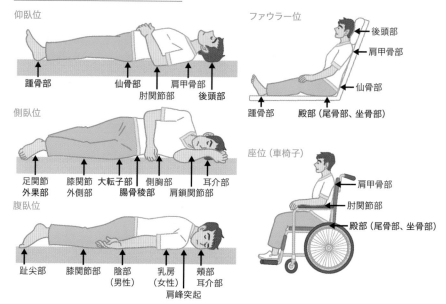

仰臥位

踵骨部　仙骨部　肩甲骨部
肘関節部　後頭部

側臥位

足関節外果部　膝関節外側部　大転子部　側胸部　耳介部
腸骨稜部　肩鎖関節部

腹臥位

趾尖部　膝関節部　陰部（男性）　乳房（女性）　頬部耳介部
肩峰突起

ファウラー位

後頭部
肩甲骨部
仙骨部
踵骨部　殿部（尾骨部、坐骨部）

座位（車椅子）

肩甲骨部
肘関節部
殿部（尾骨部、坐骨部）

（文献3より一部改変）

頻出ポイント

❶ ブレーデンスケールは褥瘡発生リスクのアセスメントツールで、〔知覚〕の認知、〔湿潤〕、〔活動性〕、〔可動性〕、〔栄養状態〕、〔摩擦〕とずれを評価している。

❷ 褥瘡を深達度（深さ）によって評価する〔NPUAP分類〕では、褥瘡Ⅰは〔消退しない発赤〕、褥瘡Ⅱは部分欠損（〔水疱〕や〔びらん〕形成）、褥瘡Ⅲは全層皮膚欠損（潰瘍が〔皮下〕組織に達したもの）、褥瘡Ⅳは全層組織欠損（全層組織の損傷）とされる。

❸ 壊死した組織を除去することを〔デブリードマン〕という。壊死した組織は感染源となりやすく、〔肉芽〕形成の妨げとなるため、外科的に除去する。

5 周術期の看護

キーワード ☑ 術前オリエンテーション ☑ ムーアの分類 ☑ 術後のアセスメント ☑ 腹腔ドレーン

頻出ポイント

術前オリエンテーションと術後のアセスメント

① 術前のオリエンテーションの目的の一つは、〔術後合併症〕を予防することである。全身麻酔による合併症には、呼吸器合併症などがある。

② 術後侵襲の回復過程としてムーアの分類がある。第Ⅰ相は〔傷害〕期、第Ⅱ相は〔転換〕期、第Ⅲ相は〔筋力回復〕期、第Ⅳ相は〔脂肪蓄積〕期である。

③ 手術直後の体温の上昇は感染によるものではなく、ムーアの分類の第Ⅰ相で、〔生体防御反応〕の一つであると考えられる。

④ 術後疼痛によって〔呼吸〕が抑制されるため、深呼吸が困難になり、〔無気肺〕や肺炎を引き起こす可能性がある。

⑤ 呼吸器合併症の予防として、術前に〔呼吸訓練〕や〔痰〕の出し方などを説明し、協力を得る。

⑥ 消化器合併症として、〔術後腸閉塞〕や〔術後イレウス〕がある。ドレナージの管理、腸蠕動を促すために、〔体位変換〕や〔早期離床〕、創部を避けて腰部への〔温罨法〕を行う。

⑦ 術後数日経ってから〔38.0〕℃以上の高熱が生じた場合は、尿路感染、〔肺炎〕、〔手術部位感染〕、カテーテル感染など、術後感染症を疑う。

開頭術を受けた患者の術後の看護

⑧ 開頭術後は、脳浮腫による〔頭蓋内圧亢進〕で脳ヘルニアが生じるのを予防するため、ベッドは水平ではなく、〔20～30〕°ギャッチアップした状態とする。

腹腔ドレーンの排液バッグの管理

⑨ 腹腔ドレーンの排液バッグは、ドレーンの挿入部分よりも〔低い〕位置で固定する。〔高い〕位置に設置すると、排液が逆流して〔感染〕のリスクが高まる。

6 化学療法／放射線療法

キーワード ☑化学療法 ☑放射線療法

- がんの治療では、手術療法、薬物療法（化学療法）、放射線療法、免疫療法などが行われる。
- 各治療法単独で行う場合や、複数の治療を組み合わせて行う場合もある。手術療法、薬物療法（化学療法）、放射線療法、免疫療法などを組み合わせて行う治療を、**集学的治療**という。

頻出ポイント

化学療法の看護

1 化学療法を受ける患者に対しては、〔セルフケア〕支援が重要である。

2 外来での化学療法は、通院しながら化学療法を受ける。〔日常生活〕を過ごしながら、また、〔仕事〕を継続できることにより、経済的にも安定した生活が過ごせる。

3 抗がん薬の副作用として、投与直後から〔悪心・嘔吐〕が生じる。倦怠感、〔口内炎〕、食欲不振などの消化器症状は〔2〜7〕日後、白血球減少は〔1〜2〕週間で生じる。ほかに、脱毛、骨髄抑制などがある。

4 抗がん薬の点滴静脈内注射を受けている患者が刺入部の腫脹と軽い痛みを訴えた場合、〔血管外漏出〕を疑う。直ちに輸液の〔中止〕と〔抜針〕を行う。

放射線療法の看護

5 放射線療法による〔放射線宿酔〕は、放射線療法の早期に起こる合併症である。〔全身倦怠感〕、〔食欲不振〕、悪心・嘔吐、下痢などの症状がみられる。

6 放射線療法に関わる看護師の健康管理として、〔線量計〕の装着と、〔鉛〕を含んだエプロンを着用する。

7 被曝する線量の限度は、5年間で〔100〕mSv、かつ1年間で50mSvである。

がんサバイバー、がんサバイバーシップ

がんサバイバーとは、がんの治療を終えた人だけでなく、がんと診断を受けた、治療中、経過観察中などを含む、がんを体験した人である。家族も含まれる。また、がんサバイバーが生活していく上で、さまざまな問題を乗り越え生きていくことを、がんサバイバーシップという。がんサバイバーシップは「がん対策推進基本計画」に含まれており、社会全体で取り組むことが不可欠である。

7 注射／輸血／輸液

キーワード ☑注射 ☑輸血 ☑誤薬防止 ☑輸液

1 | 注射法の種類と方法

皮内・皮下・筋肉内注射のポイント

種類	皮内注射	皮下注射	筋肉内注射
概要	**表皮**と**真皮**の間に薬液を注入する	真皮と**筋肉**の間の皮下組織に薬液を注入する	皮下組織の下部の**筋肉組織**に薬液を注入する。薬液は毛細血管から吸収される
適応	ツベルクリン反応や抗生物質などの**薬物過敏性テスト**	ホルモン剤（インスリンなど）、ビタミン剤、**予防接種**	鎮痛薬、**新型コロナウイルスワクチン接種**
安全性の確認	●発赤や傷がないこと ●体毛が少ないこと ●色素沈着がないこと	●神経や血管の走行が少ないこと ●皮下脂肪が厚いこと（5mm以上必要） ●長時間継続して注射する場合は、前回と同じ部位でないこと	●筋肉層が厚く、毛細血管・神経を損傷せず、針が挿入しやすい部位 ●**大殿筋**には、太く下肢まで伸びている**坐骨神経**が走行しているため、注射は**禁忌**

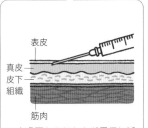

●皮膚面からほとんど平行に近い角度で刺入する
●皮内テストの判定がしやすい前腕内側に注射する

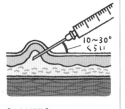

【注射部位】
●肩峰と肘頭を結ぶ線上の下方 1/3 点
●大腿四頭筋外側広筋部

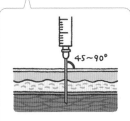

【注射部位】
●三角筋中央部：肩側に近い肩峰から 3 横指下
●中殿筋：クラークの点、ホッホシュテッターの部位

効果発現速度　遅い ➡ 速い

効果持続時間　長い ➡ 短い

静脈内注射のポイント

目的	水分補給、電解質の投与、栄養の投与、抗菌薬・造影剤の投与
種類	●ワンショット：薬液を 1 回で投与する方法 ●点滴静脈内注射：静脈内に留置した針やカテーテルから薬液などを**持続的**に投与する方法
注射部位	●**太くて、弾力性があり、まっすぐな血管**を選択する ●肘正中皮静脈、橈側皮静脈、尺側皮静脈、前腕正中皮静脈などを選択する
留意点	①希釈が必要な薬、ワンショット禁忌の薬は慎重に取り扱う。**カリウム製剤**など、急速投与によって心停止を来す薬もある ②合併症の早期発見 　●抗菌薬や造影剤に関するアナフィラキシーショック 　●静脈炎 　●血管外漏出 　●感染

2 | 輸血用血液製剤

輸血用血液製剤とは、全血（血液の各成分を分離しておらず、体内の血液と同じ状態の血液）または各成分を分離・精製したものである。

	血液成分製剤			全血製剤
	赤血球製剤	血漿製剤	血小板製剤	
保存温度	2〜6℃	−20℃以下	20〜24℃（要振盪）	2〜6℃
有効期間	採血後28日間	採血後1年間	採血後6日間	採血後21日間

頻出ポイント

誤薬防止

① 誤薬防止のためには6Rを意識して、看護師2人以上で〔処方せん〕と照合しながら、必ず〔ダブルチェック〕する。

② 6Rは、正しい〔患者〕、〔薬〕、〔目的〕、〔用量〕、用法、〔投与時間〕を示す。

注射

③ バイアル容器から薬液を吸い上げる際は、コアリングを防止するため、ゴム栓に対して注射針を〔垂直〕に刺す。

④ 点滴静脈内注射の血管外漏出で注意すべき初期症状に、〔疼痛〕がある。血管外漏出をした場合は、速やかに〔抜針〕し、対処する。

⑤ 筋肉内注射の刺入角度は、注射部位や皮下組織、筋肉の厚さによるが、一般的に〔45〜90〕°である。

⑥ インスリン自己注射では、注射部位の〔硬結〕を防止するため、前回と違う部位に注射するよう指導する。

輸液ポンプの使用

⑦ 輸液ポンプは、薬剤を〔一定〕の量・速度で正確に投与するために用いる。時間〔流量〕と〔予定量〕を設定することで、薬液の注入速度を調整することができる。

⑧ クレンメを閉じずに輸液ポンプのロックを解除すると、輸液が急速に投与される恐れがあるため、必ずクレンメを〔閉じて〕輸液ポンプのドアを開ける。

輸液の滴下計算

$$滴下速度（滴／分）=\frac{総輸液量（mL）× 輸液セット 1mL 当たりの滴下数（滴）}{所要時間（時）×60（分）}$$

- 滴下数（1mL 当たり）：成人：20 滴／小児：60 滴

---

8 | 採血／腰椎穿刺／骨髄穿刺

キーワード ☑採血 ☑腰椎穿刺 ☑骨髄穿刺

1	採 血

a 採血・駆血帯の位置
- 採血は、刺入部位の 0.5〜1.5cm 手前で針先の断面が上に、皮膚との角度は、**15〜20°** になるように刺入する。
- 駆血帯は、刺入部位より中枢側の上 **5〜10cm** の位置に巻く。駆血帯を外してから**抜針**する。駆血時間は 1 分以内とする。

自己採血で簡易に測定できるものには、血糖自己測定があるのじゃ！

b 採血後の観察と有害事象
採血後の有害事象には、穿刺部位の不十分な圧迫による皮下出血、採血後に手指へ広がる痛み、しびれなどの神経損傷、血管迷走神経反射による血圧低下、アルコール消毒によるアレルギーなどがある。

採血後の観察と対策

皮下出血	● 採血刺入部位の止血の確認、皮下出血の有無を確認する ● ワルファリン、アスピリンなどの**抗凝固薬**、**抗血小板薬**を服用している場合に起こりやすい
神経損傷	● 刺入周辺とそれ以降の痛みと**しびれ**の有無を確認する
血管迷走神経反射	● 気分不快、冷汗などの症状がある場合は、採血を中止し、**仰臥位**でバイタルサインを測定する ● 過去の採血時に血管迷走神経反射が生じている場合は、事前に**仰臥位**で採血する
アレルギー	● 発赤、瘙痒感を生じることがある ● 事前にアルコールでのアレルギー歴を確認する ● アルコールアレルギーやアルコール過敏症がある場合は、クロルヘキシジングルコン酸塩、ポビドンヨードを用いる

2	腰椎穿刺

- **腰椎穿刺**は脳脊髄液の採取・検査、髄液圧の測定、抗菌薬や造影剤などの薬液の注入を目的に行われる。実施する際は感染に注意し、滅菌操作を厳密に行う。
- 抜針・消毒したら、滅菌ガーゼを当て穿刺部位を固定する。髄液の減少によって頭痛や悪心、めまいなどが生じたり、穿刺部位から髄液の漏出や出血が生じたりするのを防ぐため、枕を外して頭部を挙上しないようにし、安静臥床を保つ。

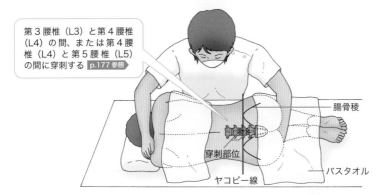

第3腰椎（L3）と第4腰椎（L4）の間、または第4腰椎（L4）と第5腰椎（L5）の間に穿刺する p.177 参照

腸骨稜

穿刺部位

バスタオル

ヤコビー線

（文献4より転載）

3	骨髄穿刺

- **骨髄穿刺**は骨髄検査の一つで、骨髄液を吸引し、血液・リンパのがんの有無の診断や治療方法の決定などを行う。
- 胸骨では**仰臥位**、腸骨では**腹臥位または側臥位**で行う。
- 終了後は、滅菌ガーゼを当てて砂のうなどで圧迫固定し、1時間安静にする。

引用・参考文献

1) 小林千穂. "無気肺". 呼吸器. メディカ出版、2020、p.128.（ナーシング・グラフィカEX 疾患と看護、1）.
2) 八塩章弘. "酸素療法". 呼吸器. メディカ出版、2020、p.63-64.（ナーシング・グラフィカEX 疾患と看護、1）.
3) 新村洋末. "褥瘡の管理". 基礎看護技術II：看護実践のための援助技術. メディカ出版、2022、p.347.（ナーシング・グラフィカ 基礎看護学、3）.
4) 土肥眞奈. "髄液検査". 運動器. メディカ出版、2020、p.74.（ナーシング・グラフィカEX 疾患と看護、7）.

3

地域・在宅看護論

**地域・在宅看護で
間違いやすい問題を
Check!**

＊ロック解除キーは p.11 をご覧ください

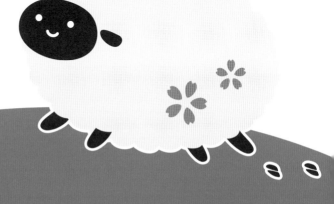

1 在宅看護概論

1 在宅療養の支援

キーワード ☑訪問看護師 ☑ケアマネジャー ☑エンド・オブ・ライフ・ケア ☑地域包括ケアシステム ☑地域包括支援センター

1 地域・在宅看護の対象

地域には小児から高齢者まで、さまざまな疾患や障害を抱えながら生活する療養者と介護者（家族）がいる。地域・在宅看護は、背景や世代を問わず、地域・在宅での療養者とその家族を対象としている。

■地域・在宅看護の対象

- 介護が必要な高齢者とその家族
- 施設の高齢者　● 独居の高齢者　● 老老介護（高齢の療養者とその配偶者）
- 障害者および難病患者（ALS などによる人工呼吸器装着者など）と家族
- 医療的ケア児と家族

2 在宅療養者を取り巻く環境の理解と健康課題

在宅看護では、療養者・家族の健康と生活を統合的にとらえて看護を提供している。身体・心理面に加え、生活・環境、家族・介護状況もアセスメントし、これらを統合して健康課題をとらえる。

身体面	疾患、障害、既往、ADL、要介護度、日常生活自立度、検査データ、内服薬、栄養状態、意識状態など
心理面	療養生活の目標・望み、ストレス、不安、趣味、生きがい、疾患や障害の理解、認知機能、性格など
生活・環境	居住・居室環境（気温・湿度・照明・掃除の状況など）、トイレ・浴室などの環境、生活リズム、収入・経済的状況、社会資源の活用状況、フォーマル・インフォーマルサービス、地域との関係など
家族・介護状況	同居／独居、家族構成、家族の健康、家族の介護の状況（同居、通い）、主介護者、家族の生活リズム、家族との関係性、家族の発達課題（就労、高齢者世帯、ほかの要介護者、育児）など

3 在宅療養を支援する職種とその役割

職種	役割
医師（訪問診療）	疾病・傷病のために、通院による療養が困難な在宅療養者に対して、医師が定期的に訪問し診療する
訪問看護師	主治医が発行する**訪問看護指示書**に基づき、自宅などを訪問して療養上の世話や診療の補助を行う

職種	役割
介護支援専門員 （ケアマネジャー）	要介護者などからの相談に応じ、ケアプランの作成、介護サービスの調整、関係者との連絡調整など、要介護者などが自立した日常生活を営むために必要な援助を行う
介護福祉士	身体・精神の障害のため日常生活に支障がある者に、状態に応じた介護と助言を行う
訪問介護員 （ホームヘルパー）	自宅などを訪問して介護、その他の日常生活上の世話を行う
理学療法士／作業療法士／言語聴覚士	リハビリテーション専門職として、心身機能の維持・回復を図り、日常生活の自立を助けるための機能回復訓練を行う

4 ┃ 意思決定支援とエンド・オブ・ライフ・ケア

在宅療養のエンド・オブ・ライフ・ケアは、人生の最期を苦痛なく穏やかに、その人らしく過ごせるように、関係者が連携してケアを提供する必要がある。

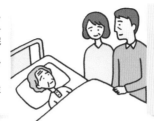

緩和ケア、症状コントロール
- 疼痛、呼吸苦、倦怠感、不眠などの不快な症状を緩和
- 不安の傾聴など、心理面のケア
- 急変時の対応
- 療養者の希望に応じた日常生活への支援

意思決定支援、家族へのケア
- 療養者が希望する人生最期の過ごし方、受ける医療やケア、日常生活の意思決定を支援
- 家族の不安や悲嘆の傾聴を行い、穏やかに看取りができるように支援

社会資源の活用、多職種連携
- 特別訪問看護指示書に基づく訪問看護の実施
- ケアプランの変更による介護サービスの調整
- 主治医、訪問看護師、ケアマネジャー、訪問介護員などの情報共有を常に行い、急変時にもケアを提供

頻出 ポイント

> 胃癌、肺癌、大腸癌、肝臓癌、乳癌

地域連携クリニカルパス

1 地域連携クリニカルパスとは、脳卒中、5大がんなどに活用されている〔診療計画表〕で、急性期病院から回復期病院を経て〔早期に〕自宅に戻れることを目指している。患者が治療を受ける複数の医療機関の役割や診療内容が記載された手帳を持ち、患者と各医療機関の関係者が〔情報共有〕する。これにより〔一定の質〕を保った〔継続的な医療〕と看護ケアが提供される。

地域包括ケアシステムと地域包括支援センターの役割

2 地域包括ケアシステムとは、重度の〔要介護状態〕となっても〔住み慣れた地域〕で〔自分らしい〕暮らしを人生の最期まで続けることができるよう、住まい・医

療・介護・予防・生活支援が〔一体的〕に提供されるしくみである。日常生活圏域の〔中学校区〕を単位とし、おおむね〔30〕分以内に必要なサービスが提供されることを目指している。

③ 〔年齢〕にかかわらず、疾病や障害があっても地域での生活を可能にするため、多様な〔支援体制〕が必要である。そのため、〔自助〕・〔互助〕・〔共助〕・〔公助〕の四つの支援が求められている。

④ 地域包括支援センターは、保健医療の向上および福祉の増進を〔包括的〕に支援することを目的としている。高齢者が〔住み慣れた地域〕で安心して過ごすことができるように、包括的および〔継続的〕な支援を行う地域包括ケアを実現するための中心的役割が求められている。設置・運営主体は〔市町村〕または市町村から〔委託された法人〕である。

⑤ 地域包括支援センターの三つの専門職として保健師または地域保健などに関する経験のある看護師、〔社会福祉士〕、〔主任介護支援専門員〕がおり、介護予防・日常生活総合支援、〔総合相談支援〕、権利擁護、包括的・継続的ケアマネジメント支援、〔地域サービスネットワーク〕の構築、在宅医療・介護連携推進、生活支援体制整備、認知症総合支援、地域ケア会議開催の推進を行っている。

在宅療養者の住環境

⑥ 住環境のアセスメントでは、療養者の疾病・障害や〔ADL〕とともに、療養者と家族の〔ライフスタイル〕などについても情報を収集し、療養者の日常生活の動線を考えた環境整備を検討する。

⑦ 環境整備では安全に〔移動〕できる空間を確保し、〔住宅改修〕や住宅事情に合わせた〔福祉用具〕の利用を提案する。〔福祉用具の貸与〕や〔費用の支給〕に関する介護保険サービスの情報提供を行う。

摂食嚥下障害のある在宅療養者が利用できる社会サービス

⑧ 摂食嚥下障害がある場合は、〔誤嚥〕の予防が必要である。訪問看護師は〔摂食嚥下機能〕をアセスメントし、嚥下機能に応じた〔食形態〕、食前の摂食嚥下体操や唾液腺マッサージ、日常の〔口腔ケア〕を提案し、必要に応じて療養者・家族に指導する。そのほか、摂食嚥下障害看護認定看護師、言語聴覚士、市町村や病院の〔栄養士〕、地域の〔歯科医師〕に協力を得ることも重要である。

2 在宅療養者と家族への看護

1 | レスパイトケアの目的

レスパイトケアは、**介護サービス**を導入することで、介護者の**気分転換**や**社会生活の維持**を図り、**介護疲れ**や**共倒れ**を防ぎ、**在宅療養生活の継続**を可能にすることを目指す。

■介護保険で提供される主な介護サービス（都道府県・政令市・中核市が指定・監督を行うサービス）

	介護サービスの種類		サービス内容等
居宅サービス	訪問サービス	訪問看護	訪問看護ステーション等の看護師等が訪問し、居宅において療養上の世話や診療の補助を行う
		訪問介護	**介護福祉士**や**訪問介護員**（ホームヘルパー）が居宅において介護、日常生活上の世話を行う
		訪問入浴介護	居宅において浴槽を提供し、入浴の介護を行う
	通所サービス	通所介護（デイサービス）	通所施設において、日常生活上の世話や**機能訓練**などの支援を行う
		通所リハビリテーション（デイケア）	病状が安定期にあり計画的なリハビリテーションが必要と主治医が認めた場合に、通所施設において必要な**リハビリテーション**を行う
	短期入所サービス	短期入所生活介護（ショートステイ）	入所施設に数日から数週間滞在が可能であり、日常生活上の世話や機能訓練を行う
		短期入所療養介護（ショートステイ）	病状が安定し**医学的管理が必要な状態**での短期間入所を可能とし、医療的ケア、日常生活上の世話、機能訓練を行う
	特定施設入居者生活介護* 福祉用具貸与 特定福祉用具販売**		*特定施設（有料老人ホーム、軽費老人ホーム、養護老人ホーム）の入居者に対する介護 **入浴や排泄に用いる貸与になじまない福祉用具。便座、自動排泄処理装置の交換可能な部品、排泄予測装置、入浴補助具（シャワーチェア等）、簡易浴槽、移動用リフトの吊り具の部品
施設サービス	介護老人福祉施設（特別養護老人ホーム）		要介護高齢者のための生活施設。65歳以上で常時介護を必要とし、居宅で介護を受けることが困難な者を入所させ、養護する
	介護老人保健施設		要介護高齢者にリハビリテーション等を提供し、在宅復帰を目指す。施設サービス計画書（ケアプラン）に基づき、看護、医学的管理の下における介護、機能訓練、必要な医療、日常生活上の世話を行う
	介護療養型医療施設		医療の必要な要介護高齢者の長期療養施設。療養病床などを有する病院または診療所で、施設サービス計画書に基づき療養上の管理、看護、医学的管理の下における介護、その他の世話、機能訓練、必要な医療を行う
	介護医療院		要介護者であって、長期にわたり療養が必要な者に対し、施設サービス計画書に基づき、療養上の管理、看護、医学的管理の下における介護、機能訓練、必要な医療、日常生活上の世話を行う

■介護保険制度における地域密着型サービス（市町村が指定・監督を行うサービス）

介護サービスの種類	サービス内容等
定期巡回・随時対応型訪問介護看護	重度者をはじめとした要介護高齢者の在宅生活を支えるため、日中・夜間を通じて、訪問介護と訪問看護が密接に連携しながら、短時間の定期巡回型訪問と随時の対応を行う
小規模多機能型居宅介護	要介護者に対し、居宅またはサービスの拠点において、家庭的な環境と地域住民との交流の下で、入浴、排泄、食事等の介護その他の日常生活上の世話および機能訓練を行う
夜間対応型訪問介護	居宅の要介護者に対し、夜間において、定期的な巡回訪問や通報により利用者の居宅を訪問し、排泄の介護、日常生活上の緊急時の対応を行う
認知症対応型通所介護	居宅の認知症要介護者に、介護職員、看護職員等が特別養護老人ホームまたは老人デイサービスセンターにおいて、入浴、排泄、食事等の介護その他の日常生活上の世話および機能訓練を行う
認知症対応型共同生活介護（グループホーム）	認知症の要介護者に対し、共同生活を営むべき住居において、家庭的な環境と地域住民との交流の下で、入浴、排泄、食事等の介護その他の日常生活上の世話および機能訓練を行う
地域密着型特定施設入居者生活介護	入所・入居を要する要介護者に対し、小規模型（定員30人未満）の施設において、地域密着型特定施設サービス計画に基づき、入浴、排泄、食事等の介護その他の日常生活上の世話、機能訓練および療養上の世話を行う
地域密着型介護老人福祉施設入所者生活介護	入所・入居を要する要介護者に対し、小規模型（定員30人未満）の施設において、地域密着型施設サービス計画に基づき、可能な限り、居宅における生活への復帰を念頭に置いて、入浴、排泄、食事等の介護その他の日常生活上の世話および機能訓練、健康管理、療養上の世話を行う
看護小規模多機能型居宅介護	医療ニーズの高い利用者の状況に応じたサービスの組み合せにより、地域における多様な療養支援を行う
地域密着型通所介護 ●療養通所介護	老人デイサービスセンターなどにおいて、入浴、排泄、食事等の介護、生活等に関する相談、助言、健康状態の確認その他の必要な日常生活の世話および機能訓練を行う（通所介護事業所のうち、事業所利用定員が19人未満の事業所）。療養通所介護も含む ●医療依存度が高い重度の要介護者、がん終末期患者を対象にした通所施設で、日常生活上の世話や機能訓練等を行う

(文献1より一部改変)

2 ｜ 高齢者の在宅療養における家族への支援

家族が行う介護

日常生活上の世話
食事、入浴、排泄、更衣、整容、口腔ケア、移動・移乗
医療的ケア
服薬、喀痰吸引、経管栄養の投与、医療機器の管理

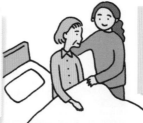

介護負担

身体的負担：腰痛、不眠、疲労
心理的負担：不安、ストレス
経済的負担：介護用品の購入、住宅改修など

看護師による家族への支援

- ケア方法の指導、見守り、確認
- 積極的な傾聴（家族の感情の表出を支える、家族の想いを受け止める）
- 療養者・家族の意思決定の支援
- 解決策を一緒に考える、多職種と連携

要介護者の家族への看護、家族の関係調整

1 核家族化によって介護が必要な世帯でも、〔単身〕世帯、高齢者のみの世帯が増えている。主たる介護者の続柄は、〔同居の配偶者〕が最も多く、次いで子ども、子の配偶者である。年代別では〔60〕代、〔70〕代が多い。

2 訪問看護師は、家族の介護に関する知識や〔意欲〕、家族の〔健康状態〕、就労や育児などから介護力をアセスメントし、状況に応じた〔ケア方法〕を一緒に考え、適宜、指導する。新たなケアを導入する際には、一緒にケアを行い、〔パンフレット〕や動画を用いて、家族が継続してケアを実践できるように工夫する。

3 療養者や家族が独自のケアを行っていても、看護師は〔否定〕せず、ポジティブフィードバックを行い、ケアに〔意欲〕をもち継続できるように支援する。

4 家族の重要な機能には、〔情緒的〕機能、経済機能、ヘルスケア機能などがあり、家族構成員の疾病や障害によって家族関係が影響を受けても、変化に対応し、課題を解決していけるための支援が求められる。看護師は家族の〔関係性〕や〔強み〕をアセスメントし、家族の〔エンパワメント〕を引き出す支援をするため、家族と〔信頼関係〕やパートナーシップを構築する。

医療的ケア児

5 在宅で人工呼吸器などの〔医療機器〕を日常的に使用している医療的ケア児は年々増えており、在宅看護のニーズも高まっている。

6 医療的ケア児は〔介護〕保険が適用されず、障害者総合支援法による〔障害福祉サービス〕を利用する。その調整を相談支援専門員が担い、訪問看護師などと連携し、在宅療養生活を支えている。

7 医療的ケア児の訪問看護は〔医療〕保険で行われる。また、医師から〔訪問看護指示書〕が発行される。

8 小児の訪問看護は、長期にわたる支援、成長や〔発達〕に合わせたケアや〔支援体制〕の変更、親・〔きょうだい〕を含めた家族全体への支援が必要である。医療・福祉・〔教育〕・行政などとの連携が重要である。

運動障害のある人の在宅療養支援

9 〔脳卒中後遺症〕や脊椎損傷などにより運動障害のある人に対して、疾患の管理、療養上の世話、〔リハビリテーション〕を中心にケアを提供する。

10 安全な移乗・移動のため、障害の程度に応じて〔福祉用具〕（特殊寝台付属品、〔車椅子〕、トランスファーボード、電動リフトなど）を導入する。

⑪ 〔ノーリフトケア〕とは人力で人を抱えない・持ち上げないケアで、対象者の障害の程度や〔ADL〕に応じてスライディングシートなどの〔福祉用具〕を効果的に使い、安全・安楽な移動・移乗を目指す。〔腰痛〕などの介助者の身体的負担の軽減にもつながる。

⑫ 摂食嚥下機能の低下が疑われる場合は、機能のアセスメントとともに、誤嚥性肺炎の予防として、〔嚥下体操〕、〔口腔ケア〕を勧め、必要に応じて〔食形態〕の工夫や、とろみ材の使用を検討する。

⑬ 生活リハビリテーションは、〔残存機能〕を生かし、日常生活活動を行うことで〔QOL〕を向上させ、家庭内の〔役割〕を担い、自立を促すことが期待されている。

在宅療養者のコミュニケーション

⑭ 〔構音障害〕では、言葉の理解や選択の機能は維持されているため、答えやすい質問や、表情などの〔非言語的〕コミュニケーションを活用する。

⑮ ALS患者などで〔人工呼吸器装着〕によって発語ができない場合は、〔透明文字盤〕やパソコンなどを活用する。

⑯ 失語症を伴わない〔高次脳機能障害〕では、記憶障害や〔遂行機能〕障害にも配慮し、本人の発言とともに、家族や記録などから総合的に判断して応対する。

3 社会資源とケアマネジメント

キーワード ☑社会資源 ☑介護保険 ☑ケアマネジャー ☑居宅サービス計画書

1 社会資源とケアマネジメント

■社会資源

社会保障制度や自治体の事業などの行政主導による公的サービス（フォーマルサービス）と、ボランティア、患者会などの公的サービス以外のサービス（インフォーマルサービス）がある。

■ケアマネジメント

● ケアマネジメントとは、「保健・医療・福祉の専門家や機関が相互に協力し合い、総合的な福祉サービスを施す」とされており、在宅療養者が抱える生活上の諸問題を、社会資源を調整して導入し、多機関・多職種の連携を通じて、生活支援の視点から統合して実施される。

● 介護保険サービスでは、ケアマネジャーが中心となってケアマネジメントを実施するが、看護職も療養者や家族の意向を十分に聞き、多職種連携を行い、必要な社会資源につなげる役割を担う。

2 | 一人暮らしの高齢者に対する介護サービス

- 一人暮らしの高齢者が、住み慣れた地域で安全に生活を継続するために、**地域のあらゆる人の関心や関わり**が大切である。
- 特に認知症高齢者の一人暮らしでは、公的なサービスに加えて普段から地域の見守りや関わりが重要となる。

■一人暮らしの高齢者を地域で見守るネットワークのイメージ

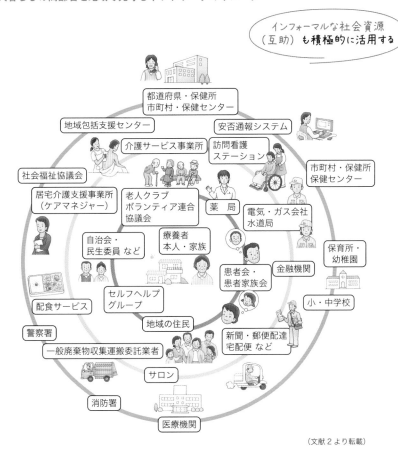

（文献2より転載）

3 | ケアマネジャーとケアプラン

ケアマネジャー（介護支援専門員）が療養者の疾患や障害による心身の状態、生活環境、介護力などをアセスメントし、療養者・家族の意向等に沿ってケアプラン（居宅サービス計画書）を作成し、サービスが提供される。

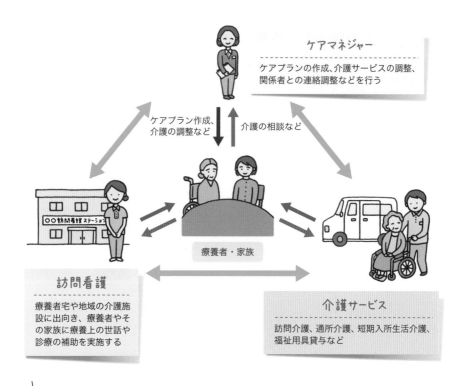

ケアマネジャー
ケアプランの作成、介護サービスの調整、関係者との連絡調整などを行う

ケアプラン作成、介護の調整など

介護の相談など

療養者・家族

訪問看護
療養者宅や地域の介護施設に出向き、療養者やその家族に療養上の世話や診療の補助を実施する

介護サービス
訪問介護、通所介護、短期入所生活介護、福祉用具貸与など

頻出ポイント

在宅療養者が利用できる
介護サービスとケアプランの作成

① 介護保険の利用は〔市町村〕に申請し、一次審査（コンピューター判定）、二次審査を経て要介護・要支援の判定結果が出される。この結果をもとに、利用者は居宅介護支援事業所の〔ケアマネジャー〕にケアプランの作成を依頼する。

② ケアマネジャーは〔療養者・家族〕の意向、療養者の身体状況、生活環境、家族の介護力などをもとに、介護サービスの説明や提案を療養者・家族に行った上でケアプランの原案を作成し、〔サービス担当者会議〕の開催、療養者・家族の同意を得て、ケアプランを完成する。

③ サービス担当者会議は、療養者と家族を含む、療養者の生活に関わる関係者で構成される。〔ケアマネジャー〕が中心となって開催し、介護サービスの内容や療養者・家族の状態や意向などの〔情報共有〕と〔今後の方針〕などの確認をする。〔ケアプラン〕の作成時や〔変更〕時、そのほか必要に応じて開催される。

④ 要支援・要介護度ごとに介護保険を使った介護サービス利用の〔上限〕が決まっており、要介護1〜5は〔居宅介護サービス費〕等区分支給限度基準額、要支援1・2は〔介護予防サービス費〕等区分支給限度基準額と呼ぶ。ケアマネジャーはこれらを考慮して〔介護サービス〕を組み合わせて、〔ケアプラン〕を作成する必要がある。

⑤ 介護サービスの選択では、〔療養者・家族の意向〕が重視される。これは療養者・家族が〔主体〕となった療養生活の実現や〔意思決定〕の支援につながる。

⑥ ケアプランの有効期間中でも、療養者・家族が介護サービスを変更したい場合は〔ケアマネジャー〕に相談して、必要に応じて変更の手続きをしてもらうことができる。

⑦ 排泄の介助では、介護の質の向上と〔介護負担〕軽減を目的に排泄の状態をアセスメントし、〔排泄ケア計画〕の立案、ケアの実施、評価が求められる。

⑧ 療養者・家族に排尿・排便日誌をつけてもらうことで、〔排泄パターン〕を知り、〔排泄ケア計画〕にも効果的に反映できる。

4 訪問看護

キーワード ☑ 訪問看護師 ☑ 訪問看護ステーション ☑ 訪問看護指示書 ☑ 多職種連携

1 │ 訪問看護師と訪問看護ステーション

訪問看護ステーションの開設基準	**実施主体**：医療法人、社会福祉法人、地方公共団体、厚生労働大臣が定めるもの、民間企業 **管理者**：1名。常勤の看護師、保健師、助産師*（*健康保険法のみ） **人員**：常勤換算で2.5名。1名は常勤 **従事者**：看護職（看護師、准看護師、保健師、助産師）。理学療法士、作業療法士、言語聴覚士は適宜配置 **専用の事務室を設置**、訪問看護に必要な設備や備品の設置
訪問看護の役割	看護師が**居宅等**に赴き、看護（**療養上の世話**または**診療の補助**）を提供する →疾患や障害の管理（ケア計画・実施・評価、予防）、療養環境の整備、社会資源の活用、多職種連携との調整、介護力に応じた療養・介護方法の指導、介護負担の軽減、家族の健康管理、リスクマネジメントなど
訪問看護利用の手続き等	● 介護保険：要介護認定を申請し、判定結果（要介護等）を受ける。介護支援専門員が居宅サービス計画書を作成し、介護サービスを調整する ● 医師による**訪問看護指示書**の発行によって、訪問看護が可能になる ● 訪問看護師は訪問看護計画書と訪問看護報告書を提出する ● 訪問看護の契約：訪問看護師は療養者・家族に対して**訪問看護の導入前**に、訪問看護の実施内容（ケア、回数、時間など）や重要事項を説明して、**契約**する。療養者・家族の求めに応じて**訪問看護記録を開示**する ● 介護認定を受けている人の訪問看護は、原則、医療保険より介護保険が優先される

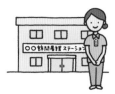

訪問看護師に求められる態度

- 身だしなみや言葉遣いに注意し、**信頼関係の構築**を心掛ける
- プライバシーの尊重、個人情報の保護、守秘義務
- インフォームドコンセントの実施、療養者・家族の**意思決定の支援**
- 各家庭のケアの方法やライフスタイルを尊重する
- 契約したケアの提供と責務を担う
- 療養者と家族・介護者の **QOL 維持向上**に向けて**共に考える**
- **多職種連携**（円滑な情報共有、信頼関係の構築）

| 2 | 訪問看護利用者の特徴 |

■訪問看護ステーション利用者の年代別割合

総数 1,115,634 人

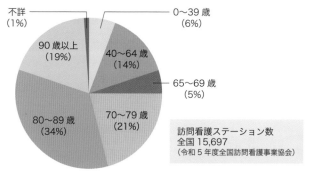

訪問看護ステーション数
全国 15,697
（令和 5 年度全国訪問看護事業協会）

（令和 4 年介護サービス施設・事業所調査より作成）

■訪問看護ステーション利用者の疾患別人数

総数：介護保険 717,708 人、医療保険 397,926 人

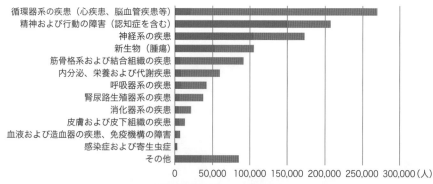

（令和 4 年介護サービス施設・事業所調査より作成）

頻出ポイント

訪問看護時の異常の早期発見と対応

❶ 訪問時に異常を発見した場合、応急処置後、速やかに治療や安楽な状態を確保するため、日ごろから〔緊急時の対応〕の取り決めをしておき、関係者と円滑なコミュニケーションや情報共有を図り、〔信頼関係〕を構築する。〔緊急性〕が高いときは、主治医にその場で電話等で報告し、判断を仰ぐ場合もある。療養者や家族の〔意思決定〕は常に大切であるが、緊急時は気持ちや意思が揺れるため、訪問看護師は不安を傾聴しながら意思決定を〔支援する〕。

❷ 介護者による虐待（身体的・心理的虐待、ネグレクトなど）は〔介護負担〕の影響もあるため、日ごろから介護者の不安や疲労を観察したり、思いを傾聴する。介護力をアセスメントして〔介護サービスの調整〕をすることで、虐待の予防を図る。虐待を発見した場合には、直ちに〔市町村〕に報告する努力義務がある。

❸ 認知症や精神疾患などによって〔契約や財産管理〕ができないときは、家族や親族が対応することが多いが、身寄りがない、または、いても適切な管理ができないときは、〔地域包括支援センター〕に相談し、〔成年後見人〕が選定される。

要支援の高齢者の健康維持

❹ 要介護認定の要支援 1・2 は、〔地域包括支援センター〕が〔介護予防ケアプラン〕を作成する。

❺ 要支援 1・2 では、介護予防サービスとして〔訪問看護〕や通所リハビリテーション、ショートステイ、地域密着型介護予防サービスとして〔認知症対応型通所介護〕などが利用できる。

訪問看護の介護保険と医療保険の適用および訪問回数

❻ 介護保険制度では、65 歳以上を〔第 1 号〕被保険者、40 歳以上 65 歳未満を〔第 2 号〕被保険者としている。第 2 号被保険者は、介護保険法で定める〔16 の特定疾病〕に該当する場合は介護保険が適用される。

❼ 介護保険の訪問看護は、〔ケアプラン〕によって訪問時間区分（〔20 分未満〕、30分未満、30 分以上 60 分未満、60 分以上 90 分未満）と回数が設定される。

❽ 介護保険制度の第 1 号被保険者のうち、要介護認定の〔非該当〕と、第 2 号被保険者のうち〔16 の特定疾病〕以外は、医療保険の適用となる。そのほか、〔40 歳未満〕は疾患に関係なく医療保険の適用となる。年齢に関係なく、〔特別訪問看護指示書〕の交付、〔厚生労働大臣が定める疾病等〕、〔精神科訪問看護〕は医療保険の適用である。

医療保険の訪問看護は、通常週〔3〕回まで、1回〔30～90〕分の訪問が可能である。〔特別訪問看護指示書〕の交付、〔厚生労働大臣が定める疾病等〕、〔医療保険の特別管理加算〕は、医療ニーズが高いため、週4回以上、1日複数回の訪問が可能である。

 問題 ［第112回 午後67問］

Q. 指定訪問看護ステーションについて正しいのはどれか。

1. 看護職員以外は配置できない。

2. 緊急時用の薬剤の保管が義務付けられている。

3. 訪問看護指示書に基づいて療養者のケアを行う。

4. 従事する看護職員は5年以上の臨床経験が必要である。

A. 3 訪問看護は訪問看護指示書に基づいて、療養者のケアを行うことが定められている。

引用・参考文献

1) 厚生労働統計協会編. 国民衛生の動向・厚生の指標. 2020／2021. 67（9）増刊. p.247.
2) 石田千絵. "地域包括ケアシステムにおける多職種・多機関連携". 地域療養を支えるケア. メディカ出版. 2022. p.120. （ナーシング・グラフィカ 地域・在宅看護論. 1）.

2 在宅看護技術

1 在宅における服薬管理

キーワード ☑服薬管理 ☑服薬アドヒアランス

1 服薬管理と服薬アドヒアランス

薬物による医療事故で最も多いものは、**誤薬**である。在宅では服用時だけでなく、管理上の問題への対応も必要である。

a 服薬管理

誤薬が起こる要因と対策

問題点	背景要因
薬物管理の問題	認知機能面の問題、薬物への理解不足、誤った自己判断
身体機能の低下	視力や運動機能の低下（手指の麻痺や不自由）
複雑な服薬状況	内服量や種類の多さ、服用時間の複雑さ、薬物の変更
介護環境の問題	保管場所が決まっていない、独居または同居者の協力が得られず服薬確認が困難

対策
- 訪問看護師などによる服薬確認
- 服薬ノートや服薬チェック表の利用
- 保管場所を決める
- 薬物の一包化や服薬時間の簡易化（医師との連携）
- 残薬の確認、病状の確認
- 薬物による副作用の観察

b 服薬アドヒアランス

アドヒアランスとは、患者が主体的となり、自身の病態を理解し、医療従事者の推奨する方法に同意し、服薬、食事療法、生活習慣の改善を行うことである。**服薬アドヒアランス**とは、患者自身の服薬治療への積極的な参加を意味する。

服薬アドヒアランスの低下に影響を及ぼす要因と医療職による対策

要因	対策
社会的・経済的要因	社会資源の利用を提案する
医療者と患者間の要因	信頼関係を築く
疾病の要因	疾病への関心と理解を支援する
治療の要因	服薬を簡易にする
患者の要因	患者個人に合わせた管理や形態を工夫する

医療者の目の届きにくい在宅では服薬管理が困難なため、このような工夫が必要なのじゃ

Q. 訪問看護師がAさんを訪問すると、1週間前に処方された内服薬がほとんど服薬されず残っていた。Aさんの認知機能に問題はない。
この時点で行う訪問看護師の対応で適切なのはどれか。

1. 服薬に対する考えを聞く。　　2. 服薬の必要性を説明する。

3. このまま自己管理をしてもらう。

4. 毎回、訪問看護師が与薬することを提案する。

A. 1　Aさんの服薬アドヒアランスを高めるために、まずはAさんの思いを聴く。

頻出ポイント

❶ 複数の診療所から、複数の薬剤を処方されている高齢者の飲み忘れが目立つとき、服薬のセルフケアのための工夫として、内服薬を〔一包化〕する、〔保管場所〕を決める、〔服薬チェック表〕を利用するなどがある。

❷ 自宅で使用するために処方されている麻薬性鎮痛薬が残った場合、〔麻薬及び向精神薬取締〕法に基づき、廃棄や他者への譲渡はせずに〔医療機関〕に返却する。

❸ 医療機関では、麻薬性鎮痛薬は〔施錠〕できる場所に保管する。自宅であっても〔施錠〕できるところが望ましいが、難しい場合は高温多湿を避け、〔子どもの手の届かない場所〕に保管する。

❹ ドパミン受容体刺激薬を服薬しているパーキンソン病の人には、〔オン・オフ〕現象や〔ウェアリングオフ〕現象がみられることもある。この場合、内服と症状の関連を観察する必要がある。

❺ 薬は適切に保管することによって品質や効能が維持できるため、保管方法も指導する。例えば坐薬や開封後の経口シロップ剤、インスリン製剤は〔冷暗所〕保管、錠剤やカプセル剤は〔常温〕保管するよう説明する。

2 在宅における感染症への対応

キーワード ☑標準予防策(スタンダードプリコーション) ☑カンジダ症

1 | 在宅療法を受ける人の感染症予防

施設内と異なり、在宅では感染リスクは少ない。しかし、外部訪問者や同居者が感染症の媒体となり得る。在宅においても**標準予防策（スタンダードプリコーション）**を遵守する。

在宅における感染対策
- 療養者の体調管理
- スタンダードプリコーション
- 医療器具・環境の清潔保持

家庭内の消毒方法

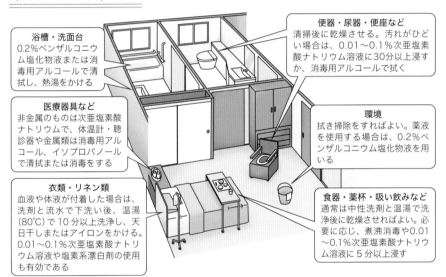

浴槽・洗面台
0.2％ベンザルコニウム塩化物液または消毒用アルコールで清拭し、熱湯をかける

医療器具など
非金属のものは次亜塩素酸ナトリウムで、体温計・聴診器や金属類は消毒用アルコール、イソプロパノールで清拭または消毒をする

衣類・リネン類
血液や体液が付着した場合は、洗剤と流水で下洗い後、温湯(80℃)で10分以上洗浄し、天日干しまたはアイロンをかける。0.01〜0.1％次亜塩素酸ナトリウム溶液や塩素系漂白剤の使用も有効である

便器・尿器・便座など
清掃後に乾燥させる。汚れがひどい場合は、0.01〜0.1％次亜塩素酸ナトリウム溶液に30分以上浸すか、消毒用アルコールで拭く

環境
拭き掃除をすればよい。薬液を使用する場合は、0.2％ベンザルコニウム塩化物液を用いる

食器・薬杯・吸い飲みなど
通常は中性洗剤と温湯で洗浄後に乾燥させればよい。必要に応じ、煮沸消毒や0.01〜0.1％次亜塩素酸ナトリウム溶液に5分以上浸す

(文献1より転載)

在宅でみられる感染症と対策

疥癬	疥癬虫に感染した場合、感染防止のため施設などの利用や共有する浴室の使用を中止する。看護師による伝播を防ぐために、訪問看護の場面では感染対策行動を徹底する
MRSA感染症	入院治療中に完全に陰性にならないまま退院する場合もあるが、症状がなければ特別な対応は必要なく、スタンダードプリコーションを遵守する
口腔カンジダ症	口腔粘膜の痛みや味覚障害が生じる可能性があるため、口腔内の観察や清潔保持とともに、食事の観察や工夫が必要となる
呼吸器感染症	感染力の高いウイルス性肺炎やインフルエンザなどは、看護師や家族に感染・伝播しないよう感染対策を行う。また、本人の症状緩和に努める

3
地域・在宅看護論

2
在宅看護技術

感染経路別の予防策

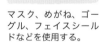

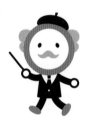

手袋、ビニールエプロンを使用する。タオルなどの共有を避ける。

マスク、めがね、ゴーグル、フェイスシールドなどを使用する。

マスクの使用、感染者の隔離、同じ空間にいた人の検査を行う。

2	カンジダ症 のアセスメント

重症筋無力症などの自己免疫疾患に対し、一般的にステロイド治療や免疫抑制薬の服用が行われる。自宅療養における長期間のステロイド治療は、免疫抑制作用によって**カンジダ症**を発症することがある。

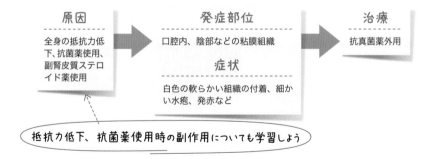

原因
全身の抵抗力低下、抗菌薬使用、副腎皮質ステロイド薬使用

発症部位
口腔内、陰部などの粘膜組織

症状
白色の軟らかい組織の付着、細かい水疱、発赤など

治療
抗真菌薬外用

抵抗力低下、抗菌薬使用時の副作用についても学習しよう

頻出ポイント

❶ 在宅療養者の鼻腔から MRSA が検出された。療養者自身が家族に媒介しない、または家族が他者への媒介となるのを予防するには、〔石けんでの手洗い〕が有効である。

❷ 臥床傾向にある療養者の居室内の環境整備や換気、口腔内の清潔保持、体位変換を行うことは、〔呼吸器〕感染症の予防に効果的である。

❸ 在宅療養をしている人の下腿に感染力の強い疥癬が認められた。療養者のケアには〔手袋〕を使用し、衣類の洗濯や入浴は他者との混同を〔避ける〕。

❹ 長期臥床している在宅療養者の誤嚥性肺炎を予防するためには、口腔ケア、体位変換、排痰ケア、そして居室内の〔湿度〕を 45～55％程度に保つようにする。

3　在宅酸素療法（HOT）

キーワード　☑在宅酸素療法(HOT)　☑慢性呼吸不全　☑酸素療法機器

1　在宅酸素療法時の生活

在宅酸素療法（home oxygen therapy：**HOT**）とは、酸素濃縮器や液体酸素装置などを用いて在宅で行う酸素吸入療法である。運動時の低酸素血症を伴う COPD、肺線維症、間質性肺炎、肺結核後遺症などの**慢性呼吸不全**が対象となる。

在宅酸素療法の注意点

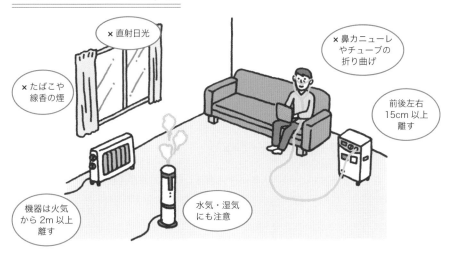

×直射日光

×鼻カニューレ
やチューブの
折り曲げ

×たばこや
線香の煙

前後左右
15cm 以上
離す

機器は火気
から 2m 以上
離す

水気・湿気
にも注意

本人、家族のセルフケア

- 加湿器、フィルター、カニューレ、酸素チューブの清潔管理と適切な使用
- 酸素ボンベの残量確認
- パルスオキシメータによる日常の体調管理

2　酸素療法機器の管理

在宅での酸素療法の機器には、酸素濃縮装置、酸素ボンベ、液化酸素装置がある。

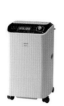
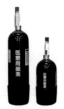
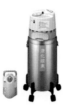

酸素濃縮装置
（帝人ファーマ
株式会社）

酸素ボンベ
（エア・ウォーター
株式会社）

液化酸素装置
（エイフク株式会社）

適切な機器管理
● 利用者や家族の理解度・管理能力
● 呼吸状態
● 生活の状況
● 経済状況
などを考慮して選択する。

酸素供給装置の比較

	酸素濃縮装置	液化酸素装置
特徴	● 空気中の窒素を取り除き、濃縮した酸素を発生させる ● 電力が必要 ● 外出や停電時に備えて携帯用酸素ボンベを併用する	● 液体酸素の気化を利用して酸素を供給する ● 親容器から子容器に充填して使用する
メリット	● 操作が簡単 ● 連続使用が可能	● 電力が不要で、停電時にも利用可能 ● 小型で軽量のため携帯性に優れる（子容器）

国家試験 問題 ［第100回 午後50問］

Q. 在宅酸素療法をしている1人暮らしの高齢者に対して、訪問看護師が行う支援はどれか。

1. なるべく安静に過ごすよう指導する。

2. 酸素供給機器の取り扱いは訪問看護師が行う。

3. 家屋の構造に応じて延長チューブを使うよう指導する。

4. 電磁調理器使用時は鼻カニューラを外すよう指導する。

A. 3　入浴中やトイレに移動するときも継続して酸素吸入するためには、延長チューブを使用するとよい。

頻出ポイント

1 在宅酸素療法に使用する機器の中で、利用者が一人で散歩に行く際に使用する機器で最も適切なのは〔携帯用酸素ボンベ〕である。

② 在宅酸素療法の目的は、低酸素血症の改善、生命予後の延長、〔ADL〕の拡大など である。

③ 停電時や酸素濃縮装置の故障などの非常時に備えて、外出できない人であっても 〔携帯用酸素ボンベ〕を備えておく。

④ 酸素濃縮装置を常設する場所は生活範囲に酸素が届く場所とし、少し離れたトイレ、 浴室での使用の際は〔延長チューブ〕を利用する。

⑤ 酸素流量の調節は、利用者本人の自覚症状に合わせるのではなく〔医師の指示〕 に基づいて行うよう、看護師は説明する。

⑥ 酸素吸入機器は、火気から離して設置・使用することが重要である。〔2〕m 以上 離すことが望ましい。

⑦ 在宅酸素療法で使う装置や酸素、装置のメンテナンス費などは、〔医療〕保険の対 象となる。

⑧ 在宅酸素療法の合併症には、〔低酸素血症〕、〔CO_2 ナルコーシス〕、〔呼吸器感染症〕 などがあり、本人と家族が自ら観察できるよう指導する必要がある。

4 在宅人工呼吸療法（HMV）

キーワード ☑ NPPV ☑ TPPV ☑ 退院時指導

1 在宅における人工呼吸器管理の指導

在宅人工呼吸療法（HMV）は、自力での換気が困難な人に対して、在宅で人工呼吸による補助 換気を行う方法である。在宅での人工呼吸器管理は、家族への指導が不可欠である。

NPPV
（非侵襲的陽圧換気）

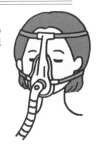

- 睡眠障害や睡眠の 質改善、寿命の延 伸などが目的
- 会話や食事が可能

TPPV
（気管切開下陽圧人工呼吸）

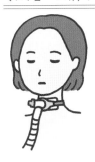

- 自発的な呼吸運動 が微弱、または困 難な場合に呼吸を 補助する

在宅で人工呼吸療法を継続するには、医療施設での退院時指導と訪問看護との連携が必要である。

在宅人工呼吸管理のための指導のポイント

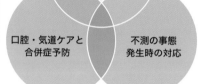

機材や衛生用品の準備と取り扱い

- ●機材の安全な設置
- ●アラーム時の確認
- ●清潔保持のための取り扱い

- ●口腔内、呼吸、分泌物の観察
- ●清潔保持の方法である口腔ケアや気道分泌物の除去（吸引）
- ●合併症予防のための体位変換

口腔・気道ケアと合併症予防

不測の事態発生時の対応

- ●アンビューバッグの使用方法
- ●非常用電源の確保
- ●緊急時連絡先の把握

 国家試験 問題 ［第103回 午後115問］

Q. 次の文を読み問題に答えよ。
Aちゃん（2歳4か月、女児）は、母と会社員の父と3人で暮らしている。Aちゃんは、脳性麻痺で寝たきりのため全介助で在宅療養をしていた。3か月前に、誤嚥性肺炎を発症して緊急入院し、気管切開をして人工呼吸器を装着した。現在、呼吸状態は安定しているが、啼泣時に気道閉塞があるため、夜間のみ人工呼吸器で呼吸管理を継続することになった。Aちゃんは自宅に戻って訪問看護を利用する予定である。身体障害者手帳（肢体不自由1級）を所持している。

問題
Aちゃんの家族に必要な人工呼吸器による呼吸管理の指導の内容について適切なのはどれか。

1. アラーム音は即座に消音する。

2. 人工呼吸器の設定は変更してもよい。

3. 加湿器の滅菌蒸留水は2日ごとに交換する。

4. 気管カニューレ抜去時は新しいものを挿入する。

---

 4 感染予防のため、抜去した気管カニューレは再挿入しない。

頻出ポイント

人工呼吸管理の指導

① 気管切開による24時間の在宅人工呼吸管理を要する場合、停電や災害時に備えて自宅に準備しておく重要なものは、〔外部バッテリー〕である。

② 訪問時には、看護師は家族と共に人工呼吸器の作動確認などを行う。確認事項は①設定確認、②作動状況の確認、③定期的な〔呼吸器回路〕の交換、④フィルター交換、⑤加温加湿器の動作確認、⑥機器の〔メンテナンス〕時期である。

③ 在宅において人工呼吸器を使用する場合でも、呼吸回数や換気量などの設定は〔医師〕の指示による。

④ 呼吸苦の自覚症状がある筋萎縮性側索硬化症（ALS）の人が、医師に相談し検査を受けた結果、人工呼吸器の適応と判断された。適応と判断した基準は〔肺換気量〕の低下である。

合併症予防

⑤ 呼吸器感染症予防のため、人工呼吸器の滅菌蒸留水を交換する必要がある。交換頻度は、最低でも〔1日に1回〕である。

⑥ 人工呼吸器装着中の人の気道浄化を家族に指導する。用手的呼吸介助、排痰補助装置の使用、〔気管内吸引〕の手技を指導する。

5 主な症状・疾患に応じた在宅看護

キーワード ☑循環器疾患 ☑脳血管疾患 ☑疼痛 ☑呼吸困難感

1 │ 訪問看護を受ける人の主な疾患

疾患をもち、居宅等で生活している人への看護師の対応として、治療や症状と折り合いをつけて生活をするための自己管理ができるよう、支えることが重要である。

介入の要点
● 環境調整　● 社会資源の活用　● 自助具の使用　● 介護者への支援

■訪問看護の利用者の主な疾患と看護介入のポイント

傷病分類	看護介入のポイント（自己管理と生活を営むための支援）
循環器疾患（脳血管疾患、心疾患、高血圧を含む）	血管の梗塞などで身体の一部に麻痺が生じ、要介護状態になることが多い。居宅の環境調整、福祉用具の利用、服薬指導と管理について本人・家族と相談し、生活上の困難と症状の安定を目的とした介入を要する

傷病分類	看護介入のポイント（自己管理と生活を営むための支援）
神経系の疾患（アルツハイマー病、パーキンソン病を含む）	身体機能や認知機能が徐々に衰える特徴のある疾患もまた、訪問看護利用者には多い。日常生活に支障を来し、家族の不安や負担も増強するため、本人だけでなく家族への支援も含め、他職種と連携した介入が必要である
精神および行動の障害（認知症、統合失調症を含む）	日常生活行動に不安定さが生じる段階になると、独居者は生活そのものを営むことが困難となる。また介護者がいる場合、安全な生活を営むための介護負担が増す特徴がある。本人の服薬管理、社会資源の活用に加え、家族への支援も重要である
筋骨格系および結合組織の疾患	運動機能の疾患や障害は活動そのものを制限し、その結果、内臓や神経系の疾患が多面的に発生する可能性が高い。運動機能のアセスメントと症状進行の抑制または回復支援を目的に、リハビリテーションや地域活動への参画などを検討する

2 │ 在宅で療養する人の症状アセスメントと看護

症状	アセスメントの視点と在宅看護の要点
発熱	高齢者や、体温中枢の障害がある場合、室温や衣類によって体温変動が起こりやすい。定期的な観察、室温、衣類、使用している寝具などを適切に調整する
消化器症状	経管栄養や服薬によって下痢や便秘が起こる可能性がある。服薬管理、水分摂取量、食事量や種類を観察し、栄養状態と合わせて指導を行う
疼痛	がん性疼痛やけがによるものなのか、傷病による身体の疼痛なのかを見極めるために、全身の観察と問診を行う。適切な服薬管理とともに、今までにない疼痛の発生については医師に報告し、適切な診療と治療につなげる
呼吸困難感	呼吸器疾患だけでなく、循環器疾患や脳神経疾患による呼吸困難感や、気温、室温、湿度、衣類、寝具の重さなどによる呼吸困難感も視野に入れた観察が必要である。呼吸数だけでなく、呼吸のパターン、酸素飽和度の測定を含め、多角的に観察を行う

6 終末期における在宅看護

キーワード ☑終末期ケア ☑緩和ケア ☑在宅での看取り ☑グリーフケア

1 │ 在宅での終末期ケア

在宅における終末期ケアでは、疼痛や不安を緩和し、その人らしい最期を自宅で迎えることができるよう、家族を含めて支援する。

在宅での終末期の看護ポイント

終末期前期の看護	本人：痛みや不快感、精神症状の観察と支援 家族：家族の要望の聞き取りと精神的支援
終末期中期の看護	本人：身体的・精神的に増加する苦痛への支援、日常生活維持の支援 家族：予期的悲嘆の受け止め、介護疲れへの配慮、延命と苦痛緩和に関する説明と支援
終末期後期の看護	本人：臨死期の身体観察と安楽のための支援 家族：本人の身体変化への不安に対する説明と、本人への関わりに対する支援

在宅での終末期緩和ケア・疼痛緩和ケアでは、
状況に応じてケアプランの見直しが必要となる

2 | 在宅での緩和ケア

在宅での緩和ケアのポイント

身体症状・精神状態の マネジメント	● 痛みや倦怠感の軽減 ● 身体の変化への備え、変化を予測した対応 ● 居宅での日常を最期まで支援
生活環境整備	● 社会資源の活用 ● ケアプランの見直し ● 本人・家族の意向の尊重（権利擁護、アドボカシー）
医療・介護連携	● 本人と家族の意思決定支援とチーム内共有 ● 介護職との情報共有 ● 24時間連絡体制の整備
家族へのケア	● 家族が納得する介護と家族による介護実施支援 ● 予測される身体変化の情報提供、現況を受け入れる準備の支援

人生観・価値観の尊重と意思決定支援

将来の変化に備え、今後の医療およびケアについて、本人を中心・主体に、家族や医療・ケアチームが繰り返し話し合い、本人による意思決定を支援するプロセスをアドバンス・ケア・プランニング（advance care planning：ACP）という

「人生の最終段階における医療・ケアの決定プロセスに関するガイドライン」（厚生労働省2018）には、ACPの概念が盛り込まれているのじゃ

3 | 在宅での看取りの援助

終末期における在宅看護のポイント

訪問看護での緩和ケア

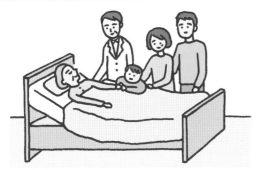

● 最期のときを迎える際にどうありたいか、家族の意向を確認し、家族が意思決定できるよう支援する
● 在宅医と連携する
● ケアプラン見直しの相談を行う
● グリーフケアを実施する
● 家族の介護離職を予防し、介護保険などの社会資源の活用を提案する
● 身体変化に対し家族が慌てて119番しないよう、**24時間相談可能な窓口**をもつ

頻出ポイント

終末期ケアの考え方

① 在宅での終末期患者が食べることを希望する場合は、基本的に制限は必要ない。ただし、〔嚥下機能〕に合わせて食形態を工夫するとよい。

② 経口以外の方法で水分や栄養を摂る経管栄養や静脈栄養などのことを〔人工的水分・栄養補給法（AHN）〕という。在宅で終末期を迎える際も、必要であれば十分な栄養や水分を取り入れる手段として採用する。

③ 終末期には、症状が変化したり、家族の不安が継続することもある。〔休日や夜間〕の連絡体制を整えておくことも必要である。

④ がん性疼痛は全人的痛みである。オピオイド以外にも〔抗うつ〕薬や〔抗不安〕薬などの鎮痛補助薬を併用することで効果を期待できる。

⑤ 疼痛緩和のために〔マッサージ〕や〔タッチング〕を行うことは、代替療法として効果的な場合もある。

⑥ 末期のがんは「厚生労働大臣が定める疾病等」に含まれるため、介護保険の対象者であっても〔医療保険〕が優先される。

緩和ケアの考え方

⑦ 緩和ケアでは、本人だけでなく、〔家族〕もケアの対象である。

⑧ 緩和ケアの目標は、本人と家族にとって、可能な限り良好な〔QOL〕を維持または実現することである。

⑨ ケア計画は、〔多職種〕が話し合って立案する。

看取りの援助とグリーフケア

⑩ 臨死期にはさまざまな身体変化が現れる。同居する家族には、外見的な変化に加えて、特徴的な〔呼吸〕状態を説明しておくことで、家族の理解や不安の軽減につながる。

⑪ 遺族が苦痛や環境の変化を受け入れられるように支援することを、グリーフケアという。グリーフとは〔悲嘆〕を意味する。

⑫ 家族へのグリーフケアは、患者の死後だけでなく、前もって死を想定しておく生前の〔予期的悲嘆〕も、大切な支援である。

⑬ 死後の処置は、宗教や、故人と家族の〔習慣〕にも配慮する。

7 在宅療養者の災害時の備え

キーワード ☑ 災害時支援 ☑ 災害サイクル

1 | 災害時に支援が必要となる在宅療養者

- 医療依存度が高い療養者は、生命維持のために使用している機器、衛生用品、薬剤、電源などを含み、支援の必要性が高い。
- 在宅療養者は、他者からの支援を必要とする災害時要援護者・要配慮者であり、その一部は避難行動要支援者である。

傷病別初期対応における在宅療養者支援のポイント

主な疾患 (医療や状態)	超急性期 (発災～72 時間)	急性期～亜急性期 (4 日～1 カ月くらい)
脳血管疾患(身体障害、高次脳機能障害)、心疾患、高血圧	● 安全な避難、プライバシーへの配慮 ● 障害に応じた食事介助や、トイレの支援 ● 脱水予防	● 廃用症候群(生活不活発病)予防、リハビリテーションの継続、褥瘡予防 ● 脱水、高血圧による再発予防 ● 他者との交流の継続、ボランティアへの依頼
パーキンソン病、ALSなどの神経難病(人工呼吸器、痰の吸引、経管栄養)	● 電源の確保、医療の継続支援 ● 避難所内の個室移動、連携病院への搬送 ● 疾病・障害に応じた食事・排泄への支援	● 福祉避難所、連携病院への移動 ● 医療の継続支援 ● 疾病・障害に応じた食事・排泄への支援
COPD(在宅酸素療法実施中)、肺炎	● 地域連携クリニカルパスに応じた入院・外来対応、医療の継続 ● 避難所内の個室への移動	● 福祉避難所への移動 ● 廃用症候群予防 ● 呼吸リハビリテーション(呼吸だけでなく、食事・運動への配慮)
腎不全(透析)	● 緊急血液透析の支援(行政との連携) ● 腹膜透析のための個室確保 ● カリウム吸着薬の確保、溢水・脱水の予防、食事摂取についての支援	● 透析未実施者への緊急透析 ● 安全な地域での避難透析 ● 溢水・脱水の予防、食事摂取についての支援 ● 自立支援、廃用症候群予防

(文献 2 より一部改変)

2 | 災害サイクルと在宅療養者支援のポイント

災害発生後の支援のポイント

	超急性期 (発災～72 時間)	→	急性期～亜急性期 (4 日～1 カ月)	→	復旧復興期 (1 カ月～3 年)	→	静穏期・準備期 (3 年～次の災害)
支援のポイント(在宅療養者)	● 避難場所への避難 ● 安否確認 ● 医療機器点検・管理 ● 医療機関との連携		● 福祉避難所・病院への搬送、医療連携 ● 病期・病態に応じた食事・排泄支援 ● プライバシー保護 ● 住民との連携		● 社会参加、役割再獲得への支援(廃用症候群予防) ● リハビリテーション継続 ● 身体機能、構造の悪化予防、再発予防		● 療養者、家族の治療と療養の自己管理支援 ● 緊急時連絡先、避難先、避難手段、治療薬などの確保手段把握支援 ● 避難行動の計画

医療依存度が高い療養者の
災害時支援と準備

1 災害時に支援が必要となる在宅療養者は、継続的な〔治療〕が必要な人や認知症、精神疾患、視聴覚障害、脳血管疾患による〔高次脳機能障害〕・〔麻痺〕などにより、生活環境に配慮を要する人を含む。

2 医療依存度の高い在宅療養者に多い疾病は〔循環器疾患〕、〔呼吸器疾患〕、〔がん治療中〕などである。

3 医療依存度の高い在宅療養者が使用している医療機器の管理には、人工肛門ケア、〔人工呼吸器〕、〔人工透析〕などの医療支援を含む。

災害発生サイクルに対応した支援のポイント

4 被災後の在宅療養者の心理状態は時間・状況とともに変化する。災害サイクルに応じた〔心のケア〕が必要である。

5 災害超急性期には適切な避難場所への避難を支援する。適切な避難場所とは避難所、〔福祉避難所〕、〔病院または安全な自宅〕などである。

6 福祉避難所とは特別な配慮がなされた二次避難所である。対象となる人は、避難所生活においてなんらかの特別な配慮を要する高齢者、〔障害者〕、〔妊産婦〕、〔乳幼児〕、〔病弱者〕などである。

7 災害亜急性期の在宅療養者支援は、療養者に適した日常生活行動支援と、服薬などの〔医療ニーズ〕への対応と継続が要点である。

8 復旧復興期の在宅療養者支援は、社会参加、〔役割〕の再獲得と、〔廃用症候群（生活不活発病）予防〕を行う。

9 静穏期・準備期は、次の災害の備えとして必要機器の把握、緊急連絡先や〔避難場所〕、避難手段、医療機関などを把握できるようにする。

引用・参考文献

1) 臺有桂. "感染予防". 在宅療養を支える技術. メディカ出版, 2022, p.56, (ナーシング・グラフィカ 地域・在宅看護論, 2).
2) 石田千絵. "在宅療養における健康危機・災害対策". 在宅療養を支える技術. メディカ出版, 2022, p.191, (ナーシング・グラフィカ地域・在宅看護論, 2).

4

成人看護学

成人の主な疾患と看護で
間違いやすい問題を
Check!

*ロック解除キーは p.11 をご覧ください

1 疾病の要因

1 疾病の要因

キーワード ☑ 環境要因 ☑ 宿主要因

- 人間が健康のバランスを崩す要因には、外因の環境要因と内因の宿主要因がある。
- **環境要因**（外因）には、細菌やウイルスなどの生物学的因子、薬物や大気汚染などの化学的因子、温度や湿度・気流などの気候、放射線などの物理的因子、飲み水や食品添加物、喫煙や飲酒などの生活習慣、ストレスなどの環境によって変化する因子、栄養障害などがある。
- **宿主要因**（内因）には、年齢や性別・人種・体質・遺伝子・染色体の異常、免疫機能の異常（自己免疫疾患・アレルギー）などがあり、自分自身の身体が因子となる。

国家試験 問題 ［第 104 回 午前 33 問］

 Q. 環境要因と健康への影響の組合せで正しいのはどれか。

1. 高温 —— 難聴
2. ヒ素 —— イタイイタイ病
3. オゾンホール —— 赤外線障害
4. 光化学オキシダント —— 粘膜刺激

A. 4 光化学オキシダントは大気汚染物質の一種で、大気中の一次汚染物質である窒素酸化物や炭化水素から二次的に生成されるオゾンなどの総称である。光化学スモッグの原因となる。粘膜への刺激、頭痛、めまい、呼吸器への影響などを生じる。

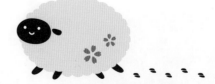

2 呼吸器

1 呼吸器の検査・治療

キーワード ☑異常呼吸 ☑呼吸音 ☑換気障害 ☑胸腔ドレーン

1 | 呼吸の正常・異常

正常な呼吸と頻呼吸、多呼吸、過呼吸の違いをしっかり覚えよう！

 呼吸音の聴取部位

		呼吸状態	呼吸の波形	主な要因症状・疾患
正常		呼吸数：成人約12〜20回/分		
数と深さの異常	**頻呼吸**	数 ：25回/分以上 深さ：変化なし		発熱 呼吸不全
	徐呼吸	数 ：12回/分未満 深さ：変化なし		睡眠薬投与 頭蓋内圧亢進
	多呼吸	数 ：増加 深さ：増加		**過換気症候群** 肺塞栓
	少呼吸	数 ：減少 深さ：減少		死亡直前
	過呼吸	数 ：変化なし 深さ：増加		神経症
リズムの異常	無呼吸	一時的に停止		**睡眠時無呼吸症候群（SAS）**
	チェーン・ストークス呼吸	無呼吸→徐々に深く→過呼吸→徐々に浅く→無呼吸の繰り返し		重症心不全 脳腫瘍
	ビオー呼吸	●無呼吸→深く・速い呼吸→無呼吸の繰り返し ●正常な呼吸中に突然起こる		脳腫瘍 脳外傷
	クスマウル呼吸	深くて速い		**糖尿病性ケトアシドーシス**
努力呼吸	鼻翼呼吸	鼻翼を大きく広げて呼吸		重症呼吸不全
	下顎呼吸	口か下顎を動かしながら呼吸		死亡直前
	口すぼめ呼吸	呼気時に口をすぼめて息を吐く		慢性閉塞性肺疾患（COPD）
	陥没呼吸	吸気時に胸部（胸壁）がへこむ		気管支喘息

正常呼吸音の聴診部位

肺尖部は
鎖骨より上！

気管音

上葉
（肺尖部）

気管支肺胞音

肺胞音 — 中葉

下葉

第1肋骨 — 第1胸椎

気管支分岐部は
第4胸椎棘突起
（第2肋間）

剣状突起

下葉は剣状突起の
ライン（第7肋間）

第1腰椎

第12肋骨

副雑音の種類

連続性副雑音	高調性 連続性副雑音 （笛音）	気道に分泌物があり、そのすき間を空気が通るため、ヒューヒュー、ピーピーという高音の笛のような音が聞こえる	● 気管支喘息 ● 気道の閉塞
	低調性 連続性副雑音 （いびき様音〈類鼾音〉）	気道に分泌物があり、空気が通るとき分泌物が動き、グーグーという低音のいびきのように響く音が聞こえる	● 気管支喘息
断続性副雑音	細かい 断続性副雑音 （捻髪音）	吸気時に気道が膨らむとき、ベリベリ、パチパチという音が聞こえる	● 肺炎 ● 特発性肺線維症
	粗い 断続性副雑音 （水泡音）	肺に水が溜まっているため、コップの水にストローで息を吹き込んだようなブクブク、ボコボコ、ブツブツという低い音が聞こえる	● 肺うっ血 ● 気管支炎

3 | 経皮的動脈血酸素飽和度（SpO₂）

経皮的動脈血酸素飽和度（SpO₂）は、パルスオキシメーターを用いて経皮的（皮膚を介して）に動脈血の**酸化ヘモグロビンの割合**を測定したもの。血ガス分析の**動脈血酸素飽和度（SaO₂）**とほぼ等しい値となる。

> **酸化ヘモグロビンは、酸素と結合しているヘモグロビン**

■血ガス分析の正常値：注目する三つの値

> 動脈血の採血で
> 検査できる

- PaO₂（動脈血酸素分圧）：80～100Torr
- PaCO₂（動脈血二酸化炭素分圧）：35～45Torr
- SaO₂（動脈血酸素飽和度）：96% 以上

4 | 換気障害

換気障害の分類

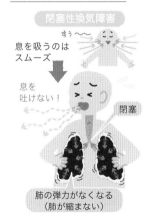
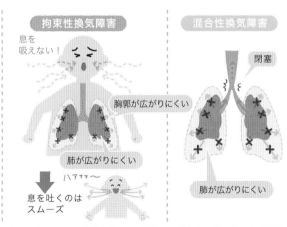

気道が閉塞して空気が通りにくくなっている状態。進行すると息を吸えなくなってくる
- 1秒率　：低下
- %肺活量：正常

なんらかの原因で肺が広がらない状態
- 1秒率　：正常
- %肺活量：低下

閉塞性・拘束性換気障害が進行し、ともに存在している状態

（文献1より一部改変）

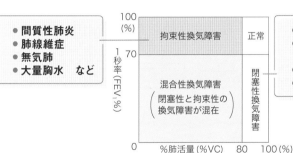

- 間質性肺炎
- 肺線維症
- 無気肺
- 大量胸水　など

- 気管支喘息
- 慢性閉塞性肺疾患（COPD）
- びまん性汎細気管支炎
- リンパ脈管筋腫症　など

呼吸性アシドーシスと CO_2 ナルコーシス

閉塞性換気障害は二酸化炭素を吐き出せない＝二酸化炭素が体内に貯留する
→血液は酸性に傾く

呼吸性アシドーシス

酸素不足：酸素投与のために人工呼吸器を装着し、**高濃度の酸素を投与する**
→肺でのガス交換によって二酸化炭素は**増える**が、吐き出すことができず、さらに二酸化炭素が貯留する

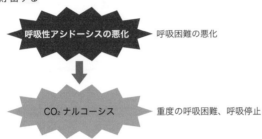

呼吸性アシドーシスの悪化 ── 呼吸困難の悪化

CO_2 ナルコーシス ── 重度の呼吸困難、呼吸停止

CO_2 ナルコーシスに陥らないための注意点

- 酸素飽和度（SaO_2、PaO_2）だけでの判断は危険である
- 動脈血二酸化炭素分圧（$PaCO_2$）を測定し、二酸化炭素が貯留していないか確認する
- 動脈血酸素分圧（PaO_2）、動脈血二酸化炭素分圧（$PaCO_2$）の値のバランスも確認する

5 | 胸腔ドレナージ

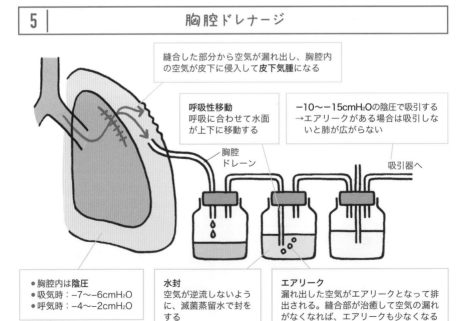

縫合した部分から空気が漏れ出し、胸腔内の空気が皮下に侵入して**皮下気腫**になる

呼吸性移動
呼吸に合わせて水面が上下に移動する

-10〜$-15cmH_2O$の陰圧で吸引する
→エアリークがある場合は吸引しないと肺が広がらない

胸腔ドレーン

吸引器へ

- 胸腔内は陰圧
- 吸気時：-7〜$-6cmH_2O$
- 呼気時：-4〜$-2cmH_2O$

水封
空気が逆流しないように、滅菌蒸留水で封をする

エアリーク
漏れ出した空気がエアリークとなって排出される。縫合部が治癒して空気の漏れがなくなれば、エアリークも少なくなる

頻出ポイント

① 呼吸の深さとは、一回の呼吸の〔換気量〕のことである。よって、過呼吸とは呼吸の一回〔換気量〕が増加した呼吸のことである。

② ブリンクマン指数は、〔1日の喫煙本数〕×〔喫煙年数〕で算出する。ブリンクマン指数が〔400〕を超えると肺癌になりやすい〔危険〕群、〔600〕を超えると肺癌の発症進度が速くなる〔高危険〕群となる。

③ 経皮的動脈血酸素飽和度（SpO_2）は、〔手指〕や〔耳たぶ〕などで測定できる。循環不全などで四肢に〔冷感〕がある場合、正常な値を測定できないことがある。

④ 呼吸性アシドーシスになりやすい閉塞性換気障害には、〔気管支喘息〕や〔慢性閉塞性肺疾患（COPD）〕がある。

⑤ 呼吸性アルカローシスとは、二酸化炭素が過剰に排出されたために生じる。主な疾患は〔過換気症候群〕である。

⑥ 活動の強度に対する呼吸困難の程度を評価するものとして、〔ヒュー・ジョーンズの分類〕がある。慢性閉塞性肺疾患（COPD）の評価には、〔修正MRC息切れスケール〕を用いる。

⑦ スパイロメトリーは、肺の〔呼吸気量〕を測定する検査である。

⑧ 胸腔穿刺中は、穿刺針が肺へ刺さる可能性があるため〔深呼吸〕や〔咳〕はできる限り控えてもらう。

⑨ 肺の手術を受けた患者は、術前に比べ肺活量が低下し、排痰機能が弱まる。〔呼吸器感染〕を生じると、〔肺炎〕を起こすリスクが高まるため、〔感染予防〕（手洗い、マスク、うがいなど）を指導する必要がある。

⑩ 鎖骨下静脈から中心静脈カテーテルを挿入した直後、患者が呼吸困難を訴えた場合、合併症である〔気胸〕を起こしていると考えられる。胸部の〔X線検査〕を行い、〔気胸〕の有無を確認する。

2 呼吸器の症候・疾患

キーワード ☑ 気管支喘息 ☑ 慢性閉塞性肺疾患（COPD） ☑ 肺炎 ☑ 肺癌

1 | 気管支喘息

- **気管支喘息**とは、アレルギーや呼吸器感染、気候の変化などによって気道が狭窄し、発作的に呼吸困難を生じる疾患である。呼吸機能検査では、**閉塞性換気障害**がみられる。
- 気管支喘息で最も死亡率が高い発作の誘因は、**気道感染**である。

■喘息発作を予防するために

アレルゲン（ハウスダスト、ダニ、動物など）を極力回避	感染予防 手洗い、マスク、うがい
十分な休息	適度な運動
薬物療法	ストレスを溜めない

■発作が起きたら

● 喘息の発作が生じたときは、薬剤（吸入ステロイド薬や長時間作用性 β_2 刺激薬など）を使用したり、起座位にしたりして安静にする。

含嗽（うがい）

吸入ステロイド薬を使用する場合、口腔・咽頭カンジダ症の予防のため、吸入後は含嗽を行う。

テオフィリン血中濃度の測定

テオフィリンは気管支喘息の治療に用いられる。テオフィリン投与中に血中濃度が上昇すると、**不整脈**や**けいれん**、**昏睡**などが生じる危険がある。そのため、定期的にテオフィリン血中濃度の検査が必要である。

2 ｜ 慢性閉塞性肺疾患（COPD）

● **慢性閉塞性肺疾患（COPD）** は、主にたばこの煙を長期間吸引することで、慢性的に肺胞に炎症が起こり気腫化する、非可逆性の肺の炎症性疾患である。
● 症状：慢性の咳、痰、労作性呼吸困難。
● 身体的特徴
　樽状胸郭（バレルチェスト）：COPD では呼気が弱く、肺内に空気が残るため、肺が樽状に変形・拡大し、胸郭の前後径が増大する。
　呼気の延長：吸い込んだ息を吐き出すのに時間がかかるようになる。
　フーバー徴候：胸郭の前後径の増大によって横隔膜の動きが制限されるため、呼吸補助筋を用いて呼吸しようと、下部の肋間部が呼吸に合わせて陥没する。

 慢性閉塞性肺疾患
（COPD）の病態生理

活動で呼吸困難が出現 → 酸素飽和度の測定
深呼吸
● 腹式呼吸
● 口すぼめ呼吸
休息をとる

症状が改善したら活動を再開する

頻出ポイント

1 〔肺炎〕とは、細菌やウイルスなどの病原体によって、肺に急性の炎症が生じることである。

2 睡眠時無呼吸症候群（SAS）は、睡眠中に〔10〕秒以上の無呼吸が1時間当たり〔5〕回以上みられる状態である。〔肥満〕や〔扁桃肥大〕、短頸、小顎などによって〔上気道〕が閉塞して、無呼吸を生じる。

3 膿胸は〔胸腔〕に膿が溜まった状態で、〔肺炎〕などの呼吸器感染症や縫合不全が原因となる。〔発熱〕、胸痛などがみられる。治療として、〔胸腔ドレナージ〕と抗菌薬の投与を行う。

慢性閉塞性肺疾患（COPD）

4 慢性閉塞性肺疾患（COPD）の要因として最も多いのは〔喫煙〕であり、症状では体動時の〔呼吸困難〕が多い。

5 COPDでは、〔身体活動性〕が高いと生命予後が良いため、呼吸リハビリテーションや呼吸トレーニング（〔腹式呼吸〕、〔口すぼめ呼吸〕）を行い、呼吸困難を軽減しながら日常生活行動がとれるようにする。

6 COPDの患者は、〔呼吸困難〕が出現しないように活動量（入浴、買い物、排泄、食事など）に合わせて〔休息〕や〔深呼吸〕を取り入れる必要がある。

7 COPDでは、肺胞壁が破壊される〔肺気腫〕が起きているため、肺が収縮する力である弾性収縮力が低下し、〔呼気〕が減少する。よって、血ガス分析では〔$PaCO_2$〕が上昇する。

肺癌

8 日本人の悪性腫瘍による死亡率第1位は原発性肺癌で、喫煙が要因であることが多い。肺癌の内訳として、〔腺癌〕は約50%、〔扁平上皮癌〕は約30%を占めている。

9 肺癌の診断のための検査では、〔喀痰〕細胞診、生検、CT検査、MRI・PET検査のほか、CEAやCA19-9などの〔腫瘍マーカー〕検査がある。

引用・参考文献

1) 讃井將満ほか編．"換気障害"．呼吸器．メディカ出版，2020，p.130，（ナーシング・グラフィカEX 疾患と看護，1）．

3 循環器

1 循環器の検査・治療

キーワード ☑ペースメーカ ☑自動体外式除細動器（AED） ☑ショック
☑心臓リハビリテーション

1 ペースメーカ

a ペースメーカとは

ペースメーカは、心筋を電気刺激する器械である。なんらかの疾患によって、洞結節からプルキンエ線維までの刺激電動系に障害を生じ、心臓のポンプ機能を維持できない場合に用いられる。
p.19、20参照▶

b ペースメーカ植え込みが対象となる疾患と症状

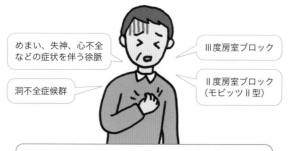

めまい、失神、心不全などの症状を伴う徐脈

Ⅲ度房室ブロック

洞不全症候群

Ⅱ度房室ブロック（モビッツⅡ型）

ペースメーカ植え込みの対象となる異常な徐脈の目安
- 3秒以上の心停止を認める場合
- 脈拍が40回/分未満の場合

ペースメーカ植え込みによる合併症

感染（植え込み部周囲）	発熱、植え込み部周囲の腫脹・熱感・疼痛がないかを観察する
静脈血栓・閉塞（血流障害、浮腫）	植え込み側の上肢の脈の緊張度、冷感、チアノーゼ、手指の動き（しびれや感覚障害などの異常）を観察する
筋けいれん	ペーシングの刺激によって大胸筋にけいれんが生じる可能性があるため、注意する
吃逆	横隔膜や横隔膜神経を刺激して吃逆を生じるため、注意する
ペーシング不全 電極・リード線の移動・離脱・断線	正しい位置で正しく作動しているか、ペーシング状況の観察、毎日の脈拍測定、動悸、めまいの有無を観察する

C 心臓ペースメーカ植え込み術を受けた患者の生活指導

ペースメーカ使用にあたり注意すべき製品

製品	ペースメーカとの距離	説明・注意点
● 駅の自動改札	12cm 以上離れて使用	● ワイヤレスカードの読み取り機から 12cm 以上離れる
● 携帯電話、スマートフォン	15cm 以上離れて使用	● 植え込み側の胸ポケットに入れない
● 自動車のキーレスエントリー	22cm 以上離れて使用	
● IH 調理器（単極電極） ● IH 炊飯器	50cm 以上離れて使用	● 双極電極の場合、使用できるものもある ● 患者自身が使用しないのが好ましい
● 電子商品監視機器（EAS）[*1]	離れて中央を歩く	
● 電気自動車 ● MRI ● 低周波治療器 ● マイクロ波ジアテルミー[*2]	使用を避ける・禁忌	

＊1：ショッピングモールや空港にある盗難防止機器。ゲート型の探知機。
＊2：痛みのある部位に当てて温める電子機器。理学療法で使用される。

電磁波を発生する機器にペースメーカを近づけないようにするのじゃ！

---

2 | 自動体外式除細動器（AED）

自動体外式除細動器（AED）は、心臓に放電し、心筋を興奮させることで正常な心臓の動きへと戻す器械である。

心室細動と AED

心室細動が起こる

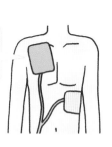

心室で異常な脈が生じて、心臓が細かく速くふるえ、血液を送り出せなくなる

↓

心臓からの血液の拍出量はほぼゼロになる

↓

脳血流量が途絶する

AED のパッドは、右胸上部（鎖骨の下、胸骨の右側）と左胸下部（脇 の 5〜8cm下）に貼る

↓

10 秒以内にめまい・意識消失

↓

3〜4 分で死に至る

自動体外式除細動器（AED）をすぐに使用する必要がある
● 電源を入れ、電極パッドを肌に密着するように貼る。
● 心電図を解析するときには胸骨圧迫を中止する。
● 患者に人が**触れていないこと**、**離れていること**を確認してから通電する。
● 患者の身体が濡れているときは、よく拭き取ってから通電する。
● 貴金属のアクセサリーは、外せるようであれば外す。

3 | ショックの種類と適切な体位

ショックとは、全身の血液循環が悪くなり、臓器の機能が低下した状態である。循環血液量減少性ショック、心原性ショック、血液分布異常性ショック（神経原性ショック、敗血症性ショック、アナフィラキシーショック）、心外閉塞・拘束性ショックがある。

ショックの種類と特徴

種類		原因
循環血液量減少性ショック	出血、熱傷、下痢、嘔吐	血液・体液の喪失によって**循環血液量が減少し**、ショックを起こす
心原性ショック	心筋梗塞、心膜炎、不整脈	ポンプ機能の低下によって**左室からの拍出量が減少し**、ショックを起こす
血液分布異常性ショック	敗血症、脊髄損傷、疼痛、強い精神的衝撃	交感神経が抑制されると副交感神経が優位となり、**末梢の血管が拡張し、静脈還流が減少**して心拍出量が減少し、ショックを起こす
心外閉塞・拘束性ショック	急性肺塞栓、心タンポナーデ、大動脈解離など	心臓以外の原因で、**心臓のポンプ機能の低下や血流が減少**することによって、ショックを起こす

ショックを起こす原因

- 心臓のポンプ機能の低下によって循環血液量が低下→血圧低下が生じる。
- 末梢（頭・四肢）の血流障害→脳血流量の低下、めまい、意識消失、四肢冷感、チアノーゼが生じる。

> **心臓に送り出す血液を戻して脳に血液を送れば、症状改善につながる**

下肢挙上（ショック体位）をとる

ショック体位

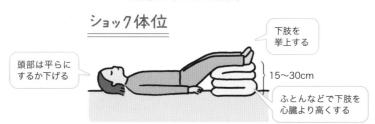

頭部は平らにするか下げる

下肢を挙上する

15〜30cm

ふとんなどで下肢を心臓より高くする

4	心臓リハビリテーション

心臓リハビリテーションは、生活活動で徐々に**心臓に負荷**（体動による血流量の増加、それに伴う血圧の上昇、ポンプ機能の上昇）をかけて、心臓の機能を回復させる。PCI（経皮的冠動脈インターベンション）や心臓手術を受けた患者に対して行われる。

初回 →

心臓リハビリテーション計画	ギャッチアップ5分	ギャッチアップ5分	立位5分	病室内歩行5分	歩行100m	歩行200m	シャワー浴

安静度	絶対安静	ギャッチアップ可		トイレ・洗面歩行可		病院内歩行可	
		寝返り可	病室内歩行可		病棟内歩行可		

生活行動	臥床（介助）にて洗面・清拭・排泄			ポータブルトイレ可		シャワー浴可	
		座位（自力）にて洗面・清拭可			洗髪可（介助）		

＊必ず実施前後でバイタルサインの測定と、12誘導心電図をとる。
＊**実施中は心電図モニターを装着する。**波形の変化、自覚症状（胸痛、動悸、息苦しさなど）を確認し、**どれか一つでも出現したら直ちに中止**する。
＊体力・筋肉の力ではなく、心臓の機能に合わせてADLを拡大していく。

頻出ポイント

① ペースメーカは、利き手と反対側の〔前胸部〕に植え込む。

② ペースメーカが設定した脈拍数を保てているか、必ず1日1回、〔脈拍数〕と〔リズム〕を確認する。

③ ペースメーカ植え込み後は、定期的に受診する必要がある。これは、〔作動状況〕を確認するためである。

④ ペースメーカ装着者で、浮腫、めまい、呼吸苦、〔吃逆（しゃっくり）〕が出現したら、リード電極の位置の調整や刺激設定の変更などの対応が必要となるため、受診してもらう。

⑤ 自動体外式除細動器（AED）は、〔医師の指示〕がなくても使用できる。

⑥ 心臓リハビリテーション実施後、心電図の波形、バイタルサイン、自覚症状に異常がなければ、〔医師の指示〕の下、安静度・日常生活行動を拡大していく。

2 循環器の症候・疾患

キーワード ☑心電図 ☑不整脈 ☑虚血性心疾患(狭心症、心筋梗塞) ☑心不全
☑閉塞性動脈硬化症(ASO) ☑深部静脈血栓症(DVT) ☑間欠性跛行

1 | 心電図

a 3点心電図

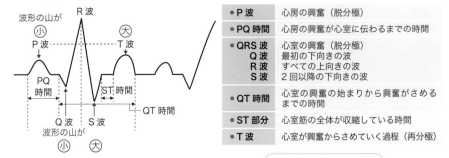

● P波	心房の興奮(脱分極)
● PQ時間	心房の興奮が心室に伝わるまでの時間
● QRS波 Q波 R波 S波	心室の興奮(脱分極) 最初の下向きの波 すべての上向きの波 2回以降の下向きの波
● QT時間	心室の興奮の始まりから興奮がさめるまでの時間
● ST部分	心室筋の全体が収縮している時間
● T波	心室が興奮からさめていく過程(再分極)

心電図では
上部の波形:P波くT波
下部の波形:Q波くS波
となる! 覚えておくのじゃ!

3点心電図の電極の貼り付け位置

赤は右、黄色は左の鎖骨下、緑は左胸部下に貼り付ける。これは、鎖骨の下は筋肉量が比較的少なく、筋肉の動きによるノイズ(筋電図)が少ない位置であり、 肋骨上は体動による影響が少ない位置であるため。

b 12誘導心電図の電極の装着位置

- V₁(赤):第4肋間胸骨右縁
- V₂(黄):第4肋間胸骨左縁
- V₃(緑):V₂とV₄の中間点
- V₄(茶):第5肋間で左鎖骨中線上
- V₅(黒):V₄と同じ高さの左前腋窩線上
- V₆(紫):V₄と同じ高さで左中腋窩線上

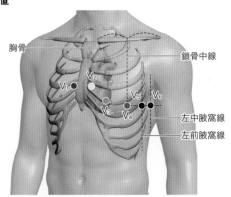

2 | 不整脈

- 不整脈は、正常洞調律以外の拍動を指す。
- 脈がおおよそ 50 回 / 分以下の場合を徐脈、100 回 / 分以上の場合を頻脈という。

不整脈の特徴と症状

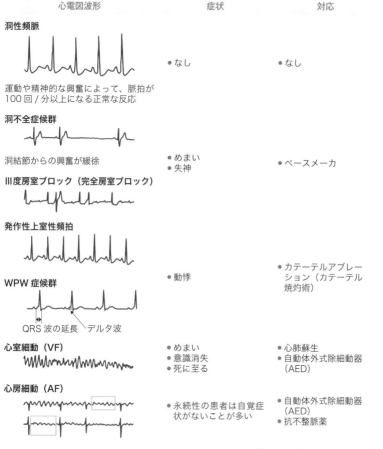

心電図波形	症状	対応
洞性頻脈 運動や精神的な興奮によって、脈拍が 100 回 / 分以上になる正常な反応	・なし	・なし
洞不全症候群 洞結節からの興奮が緩徐	・めまい ・失神	・ペースメーカ
III度房室ブロック（完全房室ブロック）		
発作性上室性頻拍	・動悸	・カテーテルアブレーション（カテーテル焼灼術）
WPW 症候群 QRS 波の延長　デルタ波		
心室細動（VF）	・めまい ・意識消失 ・死に至る	・心肺蘇生 ・自動体外式除細動器（AED）
心房細動（AF）	・永続性の患者は自覚症状がないことが多い	・自動体外式除細動器（AED） ・抗不整脈薬

不整脈が出現したときの対応方法を覚えておくのじゃ！

心房細動と心原性脳塞栓症の関係

心房細動とは、心房内が 300〜600 回 / 分で小刻みに震えるように動いている状態である。

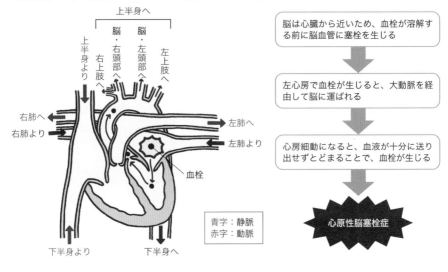

脳は心臓から近いため、血栓が溶解する前に脳血管に塞栓を生じる

↓

左心房で血栓が生じると、大動脈を経由して脳に運ばれる

↓

心房細動になると、血液が十分に送り出せずとどまることで、血栓が生じる

↓

心原性脳塞栓症

| 3 | 虚血性心疾患（狭心症、心筋梗塞） |

虚血性心疾患（狭心症、心筋梗塞） では、**冠状動脈**が狭窄または閉塞し、心筋への血流が減少または遮断されることによって、胸痛などの症状を生じる。

狭心症

動脈硬化などで冠状動脈が狭窄して、心臓に必要な血液が不足した状態。

心筋梗塞

狭心症から動脈硬化が進行し、冠状動脈の血管が詰まって心臓に必要な血液が途絶えた状態。

狭心症、心筋梗塞による胸痛の特徴

原因	胸痛	痛みの時間	薬剤の効果
狭心症	圧迫感、不快感	2〜10 分	● 硝酸薬（ニトログリセリン）で**寛解する**
心筋梗塞	耐えきれない痛み ● えぐられるような痛み ● 焼かれるような激痛	30 分以上	● 硝酸薬で**寛解しない** ● **塩酸モルヒネが有効**

狭心症の治療で用いられる硝酸薬（ニトログリセリン）には、舌下錠とスプレー製剤があるのじゃ！

検査所見の違い

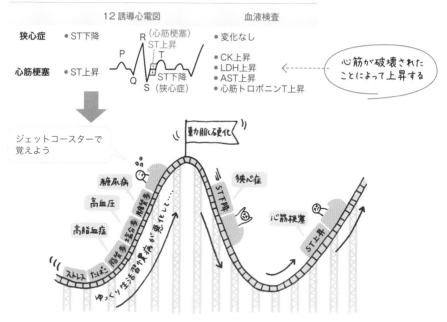

	12誘導心電図	血液検査
狭心症	●ST下降	●変化なし
心筋梗塞	●ST上昇	●CK上昇 ●LDH上昇 ●AST上昇 ●心筋トロポニンT上昇

心筋が破壊された ことによって上昇する

ジェットコースターで 覚えよう

4	心不全

a 心不全とは

心不全は、心臓のポンプ機能が低下することで発症する。両心不全の患者が多く、**左心不全が 長く続くと、右心不全も併発**する。

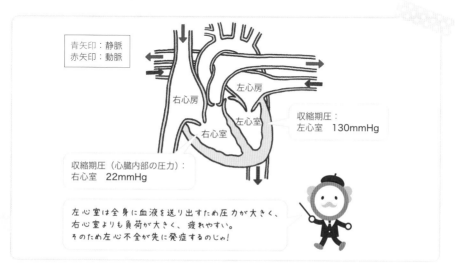

青矢印：静脈
赤矢印：動脈

右心房
左心房
左心室
右心室

収縮期圧：
左心室　130mmHg

収縮期圧（心臓内部の圧力）：
右心室　22mmHg

左心室は全身に血液を送り出すため圧力が大きく、 右心室よりも負荷が大きく、疲れやすい。 そのため左心不全が先に発症するのじゃ！

4

成人看護学

3 循環器

b 左心不全の発症メカニズム

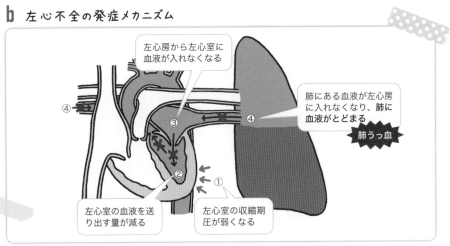

左心房から左心室に血液が入れなくなる

肺にある血液が左心房に入れなくなり、肺に**血液がとどまる**

肺うっ血

左心室の血液を送り出す量が減る

左心室の収縮期圧が弱くなる

c 右心不全の発症メカニズム

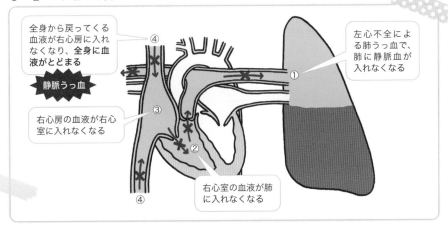

全身から戻ってくる血液が右心房に入れなくなり、全身に**血液がとどまる**

静脈うっ血

右心房の血液が右心室に入れなくなる

左心不全による肺うっ血で、肺に静脈血が入れなくなる

右心室の血液が肺に入れなくなる

d 心不全の症状、身体・検査所見

	左心不全（肺うっ血）	右心不全（静脈うっ血）
症状	● 息切れ、呼吸困難 ● 咳嗽 ● 起座呼吸	● 浮腫 ● 腹水、胸水
身体所見	● 肺の聴診 　水泡性ラ音（湿性ラ音） ● 心臓の聴診 　奔馬調律（ギャロップ音）	● 中心静脈圧の上昇 ● 頸動脈の怒張 ● 肝腫大
検査所見	● 胸部X線検査：心拡大／心胸比（CTR）増大（50％以上） ● 心臓超音波検査（心エコー）： 　左室駆出分画（LVEF）が低下（50％以下）	

5 | 閉塞性の疾患

a 動脈と静脈の閉塞

	動脈の閉塞	静脈の閉塞
病名	**閉塞性動脈硬化症（ASO）**	**深部静脈血栓症（DVT）**
原因	動脈の血管内壁に粥状（アテローム）の硬化	静脈還流障害（左下肢に多い）
症状	● 間欠性跛行 ● 下肢の血流障害（足背動脈微弱） ● 腓腹部の疼痛 ● ホーマンズ徴候	

間欠性跛行

少し歩くと足が痛くなって歩き続けることができなくなり、立ち止まったり少し休憩したりすると痛みは治るが、歩くとまた痛くなる。これを繰り返すこと。

b 深部静脈血栓症（DVT）

深部静脈血栓症（**DVT**）とは、手術や外傷、妊娠、長期臥床によって、**下肢の血流障害**が生じて血栓ができ、血栓が肺に流れて**肺（血栓）塞栓症**を起こすことである。

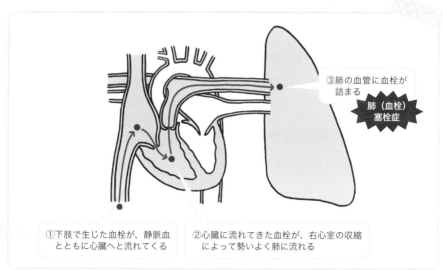

③肺の血管に血栓が詰まる

肺（血栓）塞栓症

①下肢で生じた血栓が、静脈血とともに心臓へと流れてくる

②心臓に流れてきた血栓が、右心室の収縮によって勢いよく肺に流れる

1 心不全の重症度分類として、〔NYHA〕の分類が用いられる。重症度は四つに分類され、Ⅰ度は「心疾患はあるが、症状がなく通常の日常生活の制限はない」、Ⅱ度は「心疾患患者で日常生活が多少制限される。普通の行動で疲労、呼吸困難、〔動悸〕、〔狭心痛〕が出現する」、Ⅲ度は「心疾患患者で日常生活が著明に制限される。〔平地の歩行〕や〔軽度の労作〕によっても症状が出現する」、Ⅳ度は「心疾患患者で安静時にも症状が出現する」とされている。

2 重症の急性心不全では、〔ピンク〕色の〔泡沫状痰〕を認める。また、〔心臓喘息〕といわれるように、気管支喘息のような喘鳴を聴取することがある。

3 心不全の患者は、日常生活の中で〔塩分〕制限、〔水分〕制限をする必要がある。活動後には十分な〔休息〕をとるようにする。

4 狭心症や心筋梗塞の痛みとして、頸部、下顎、〔上腹部〕、〔左肩〕、〔背部〕に放散する関連痛がみられる。

5 心臓カテーテル検査または経皮的冠動脈インターベーション（PCI）後は、穿刺部を数時間かけて〔圧迫止血〕する。圧迫された部位から先端部分に、〔循環障害〕（動脈の触知、皮膚の色）、〔神経障害〕（動き・しびれの有無）が生じていないか観察する。

6 不整脈が原因で生じるめまいや失神を、〔アダムス・ストークス症候群〕という。

7 大動脈瘤は、血管壁の一部が突出した状態で、原因として最も多いのは〔動脈硬化〕である。動脈瘤が破裂すると、突然の激しい〔胸背部痛〕、腹痛、ショックが生じ、突然死を来すことも少なくない。よって、治療・看護では血圧コントロール（血圧を上昇させないこと）が必要となる。

8 深部静脈血栓は、〔左〕下肢に多くみられる。肺（血栓）塞栓症を予防するには、〔下肢挙上〕や〔背屈運動〕、〔弾性ストッキング〕の着用が効果的である。

9 心タンポナーデでは、中心静脈圧の〔上昇〕や胸部Ｘ線写真での〔心拡大〕がみられる。

10 補助循環装置である大動脈内バルーンパンピングは、心臓から〔大動脈〕へ血液を送り出す〔駆出力〕を助けるために行われるものである。カテーテルは主に〔大腿動脈〕から挿入し、〔胸部下大動脈〕でバルーンを膨らませるため、血流障害が起きていないか、〔足背動脈〕の観察が必要となる。

11 大動脈解離は、大動脈壁の内壁に亀裂が生じ、血液が血管の〔中膜〕に侵入したものをいう。原因には〔動脈硬化〕があり、〔胸部〕大動脈に発症することが多い。

⑫ 血液中の〔コレステロール〕が動脈の内壁に沈着し、〔粥状硬化（アテローム硬化）〕する。このように、動脈壁が固くなり、肥厚した状態を〔動脈硬化〕という。〔粥状硬化症〕ともいう。

⑬ 原因が明確ではない高血圧症を〔本態性〕高血圧といい、原因には生活習慣や精神的ストレス、自律神経系の調整異常がある。改善のためには、〔塩分制限〕や〔禁酒〕、〔運動〕などの支援が必要となる。

⑭ 本態性低血圧では、なんらかの原因で〔循環血液量〕や〔体液量〕が減少する。安静の状態から突然動き出すと一時的に〔脳〕に血液が行き届かなくなり、〔めまい〕や〔立ちくらみ〕、失神を起こすこともある。これを〔起立性〕低血圧という。

⑮ 〔腎臓〕疾患やホルモン分泌が影響を及ぼす疾患など、明確な疾患による高血圧を、〔二次性〕高血圧という。〔二次性〕高血圧は、原因疾患とともに治療が必要となる。

⑯ 心筋炎の原因は〔ウイルス〕が多く、特に〔コクサッキーウイルス〕は心筋炎を起こす頻度が高い。感染してから〔7～10〕日後に発症し、症状として〔頻脈〕、〔発熱〕、筋肉痛などがある。

⑰ 心臓の周囲を覆う〔臓側〕心膜、〔壁側〕心膜が炎症することを心膜炎という。〔急性心膜炎〕、〔心タンポナーデ〕、〔慢性心膜炎〕がある。

⑱ 〔抜歯〕、扁桃腺手術後、膀胱鏡検査などによって、口腔や腸管に常在している細菌が血液の中に入り、〔心臓弁膜症〕や先天性心疾患がある弁膜や奇形部分に細菌が付着し、感染を起こす。これを〔感染性心内膜炎〕という。

国家試験 問題 ［第111回 午後87問］

 動脈硬化症の粥腫形成に関与するのはどれか。2つ選べ。

1. Langerhans〈ランゲルハンス〉細胞

2. メサンギウム細胞　　　3. 血管内皮細胞

4. 肥満細胞　　　5. 泡沫細胞

 3・5 動脈硬化では、血管内皮細胞機能障害が起こり、マクロファージが細胞内の酸化LDLなどを貪食して泡沫細胞となり、内膜に沈着する。

4 消化器

1 消化器の疾患

キーワード ☑胃癌 ☑大腸癌 ☑ストーマ ☑イレウス/腸閉塞 ☑炎症性腸疾患 ☑急性虫垂炎 ☑食道静脈瘤破裂

1 | 胃 癌

a 胃癌とは
胃癌は胃粘膜の上皮細胞から発生する悪性腫瘍で、ほとんどが**腺癌**である。消化管造影検査または内視鏡検査を行い、生検で確定診断となる。治療方法として、内視鏡的切除、外科的切除、薬物療法がある。

b 胃切除術後の検査
- 胃切除術後、食事開始前に、**吻合部狭窄**や**縫合不全**が起きていないか造影検査を行う。
- 吻合部縫合不全による腹腔内への漏出による合併症の腹膜炎を予防するため、ガストログラフィンによる造影検査を行う。

上部消化管造影検査を受ける患者への説明

造影剤	性質	患者への説明・対応
硫酸バリウム	●不溶性（水に溶けない） ●消化管から吸収されず固まる	●腸内で固まる ●**検査後すぐに下剤を内服** ●水分を多めに摂取
アミドトリゾ酸ナトリウムメグルミン（ガストログラフィン）	●水溶性（水に溶ける）	●下痢になる ●水分を多めに摂取

c ダンピング症候群
胃切除術後に食事が開始されると、胃の形態の変化、胃の容量の減少・喪失による消化機能の低下によって、食物が急速に小腸へ移動することで、**ダンピング症候群**が生じる。

早期ダンピング症候群と後期ダンピング症候群の違い

	発症時間	症状	予防対策（食事）
早期ダンピング症候群	食事中～食後30分前後	冷汗、めまい、悪心、腹痛	●1回量を減らして5～6回/日食にする ●1口量を小さくし、よく噛んで、唾液と混ぜる ●ゆっくり時間をかけて食べる
後期ダンピング症候群	食後2～3時間	低血糖症状、めまい、冷汗、動悸、倦怠感	

2 | 大腸癌

a 大腸癌とは

大腸癌は大腸粘膜から発生する悪性腫瘍で、ほとんどが**腺癌**である。発生部位によって、盲腸からS状結腸にかけて発生する**結腸癌**と、直腸に発生する**直腸癌**に分けられる。

b 直腸癌の手術後の排尿障害

直腸の手術によって、膀胱周囲の神経を損傷して**排尿障害**が生じると、**尿閉や残尿が多くなる**ことがある。そのため、神経が回復するまで3日程度、**膀胱留置カテーテルを挿入する。**

> 直腸と膀胱は前後に位置している

c ストーマケアの方法

ストーマ（人工肛門）は手術などで人工的に造る排泄口である。直腸癌で直腸・肛門の切除や大腸の閉塞がある場合、大腸や小腸（回腸）、尿管を用いてストーマを造設することがある。

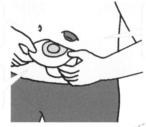

お腹を張って、しわがないようにしてストーマ装具を貼る

石けんや微温湯を用いて、やさしく、きれいに洗う（腸を傷つけない）

ストーマ装具を剥がしたときは、保護材の溶解の程度を確認する

> 術前に行う ストーマの位置決め

ストーマサイトマーキングの基本

- パウチを貼り付けることを考え、ストーマの造設は、皮膚にしわがなく平坦な位置で、患者が見やすく操作しやすい位置とする。ズボンやスカートなどで圧迫される位置や、ベルトの位置は避ける。
- 臥床、座位、前屈位、身体をねじるなど、いろいろな体位をとってもらい、位置を決める。

3 | 腸閉塞／イレウス

腸閉塞とは、腸の通過障害によって、腹部膨満や腹痛などの急性腹症を来すことである。器質的な通過障害が原因となる腸閉塞と、器質的な通過障害はないが腸管麻痺を生じる**イレウス**に大きく分けられる。

腸閉塞	単純性腸閉塞、複雑性腸閉塞
イレウス	麻痺性イレウス、痙攣性イレウス

> 従来は腸閉塞＝イレウスと呼ばれていたのじゃ

鏡面像（ニボー像）

イレウス／腸閉塞のX線画像では、立位でX線撮影を行うと、腸内の液体が下に溜まり、ガスが黒く映ることから、境界面（**鏡面像**）を撮影できる。

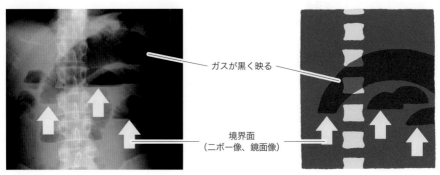

ガスが黒く映る

境界面
（ニボー像、鏡面像）

（写真提供：田中 修先生）

4 ｜ 炎 症 性 腸 疾 患

クローン病と潰瘍性大腸炎の特徴

	クローン病	潰瘍性大腸炎
原因	●不明　　●遺伝性	不明
発症部位	口から肛門まで（回盲部に好発）	大腸
発症年齢	若年層に好発	若年層〜高齢者まで
男女比	約2：1	約1：1
症状	●慢性非特異性肉芽腫炎症 ●腹痛 ●下痢	●びまん性炎症　　●潰瘍 ●粘血便　　●下痢 ●腹痛　　●体重減少
治療	●副腎皮質ステロイド薬、免疫抑制薬 ●手術療法	●抗菌薬、副腎皮質ステロイド薬 ●手術療法
経過	慢性的経過（再燃と寛解を繰り返す）	●慢性的経過（再燃と寛解を繰り返す） ●がん化することがある

クローン病と潰瘍性大腸炎は
どちらも指定難病じゃ

5 | 急性虫垂炎

急性虫垂炎は虫垂に急性炎症が生じたもので、**盲腸**とも呼ばれる。上腹部痛（内臓痛）から始まり、次第に右下腹部の痛み（マックバーニー圧痛点）を認める。発熱や食欲不振、悪心・嘔吐などを伴う。治療は保存療法か虫垂切除術を行う。

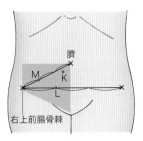

臍

M：マックバーニー圧痛点
　　臍と右上前腸骨棘を結ぶ、前腸骨棘から3分の1の点
L：ランツ圧痛点
　　左右上前腸骨棘を結ぶ線上、右3分の1の点
K：キュンメル圧痛点
　　臍右下1〜2cmの点または臍直下

右上前腸骨棘

（文献1より転載）

6 | 食道静脈瘤破裂

a 食道静脈瘤とは

食道静脈瘤は、門脈圧が上昇して門脈への血液の流れが妨げられて血液が大循環静脈系に流入し、食道の静脈が拡張して起こる。**肝硬変**や**特発性門脈圧亢進症**などによって生じる。

b 食道静脈瘤破裂の処置

- 通常、食道静脈瘤に自覚症状はない。破裂すると突然大出血を来す。
- 食道静脈瘤からの出血を一時的に止血するため、**S-Bチューブ**を用いて、出血部位を**食道バルーンで圧迫・止血する**。また、チューブの圧迫部位がずれないように、胃バルーンを膨らませて固定する。
- 治療としては、主に内視鏡的静脈瘤硬化療法（EIS）と内視鏡的静脈瘤結紮術（EVL）が行われる。

S-Bチューブ

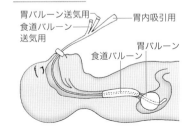

胃バルーン送気用
食道バルーン送気用
胃内吸引用
胃バルーン
食道バルーン

頻出ポイント

1 大腸内視鏡検査では、前日から〔低残渣〕食にし、検査当日は〔経口腸管洗浄薬〕（約2L）を〔腹痛〕や〔嘔吐〕を起こさないように、2時間程かけてゆっくりと内服してから行う。検査では腸管内に空気を送り腸管を伸展させるため、疼痛による〔迷走神経反射〕が起こり、〔血圧〕が低下することがある。また、内視鏡による刺激で〔出血〕することがあり、検査後は観察する。

2 食道・胃の手術後は、刺激の強い食事（過度に〔熱い〕もの・〔辛い〕もの）、コーヒー、生ものなどは避ける。

③ 食道の手術後は〔反回神経〕が圧迫されることによって、〔嗄声〕が生じる。

④ 胃切除術後は、〔ビタミン B12〕の吸収が低下し、貧血となる。

⑤ 胃切除術で特に噴門部切除をした場合は、〔逆流性食道炎〕を予防するため、食後の姿勢は〔座位〕を 30 分程度保ち、休息する。

⑥ ストーマパウチは、ストーマよりも〔2〜3〕mm 大きくカットする。また、ストーマパウチを装着したまま入浴、運動することが〔可能〕である。しかし、格闘技のように、ストーマが損傷する危険がある運動は避ける。

⑦ 腸閉塞は、大腸の通過障害であり、症状として、腹痛、悪心・嘔吐、〔腹部膨満感〕、〔腸蠕動音〕の減弱・消失、〔排ガス〕・〔排便〕の消失がある。

⑧ 腹部の手術後、排便困難になり〔酸化マグネシウム〕などの緩下剤を内服しても排便がみられない場合は、〔受診〕を勧める。

⑨ 虫垂炎が進行すると、〔ブルンベルグ徴候〕や〔筋性防御〕が出現する。

2 肝・胆・膵疾患

キーワード ☑肝炎 ☑肝硬変 ☑肝細胞癌 ☑低アルブミン血症 ☑胆石症 ☑膵臓癌

1 | ウイルス性肝炎の感染経路

肝炎はなんらかの原因によって肝臓に炎症が生じており、肝臓の細胞が破壊された状態である。最も多いのは**ウイルス性肝炎**である。

ウイルス性肝炎

種類	原因	感染経路
A 型肝炎	A 型肝炎ウイルス（HAV）	経口感染
B 型肝炎	B 型肝炎ウイルス（HBV）	血液感染
C 型肝炎	C 型肝炎ウイルス（HCV）	

2 | 飲 酒 に 起 因 す る 疾 患 (肝 硬 変)

肝硬変とは、慢性肝炎や肝障害が進行し、肝臓が硬くなる（線維化する）状態のことである。肝硬変の多くはアルコール性肝硬変である。

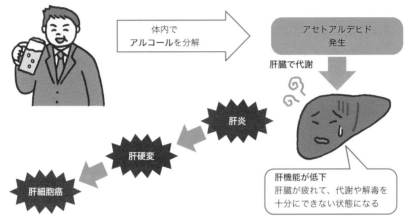

3 | 低 ア ル ブ ミ ン 血 症 の 検 査 値 と 注 意 点

肝硬変が進行すると、栄養素の代謝障害が起こり、低アルブミン血症、低タンパク、低栄養状態になる。

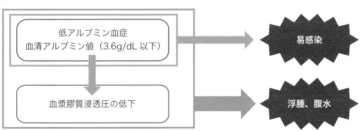

4 | 胆 石 症

胆石症は胆道（胆管や胆嚢）に結石ができる疾患である。胆嚢が最も多い。治療として、腹腔鏡下胆嚢摘出術を行う。

a 症 状 の 特 徴

胆石症の3主徴（シャルコー三徴）

- **右季肋部痛**→疝痛発作
- **発熱**→赤ら顔
- **黄疸**→ビリルビン値の上昇

b 胆嚢摘出後のドレーン管理

ドレーンからの排液

正常：血性→淡血性→漿液性と変化していく。

異常：**黄褐色**の胆汁が混ざっている→**胆汁瘻**

※腹膜炎を起こしていないかも観察する。

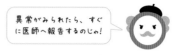

異常がみられたら、すぐに医師へ報告するのじゃ！

5	膵臓癌

膵臓癌は、膵頭部（膵臓から膵液を十二指腸に分泌する部分）から膵管に発生する頻度が高いがんである。悪性度の高いがんであり、5年生存率が極めて低く、全身に転移しやすい。

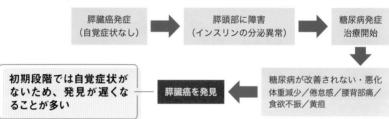

膵臓癌発症（自覚症状なし）→膵頭部に障害（インスリンの分泌異常）→糖尿病発症 治療開始

糖尿病が改善されない・悪化 体重減少／倦怠感／腰背部痛／食欲不振／黄疸

初期段階では自覚症状がないため、発見が遅くなることが多い ← 膵臓癌を発見

頻出ポイント

1. B型肝炎、C型肝炎の治療では、主に〔インターフェロン〕が用いられる。

2. 肝炎や肝硬変などで肝機能が低下すると、〔AST（GOT）〕、〔ALT（GPT）〕が上昇する。アルコールによる肝機能障害では、〔γ-GTP〕が上昇する。

3. 肝硬変の患者の血液検査では、〔血清アルブミン〕値の低下と、〔血中アンモニア〕の上昇がみられる。

4. アンモニアなどの有害物質が脳に達すると〔肝性脳症〕を生じる。早期症状では〔羽ばたき振戦〕がみられ、異常行動が現れたり、意識障害に至ることもある。

5. 肝細胞癌の原因としては、〔C型肝炎〕による肝硬変が多い。

6. 膵炎や膵臓癌などによって膵臓の機能が低下すると、〔血清アミラーゼ〕値が上昇する。

7. 膵炎の患者には、〔脂質〕食や〔飲酒〕を控えるように食事指導が必要である。

8. 胆嚢内の胆石が動くことによって、胆嚢の内膜が傷ついて炎症が生じたり、胆石が胆管を閉塞して胆汁が流れず停滞し、胆嚢全体が炎症を起こしたりすることを、〔胆嚢炎〕という。また、胆管が炎症を起こすことを〔胆管炎〕といい、〔疼痛〕、〔発熱〕、〔黄疸〕などの症状がある。〔絶食〕とし、抗菌薬を投与する。必要時に

は経皮経肝胆道ドレナージ（PTCD）や内視鏡的経鼻胆道ドレナージ（ENBD）を挿入し、治療する。

3 主要な症候

4

成人看護学

4
消化器

キーワード ☑下血 ☑腹痛 ☑黄疸

1 | 下血

下血とは、便の中に血液が混入している状態のことである。上部消化管出血と下部消化管出血に分けられる。

上部消化管出血と下部消化管出血

	出血部位	便の性状	主な疾患
上部消化管出血	● 食道　● 胃 ● 十二指腸　● 小腸	黒色便（タール便）	● 食道静脈瘤　● 食道炎　● 胃炎 ● 胃潰瘍　● 十二指腸潰瘍
下部消化管出血	● S 状結腸 ● 直腸	鮮紅色便	● 大腸憩室出血　● 大腸癌 ● 大腸ポリープ　● 痔核
	● 大腸	粘血便	● 潰瘍性大腸炎

2 | 腹痛

腹痛の部位・強さ（痛みの特徴）・持続時間・腹痛が起こる原因・腹痛の分類によって、腹痛の原因をアセスメントする。

腹痛の原因

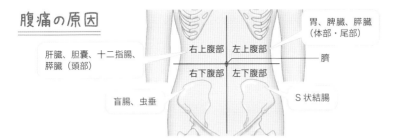

肝臓、胆嚢、十二指腸、膵臓（頭部）

胃、脾臓、膵臓（体部・尾部）

右上腹部　左上腹部

臍

右下腹部　左下腹部

盲腸、虫垂

S 状結腸

3 | 黄疸

黄疸とは、血清中にビリルビンが増加し、全身が黄染した状態のことである。

黄疸の原因
- 肝機能障害：肝炎、肝硬変など→ビリルビンが増加する
- 閉塞性黄疸：胆石、腫瘍など→胆汁の流れが閉塞する

頻出ポイント

① 腹痛には〔内臓痛〕、〔体性痛〕、〔関連痛〕がある。

② 黄疸で黄染を確認するには、〔眼球結膜〕が最も確認しやすい。

③ ヘルニアとは、臓器や組織が間隙から〔脱出〕した状態である。先天的または後天的に鼠径部（足の付け根）の腹壁から腸の一部が〔脱出〕したものを〔鼠径〕ヘルニア（脱腸）という。生まれつき横隔膜に孔があり腹部臓器の一部が胸の中に〔脱出〕する〔先天性横隔膜〕ヘルニア、開腹手術や外傷の瘢痕が大きく膨らむ〔腹壁瘢痕〕ヘルニアなどもある。

④ 腹膜炎とは、腹膜に炎症が生じる疾患である。症状として、〔筋性防御〕、強い〔腹痛〕、〔悪心・嘔吐〕、発熱がみられる。

⑤ 腹部膨満の原因には、〔腸内ガス〕の貯留、〔腹水〕の貯留、〔腫瘤〕、〔膀胱〕の拡張などがある。原因を早期に改善するほか、食事や水分の調整、〔体位〕の工夫などを援助する必要がある。

⑥ 下痢は、小腸・大腸での水分吸収能の低下や、水分量の過剰排泄によって発症する。下痢による〔電解質〕の異常を来し、〔脱水〕症状の発症、〔栄養〕状態の低下を生じるため、注意する。

⑦ 嘔吐を繰り返すと、大量の水分や胃液を喪失することになり、〔脱水〕や〔低塩素血症〕を引き起こす可能性がある。また、酸臭がしている場合や、胃液の嘔吐で〔胃・十二指腸潰瘍〕や〔胃炎〕、糞臭がしている場合は、〔腸閉塞〕が考えられる。

⑧ 吐血では、鮮紅色の場合は〔食道静脈瘤〕破裂による大量出血、暗赤色（コーヒー残渣様）の場合には〔胃・十二指腸出血〕が考えられる。下血では、黒色便（タール便）の場合は〔上部消化管〕からの出血、暗赤色の場合は〔小腸〕から〔上行結腸〕での出血、鮮紅色の場合は〔直腸〕から〔肛門〕で出血していることが多い。

⑨ 腹水とは、〔腹腔〕内に体液が貯留した状態である。腹部の〔圧迫〕感が強くなり、下肢に〔浮腫〕が出現する。腹水によって〔横隔膜〕が挙上し、呼吸困難を伴うことがある。〔ファウラー〕位をとり、腹部を圧迫しないように下肢を挙上し、安楽な体位を工夫する。

引用・参考文献

1） 水野章．〝急性虫垂炎〞．疾病と治療．メディカ出版，2018，p.128，（ナーシング・グラフィカ 健康の回復と看護，7）．

5 血液／アレルギー・膠原病／感染症

1 血液概論

キーワード ☑出血 ☑止血

1 | 止血のメカニズム

出血と止血

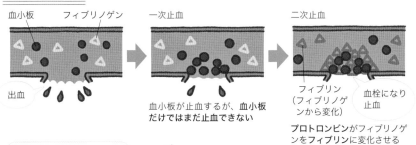

血小板　フィブリノゲン　　　　一次止血　　　　　　　　二次止血

出血

血小板が止血するが、血小板
だけではまだ止血できない

フィブリン
（フィブリノゲ
ンから変化）

血栓になり
止血

プロトロンビンがフィブリノゲ
ンを**フィブリン**に変化させる

肝臓の機能が低下すると、
凝固因子が生成されず、
出血傾向となるのじゃ！

血漿タンパクの一種である凝固因子として、**第II
因子（プロトロンビン）**、**第VII因子（プロコンバー
チン）**、**第IX因子（クリスマス因子）**、**第X因子（ス
チュアート因子）**がつくられ、血液中に流れる

2 血液の疾患

キーワード ☑悪性リンパ腫 ☑白血病 ☑貧血

1 | 造血器腫瘍

a 悪性リンパ腫

悪性リンパ腫は血液のがんの一種で、血液中のリンパ球ががん化したものである。ホジキンリ
ンパ腫と非ホジキンリンパ腫に大きく分けられる。

悪性リンパ腫の特徴

	ホジキンリンパ腫	非ホジキンリンパ腫
原発	• リンパ節が原発の腫瘍	• 免疫系組織に生じる悪性腫瘍
症状	• 無痛性 • 発熱と解熱を繰り返す（**ペル・エプスタイン熱**）	• ほとんどの器官に発症する • 発症した器官によって症状は異なる • 日本における悪性リンパ腫の約90%を占める

b 白血病

白血病は血液のがんの一種で、なんらかの異常によって血液中の白血球が悪性腫瘍となる。

白血病の特徴

	急性骨髄性白血病	慢性リンパ性白血病	成人 T 細胞白血病
発症原因	造血系細胞が骨髄の中で**形質転換**し、白血病細胞となる	**白血球の増加** ●成熟小リンパ球の増加によるもの	**ヒト T 細胞白血病ウイルス 1 型（HTLV-1）への感染** ●母乳による母子感染（垂直感染） ●夫婦間での感染（水平感染） ●輸血
症状	急激に発症、貧血、発熱、紫斑、出血傾向	全身のリンパ節腫脹、貧血、血小板減少、低γグロブリン血症	リンパ節腫脹、皮疹、肝脾腫、神経症状、胸水・腹水の貯留に伴う症状、高カリウム血症

2 | 貧 血

貧血は、**赤血球**が減少することによって発症する。検査では、**ヘモグロビン**（Hb）、**ヘマトクリット**（Ht）が低下する。症状として、倦怠感、動悸、息切れ、めまいなどがある。身体所見としては、眼瞼結膜の色が白くなる。

貧血の種類と特徴

	鉄欠乏性貧血	巨赤芽球性貧血 （悪性貧血）	再生不良性貧血	溶血性貧血
原因	鉄分の欠乏	**ビタミン B_{12} や葉酸の欠乏**	造血機能の低下、障害（多能性造血幹細胞の異常）	赤血球の寿命が早くなり破壊（溶血）
症状	●貧血症状 ●舌炎 ●口角炎 ●**さじ状爪（スプーンネイル）** ●嚥下痛（プランマー・ビンソン症候群）	●貧血症状 ●**ハンター舌炎** ●**舌痛** ●消化管症状（食欲不振、悪心・嘔吐） ●腱反射の減弱 ●歩行障害 ●深部知覚障害	●貧血症状 ●出血症状（紫斑、出血） ●感染症状（発熱）	●貧血症状 ●黄疸 ●胆石 ●脾腫
検査データの特徴	●平均赤血球容積（MCV）の低下 ●平均赤血球ヘモグロビン濃度（MCHC）の低下	●**汎血球減少症** 赤血球、白血球、血小板の減少 ●骨髄所見で**巨赤芽球**が出現 ビタミン B_{12}、葉酸、間接ビリルビン、乳酸脱水素酵素（LDH）の減少・低下	●**汎血球減少症**[*] 赤血球、白血球、血小板の減少 ●骨髄所見では**造血細胞**が減少、**脂肪組織**の増加（**低形成髄**）。骨髄巨核球も減少	●網赤血球の増加 ●間接ビリルビンの増加 ●乳酸脱水素酵素（LDH）の増加 ●尿中ウロビリノーゲンの増加

[*] **汎血球減少症**では、赤血球が減少するため**貧血症状**、白血球が減少するため**易感染状態**、血小板が減少するため**出血傾向**となる。

頻出ポイント

① 造血幹細胞移植を受ける患者は、免疫抑制薬を使用することで免疫機能が低下し、〔易感染〕状態になるため、感染予防が重要である。患者には、〔手洗い〕、〔マスク〕の着用、〔含嗽〕を行うように説明し、食事や飲み物は〔加熱処理〕した清潔な物とする。

② 白血球は、顆粒球の〔好中球〕、〔好酸球〕、〔好塩基球〕、単球、〔リンパ球〕からなり、身体を守るための生体防御のはたらきがある。よって、白血球数が減少すると〔感染〕しやすい状態となる。

③ 血小板は〔止血〕機能をもつ。フィブリノゲンはそのままでは止血機能がはたらかず、〔トロンビン〕によって活性化され〔フィブリン〕に変化し、凝集して〔血栓〕をつくり、止血する。

④ 出血傾向を示す検査データには、血小板（PL）のほか〔プロトロンビン時間（PT）〕、〔部分トロンボプラスチン時間（PTT）〕、〔活性化部分トロンボプラスチン時間（APTT）〕がある。

⑤ 播種性血管内凝固症候群では、基礎疾患に合併して全身の細小血管に〔血栓〕が生じる。多臓器に血流障害が起こり、機能障害（多臓器不全）を発症する。血栓を溶解しようとして〔血小板〕が増加し、〔凝固〕因子が増加する。この過程で、〔凝固〕因子と〔血小板〕が消費され、〔出血〕傾向となる。

3 アレルギー性疾患

キーワード ☑アレルギー ☑花粉 ☑食物アレルギー

1 | アレルギー反応

アレルギーとは、原因となるアレルゲンが体内に侵入し、アレルギー反応を起こし、症状が出現することである。

a Ⅰ型アレルギー
Ⅰ型アレルギー：即時型アレルギー／アナフィラキシー型アレルギー
　①アレルギー反応物質が体内に入る
　　原因：喘息、花粉症、アレルギー性鼻炎、急性蕁麻疹、食物アレルギーなど
　②免疫グロブリンE（IgE）によって細胞が刺激を受ける
　③ヒスタミンが遊離（放出）する
　④症状が出現する
　　例：末梢血管の拡張、血管透過性亢進、くしゃみ・鼻汁、皮膚に発赤・腫脹

b Ⅱ型アレルギー

Ⅱ型アレルギー：細胞損害型アレルギー／細胞融解型アレルギー

①疾患を発症する

②免疫グロブリンG（IgG）または免疫グロブリンM（IgM）が標的細胞の抗原と結合する

③細胞が融解する／原因疾患：ABO不適合輸血

- マクロファージや好中球による貪食が起こる／原因疾患：溶血性貧血など
- マクロファージや好中球が細胞を傷害する／原因疾患：甲状腺機能低下症（橋本病）など
- 細胞の機能障害が生じる／原因疾患：甲状腺機能亢進症（バセドウ病）など

c Ⅲ型アレルギー

Ⅲ型アレルギー

①疾患を発症する

②IgGまたはIgMが可溶性抗原と結合する

③免疫複合体（抗原抗体複合体）を形成する

④組織損傷が生じる／原因疾患：糸球体腎炎など

d Ⅳ型アレルギー

Ⅳ型アレルギー：遅延型アレルギー（抗原が体内に入ってから
1〜3日経過して、反応が起こる）

①アレルギー反応物質が体内に入る

②細胞性免疫（T細胞）が活性化する

③組織を直接傷害する

原因疾患：接触皮膚炎、臓器移植時の移植片対宿主病
（GVHD）など

> 獲得免疫┬液性免疫
> 　　　　└細胞性免疫
>
> 異物が体内に2回目に侵入すると、強く反応を示す。

---

2 ｜ 食物アレルギーの患者の看護

a 食物アレルギーの原因

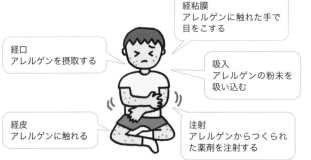

経粘膜
アレルゲンに触れた手で目をこする

経口
アレルゲンを摂取する

吸入
アレルゲンの粉末を吸い込む

経皮
アレルゲンに触れる

注射
アレルゲンからつくられた薬剤を注射する

特定原材料（卵、乳、小麦、そば、落花生、エビ、カニ）が数μg以上含まれているときは、アレルギー表示が義務付けられているのじゃ！

- 血液・アレルギー検査を行うこともある。
- 即時型皮膚反応テスト（プリックテスト、皮内テスト）でアレルギーの原因となる食材を確定する。

b 対応

- アレルゲンを含む食品は避ける（鶏卵のアレルギーでも鶏肉は摂取可能）。
- 症状を誘発しない程度であれば摂取可能なものもあるため、医師に確認する。

頻出ポイント

① Ⅰ型アレルギーで生じる皮膚の発赤・腫脹を〔即時型皮膚反応〕という。アレルギー反応物質が体内に入ってから〔15〕分程度で発症する。

② アレルギー性鼻炎の原因には、通年性のほこり、ダニ、カビ、季節性の花粉などがある。〔日常生活〕から原因となる〔アレルゲン〕を除去・回避する対策をとる。

③ アナフィラキシーとは、アレルゲンが体内に入った後、急激にアレルギー症状が出現する反応をいう。〔血圧低下〕、〔チアノーゼ〕、〔意識障害〕に至ったものを〔アナフィラキシーショック〕という。

④ 新築した建築物の建材や接着剤、家具などから漏れ出るホルムアルデヒドなどの〔化学物質〕を許容量以上に吸い込むことで、呼吸困難などが引き起こされるものを〔シックハウス〕症候群という。

⑤ 好中球減少症は、白血球の一種である〔好中球〕が異常に減少した状態であり、〔易感染〕となる。化学療法や放射線療法の有害事象としてみられることもある。

4 自己免疫疾患

キーワード ☑後天性免疫不全症候群（AIDS）☑ヒト免疫不全ウイルス（HIV）
☑全身性エリテマトーデス（SLE）☑関節リウマチ（RA）☑膠原病

1 後天性免疫不全症候群（AIDS）

ヒト免疫不全ウイルス（HIV）感染

感染経路
● 性行為
● 血液製剤
● 汚染注射針
● 母子感染

↓

2〜6週間　潜伏期

2週間程度　急性感染期　　感冒症状：発熱、リンパ節腫脹、咽頭炎

数年　　無症候期　　免疫担当細胞であるヘルパーT細胞（Tリンパ球）のCD4陽性T細胞に感染し、減少する　⇒　免疫機能の低下によって、口腔カンジダ症、帯状疱疹を繰り返す

↓

後天性免疫不全症候群（AIDS）発症　　CD4陽性T細胞がさらに減少し、免疫機能も低下して、**日和見感染**を発症する

2 | 全身性エリテマトーデス（SLE）

全身性エリテマトーデス（SLE）は指定難病の一つで、原因不明の全身性炎症性疾患である。全身にさまざまな症状が現れる。

全身性エリテマトーデスの症状

全身症状	発熱、倦怠感、易疲労感、食欲不振
皮膚症状	● **蝶形紅斑**：顔面 ● 紅斑：耳介、背部、腹部、手指 ● 円板状皮疹（ディスコイド疹）：顔面、耳介、頭部、関節背面
リウマチ性症状（関節炎）	関節破壊を伴わない関節炎
内臓器症状	● 肝機能障害：軽度の肝炎〜劇症肝炎 ● 腎機能障害：ループス腎炎（糸球体腎炎）、腎不全 ● 胸膜炎　　● 心膜炎　　● 心内膜炎
精神症状	CNSループス：中枢神経症状（頭痛、けいれんなど）
血球減少	● 白血球減少　　● 自己免疫性溶血性貧血　　● 自己免疫性血小板減少症

3 | 関節リウマチ（RA）

関節リウマチ（RA）は、関節内の滑膜が異常に増殖することによる**慢性関節炎**を特徴とする、炎症性自己免疫疾患である。

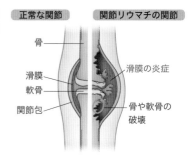

正常な関節　　　関節リウマチの関節

骨
滑膜　　　　　　　滑膜の炎症
軟骨
関節包　　　　　　骨や軟骨の破壊

関節リウマチの症状・治療と看護

症状
関節症状
● 痛み、**腫脹**、朝のこわばり感
関節外症状
● 微熱、倦怠感、貧血など
特徴的な変形
● ボタン穴変形、スワンネック変形、尺側偏位

治療
薬物療法
● 抗炎症薬
● **副腎皮質ステロイド薬（プレドニゾロン）**
● 抗リウマチ薬（メトトレキサート）
運動療法、作業療法

看護
疼痛緩和
● 温罨法・保温
● サポーターなどでの関節固定・保護
生活動作の工夫
自助具の活用
適度な全身運動
● リウマチ体操
● スイミング
● ウォーキング　など

頻出ポイント

① 後天性免疫不全症候群（AIDS）の原因である、〔ヒト免疫不全ウイルス（HIV）〕の感染経路として、〔性行為〕、〔輸血〕や〔血液製剤〕の投与がある。

② 全身性エリテマトーデスでは、全身の〔臓器〕に障害が生じる。治療では、〔免疫抑制薬〕や〔副腎皮質ステロイド薬〕を用いるステロイドパルス療法を行うため、〔易感染〕状態になる。感染予防をする必要がある。

③ 関節リウマチは膠原病の中で最も発症頻度の〔高い〕疾患である。治療・看護では、〔疼痛〕の緩和、関節〔拘縮〕・〔変形〕の予防を行い、〔日常生活動作（ADL）〕の低下に伴う支援が必要となる。

④ シェーグレン症候群は、〔自己免疫〕疾患である。〔眼〕と〔口腔〕の渇き、唾液腺と涙腺の炎症を生じるため、乾燥性角結膜炎や乾燥性口内炎なども発症する。

⑤ ベーチェット病は粘膜に障害を生じやすく、口腔粘膜の〔アフタ性潰瘍〕、皮膚症状（〔結節性紅斑〕など）、〔網膜ぶどう膜炎〕、〔外陰部潰瘍〕が四大主症状である。

膠原病

膠原病は自己免疫の異常が生じて、全身の臓器に慢性の炎症が起こる疾患の総称。関節リウマチ、全身性エリテマトーデス、全身性強皮症、多発性筋炎／皮膚筋炎、結節性多発動脈炎、リウマチ熱などを指す。

国家試験 問題 ［第109回 午後53問］

Q. 関節リウマチで長期にわたりメトトレキサートを服用している患者の副作用〈有害事象〉で適切なのはどれか。

1. 便 秘　　　　　　2. 不整脈

3. 聴力障害　　　　4. 間質性肺炎

A. 4 メトトレキサートは関節リウマチの代表的な治療薬である。副作用（有害事象）に、骨髄抑制、間質性肺炎、肺線維症、胸水などがある。

5 感染性疾患

キーワード ☑潜伏期間 ☑感染経路 ☑感染予防

1 病原体別の潜伏期間と症状

病原体	疾患例	潜伏期間	症状
寄生虫	アニサキス症	2〜8時間	幼虫が迷入した部位の疼痛、蕁麻疹
インフルエンザウイルス	インフルエンザ	1〜3日	急激な発熱、咽頭痛、倦怠感
ノロウイルス	ノロウイルス	1〜2日	悪心・嘔吐、発熱、下痢、腹痛
アデノウイルス	咽頭結膜熱（プール熱）	5〜7日	咽頭痛、発熱、結膜炎症状
麻疹ウイルス	麻疹（はしか）	10〜12日	●カタル期：発熱、咳嗽、鼻汁、結膜炎、**コプリック斑** ●発疹期：**顔面、耳の後ろ**から発疹が出現し、体幹・手足へと広がる ●回復期：症状が軽快
ヘルペスウイルス	水痘（水ぼうそう）	10〜21日	●全身に**小水疱**、瘙痒感 ●小さな**紅斑→丘疹→水疱→痂皮化**と進行する ●さまざまな経過の皮疹を認める
風疹ウイルス	風疹	14〜23日（通常16〜18日）	●全身の**紅斑性斑状丘疹**、微熱、リンパ節腫脹 ●発疹は**顔面**から始まり、24時間以内に全身に広がる
細菌（結核菌）	結核	半年〜2年	数カ月続く咳、発熱、体重減少、倦怠感

2 感染経路

			感染経路	疾患例
水平感染	経口感染		●汚染された水や食物、感染者（保菌者）が触れた食器や手指を介して、口腔から病原体が侵入する	カンピロバクター、コレラ
	経気道感染	飛沫感染	●保菌者との会話、咳やくしゃみによって飛び散った病原体を含んだ飛沫が鼻や口から侵入する ●飛沫はすぐに落下し、到達距離は短い	インフルエンザ、ノロウイルス、麻疹、風疹、結核
		空気感染	●保菌者から飛び散った飛沫の水分が空気中に蒸発し、病原体を含んだ飛沫核となり、鼻や口から侵入する ●飛沫核は長時間空気中を浮遊するため、到達距離は長い	ノロウイルス、麻疹、水痘、結核
	接触感染		●病原体に接触した保菌者が、皮膚や食器、タオルなどに触れることで周囲を汚染する ●汚染された部分に触れて、病原体が侵入する	インフルエンザ、ノロウイルス、水痘
	経皮感染		●病原体をもつ蚊やダニに刺されることによって、病原体が侵入する	マラリア
垂直感染	母子感染	経胎盤感染	●子宮内で胎盤を介して病原体に感染する	風疹、梅毒
		産道感染	●分娩時、胎児が産道を通るときに病原体に感染する	クラミジア
		母乳感染	●病原体が母乳を介して感染する	HIV

頻出ポイント

1 麻疹では、口腔の頬粘膜（臼歯に当たる頬の内側）に〔コプリック斑〕という白斑を認める。

2 単純ヘルペスは、〔疲労〕や〔ストレス〕などによって免疫力が低下すると感染しやすい。

3 アニサキスによる食中毒は寄生虫が寄生した〔魚介類〕を生で食べることで発症する。

4 ノロウイルスは、〔12〜2〕月に流行する。感染経路には、感染者による〔料理〕、〔便〕、〔嘔吐物〕がある。よって、感染者が使用したものや汚染されたものを処理するときには感染対策を厳重に行い、〔次亜塩素酸ナトリウム〕を用いて消毒する必要がある。

5 食中毒の年間患者数は、〔ノロウイルス〕によるものが最も多い。そのほか、サルモネラ属菌、黄色ブドウ球菌、腸炎ビブリオ菌、カンピロバクター、病原大腸菌などによる食中毒もある。

6 水平感染とは、病原体が〔人〕から〔人〕へ感染することである。

7 垂直感染とは、病原体をもった妊婦から〔胎児〕へ、または母親から〔新生児〕へ感染することである。

8 MRSAは〔メチシリン耐性黄色ブドウ球菌〕のことであり、薬物療法では〔グリコペプチド系抗菌薬〕が用いられる。

 国家試験 問題 ［第113回 午後80問］

 感染症と代表的な原因ウイルスの組合せで正しいのはどれか。

1. 手足口病 ——— アデノウイルス

2. 咽頭結膜熱 ——— ヒトパピローマウイルス〈HPV〉

3. 突発性発疹症 ——— コクサッキーウイルス

4. 伝染性単核球症 ——— Epstein-Barr〈EB〉ウイルス

5. ヘルパンギーナ ——— 単純ヘルペスウイルス

A. 4

6 脳・神経

1 脳・神経に関わる検査・評価・処置

キーワード ☑脳血管造影 ☑脳死の判定基準

頻出ポイント

脳血管造影

① 脳血管造影では、血栓によって塞栓症が起こることがある。血腫の形成や末梢循環障害の有無を確認するために、穿刺部末梢側の動脈の〔拍動〕を確認する。

② 脳血管造影の検査中には、絶えず患者の状態、特に〔アレルギー〕症状の有無を観察し〔声をかける〕ようにする。

③ 脳血管造影の検査中に嘔吐すると、誤嚥や窒息を引き起こすことがあるため、検査前は〔絶飲食〕とする。

脳死の判定基準

④ 脳死の判定基準には、瞳孔散大、固定の確認として、瞳孔径が左右とも〔4mm以上〕がある。また、対光反射などに関わる〔脳幹反射の消失〕がある。

⑤ 〔平坦脳波〕は脳死の判定基準に含まれ、最低でも4種類の導出（測定点の組合せ）で刺激を加えても、30分以上平坦であることを確認する。

⑥ 脳死の判定基準に〔自発呼吸の停止〕があり、人工呼吸器を一定の条件で止めて確認する。〔深昏睡〕では、JCSまたはGCSで最も低いレベルであることを確認する。

⑦ 脳死は脳死判定の経験を有し、かつ臓器移植に関わらない医師〔2〕名以上が判定する。

2 認知症

キーワード ☑認知症 ☑中核症状 ☑周辺症状 ☑アルツハイマー型認知症
☑脳血管性認知症 ☑レビー小体型認知症

1 症　状

● **認知症**とは、脳の神経細胞のはたらきが徐々に低下し、認知機能（記憶、判断力など）が低

下して、社会生活に支障を来した状態をいう。
- 認知症には、中核症状と周辺症状の2種類がある。**中核症状**は脳細胞が壊れることで直接的に起こる症状で、**周辺症状**は中核症状によって二次的に起こるものである。

認知症の症状

抑うつ

不安・焦燥　　　　　　　　　　妄想

興奮　　　　　記憶障害　遂行機能障害
　　　　　　　　　　　　（実行機能障害）　　　　　幻覚

　　　　　　　　　　中核症状

無気力　　　　　　　　　　　　　　　睡眠障害

　　　　　　　失行　見当識障害　失認
介護抵抗　　　　　　　失語　　　　　　食行動異常

暴言・暴力　　　　　　　　　　　徘徊

周辺症状

主な認知症の種類とその特徴

種類	特徴	症状
アルツハイマー型認知症	・認知症の中で最多で、全体の70%近くを占める ・脳の神経細胞にアミロイドβタンパクが沈着し、それが神経細胞を破壊し、最初に海馬が萎縮し、その後、脳全体が萎縮することで発症する	・脳の神経細胞の減少に伴い、短期記憶と**エピソード記憶**が早期から障害され、見当識障害が起こる ・計画を順序立てて実行することができない**実行機能障害**となる ・進行性であり、徘徊、失禁、性格の変化等が現われ、やがて寝たきりの状態になる
脳血管性認知症	・認知症全体の約20%を占める ・脳梗塞や脳出血等の脳血管障害によって、脳の血液の流れが阻害され、脳の一部が壊死することで発症する	・脳血管障害を起こした脳の部位によって症状が異なる
レビー小体型認知症	・神経細胞にできる特殊なタンパク質（レビー小体）が脳に蓄積し、神経細胞を破壊することで発症する	・歩行障害があり、転倒しやすくなる ・幻視などがみられる ・気分や態度、行動が変わりやすいという特徴がある
前頭側頭型認知症	・前頭葉や側頭葉が萎縮して起こる ・脳にピック球という異常構造物が蓄積して発症するケースと、TDP-43というタンパク質が蓄積して発症するケースが考えられている	・身だしなみに無頓着になるなど衛生面の管理ができなくなる ・時間通りに行動しないと気がすまない、という特徴もある ・進行するにつれて失語がみられる

認知機能の検査
- HDS-R（改訂長谷川式簡易知能評価スケール）
- MMSE（ミニメンタルステート検査）

認知症高齢者の日常生活自立度判定基準（一部改変）

ランク	判定基準	みられる症状・行動の例
I	なんらかの認知症を有するが、日常生活は家庭内および社会的にほぼ自立している	
II	日常生活に支障を来すような症状・行動や意思疎通の困難さが多少みられても、誰かが注意していれば自立できる	
IIa	家庭外で上記IIの状態がみられる	たびたび道に迷う、買物や事務、金銭管理など、それまでできたことにミスが目立つなど
IIb	家庭内でも上記IIの状態がみられる	服薬管理ができない、電話の応対や訪問者との応対ができない、一人で留守番ができないなど
III	日常生活に支障を来すような症状・行動や意思疎通の困難さがみられ、介護を必要とする	
IIIa	日中を中心として上記IIIの状態がみられる	着替え、食事、排便、排尿が上手にできない／時間がかかる、やたらに物を口に入れる、物を拾い集める、徘徊、失禁、大声・奇声を上げる、火の不始末、不潔行為、性的異常行為など
IIIb	夜間を中心として上記IIIの状態がみられる	
IV	日常生活に支障を来すような症状・行動や意思疎通の困難さが頻繁にみられ、常に介護を必要とする	ランクIIIに同じ
M	著しい精神症状や問題行動あるいは重篤な身体疾患がみられ、専門医療を必要とする	せん妄、妄想、興奮、自傷・他害などの精神症状や精神症状に起因する問題行動が継続する状態など

頻出ポイント

認知症患者とのコミュニケーション

❶ 認知症患者とのコミュニケーションで伝えたいことが伝わらない場合は、表現を変えて〔言い換える〕。

❷ 患者が興奮状態のときは、〔安全〕を確認していったん〔席を外す〕ようにする。

3 てんかん

キーワード ☑ てんかん

頻出ポイント

てんかん

❶ てんかんは、脳の神経細胞の発作的〔電気的興奮〕によって起こる。

② 症候性てんかんは、〔脳内病変〕を伴い、頭部外傷、脳出血や脳梗塞、脳腫瘍、皮質形成異常といった脳の構造的な異常や、脳炎などの感染、免疫や代謝の異常が原因であると考えられている。

③ てんかんの〔単純部分〕発作は意識消失を伴わない。

小児へのてんかんの看護

④ 突然意識が消失して動作が止まる、10秒程度のてんかん発作が1日に数回みられるものの、そのほかは元気に過ごしている場合、事故予防のため〔排泄時〕には付き添うようにする。

⑤ てんかんでの入院後1週で、てんかん発作がないのにベッド上で過ごすのは、QOL低下や運動能力低下につながる可能性があるため、看護師が子どもの安全を守れる状況で、〔病棟レクリエーション〕に参加するように指導する。

4 脳卒中

キーワード ☑脳出血（脳内出血）　☑くも膜下出血　☑脳梗塞

1	脳卒中

脳卒中の代表的なものに、脳血管が破れる脳出血（脳内出血）、くも膜下出血、脳血管が詰まる脳梗塞がある。

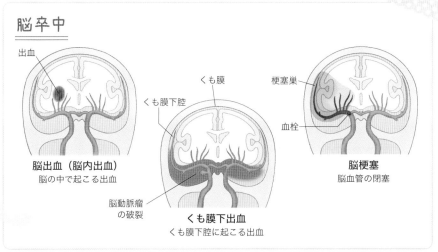

脳卒中

出血

脳出血（脳内出血）
脳の中で起こる出血

くも膜
くも膜下腔

脳動脈瘤の破裂

くも膜下出血
くも膜下腔に起こる出血

梗塞巣
血栓

脳梗塞
脳血管の閉塞

（文献1より一部改変）

169

脳卒中の種類		主な原因と症状
脳出血（脳内出血）		● ほとんどが、高血圧によって、血管が破れたもの ● 被殻出血では、病側への共同偏視 ● 視床出血では、感覚障害、内下方への共同偏視 ● 脳幹出血（呼吸などの生命活動の基本になる脳幹部位に生じる出血）のほとんどが橋出血で、眼は正中位固定が代表的 ● 小脳出血では、健側への共同偏視と眼振
くも膜下出血		● **脳動脈瘤の破裂**によって生じる ● 突然起こる、**いままでに経験したことのないような激しい頭痛**（特に後頭部） ● 脳動脈瘤は再破裂しやすく、再出血を防ぐ必要がある ● **脳血管攣縮**は、早期攣縮と遅発性攣縮に分けられ、遅発性攣縮はくも膜下出血の発症後 4〜14 日に起こりやすく、脳の血管が縮み、脳梗塞を起こすことがある
脳梗塞	アテローム血栓性脳梗塞	● 前駆症状として、TIA（一過性脳虚血発作）を繰り返すことがある ● 脂質異常症などから、血管内が狭小化する
	ラクナ梗塞	● 脳の深い部分の細い血管が閉塞する ● 非常に細い動脈に動脈硬化が起こって血管が閉塞し、また、高血圧によって、その血管に変性が起こって閉塞する
	心原性脳塞栓症	● **心房細動**が起こると、心臓の中で血液の流れが滞って血栓ができやすくなり、この血栓が血流によって脳に運ばれると、脳の血管が詰まって脳塞栓を引き起こす

2	髄 膜 刺 激 症 状

頭蓋内圧亢進や髄膜炎によって、髄膜が刺激されたときにみられる症状を総称して、**髄膜刺激症状**という。髄膜刺激症状としては、頭痛、悪心・嘔吐、羞明、**項部硬直**、**ケルニッヒ徴候**、**ブルジンスキー徴候**などが現れる。

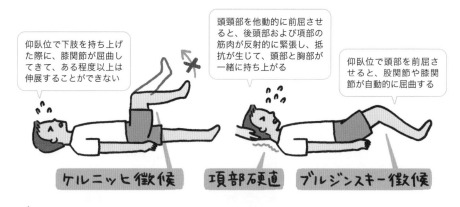

仰臥位で下肢を持ち上げた際に、膝関節が屈曲してきて、ある程度以上は伸展することができない

頭頸部を他動的に前屈させると、後頭部および項部の筋肉が反射的に緊張し、抵抗が生じて、頭部と胸部が一緒に持ち上がる

仰臥位で頭部を前屈させると、股関節や膝関節が自動的に屈曲する

ケルニッヒ徴候　　項部硬直　　ブルジンスキー徴候

頻出ポイント

❶ CT 検査の画像では、出血性病変は〔白く〕映り、脳梗塞や脳浮腫は〔黒く〕映る。

❷ 脳出血で最も頻度の高い出血部位は〔被殻〕である。

③ くも膜下出血の成因で最も多いのは〔脳動脈瘤破裂〕である。

④ くも膜下出血の再出血を防ぐために〔病室を薄暗くする〕（血圧上昇となる原因を避ける）。

⑤ 脳塞栓症を生じやすい不整脈は〔心房細動〕である。

⑥〔左心房〕の血栓が、大動脈から脳動脈に移動すると、心原性脳塞栓症を引き起こす可能性がある。

5 パーキンソン病

キーワード ☑パーキンソン病 ☑ホーエン・ヤールの重症度分類 ☑生活機能障害度

1 パーキンソン病

パーキンソン病は、アルツハイマー型認知症に次いで頻度の高い神経変性疾患で、運動の不調を来す神経変性疾患としては最も多い。50歳以上の発症が多いが、40歳以下でも発症することがある。

● 原因：中脳の黒質にある、体を動かすための指令を調節する神経伝達物質であるドパミン神経細胞がなんらかの原因で減少（変性・脱落）することによって起こる。

● 四大症状

| 無動（動作緩慢） | 動けなく、動作が遅い | 筋強剛（筋固縮） | 筋肉や関節がこわばる |
| 安静時振戦 | 手足がふるえる | 姿勢保持障害 | 前かがみになりやすく、転倒しやすい |

● 治療：主に**レボドパ**による薬物療法となるが、薬の効果持続時間の短縮などの**運動合併症**（**ウェアリングオフ現象**）や症状の**日内変動**（**オン・オフ現象**）を認めるようになる。

● 看護：安静にしているとかえって悪化してしまうため、リハビリテーションを取り入れられるような支援を行う。

2 重症度分類と生活機能障害度

● パーキンソン病の重症度分類として、ホーエン・ヤール（Hoehn-Yahr）の重症度分類と、生活機能障害度がある。

● パーキンソン病は指定難病6であるが、医療費助成の対象となるには、「診断基準」を満たし、ホーエン・ヤールの重症度分類Ⅲ度以上かつ生活機能障害度Ⅱ度以上であることが要件となる。

ホーエン・ヤールの重症度分類

```
┌─────────────────────────────────────┐
│ I度   片方の手足のみ症状がある        │
└─────────────────────────────────────┘
                  ↓
┌─────────────────────────────────────┐
│ II度   両方の手足に症状がある          │
└─────────────────────────────────────┘
                  ↓
   ┌──────────────────────────────────┐
   │ III度   姿勢反射がみられる          │
   └──────────────────────────────────┘
                  ↓
   ┌──────────────────────────────────┐
   │ IV度   起立や歩行は可能だが          │
   │        日常生活の部分的な介助が必要   │
   └──────────────────────────────────┘
                  ↓
   ┌──────────────────────────────────┐
   │ V度   車椅子や寝たきりの状態         │
   └──────────────────────────────────┘
```

医療費助成の対象

生活機能障害度
（厚生労働省）

I度 日常生活・通院に ほとんど介助を要しない	
II度 日常生活・通院に 部分的な介助を要する	
III度 全面的な介助が必要	

3	パーキンソン病における転倒防止

パーキンソン病の患者は、前かがみの姿勢になりやすく、小刻み歩行や突進歩行となり転倒しやすい。転倒予防に留意する必要がある。

<u>転倒予防</u>

- しっかりと背中を伸ばして、顔を上げる。
- 右足か左足か、先に出す足を決める。
- 歩き始めに、「いち、に、いち、に」と声を出すようにして、リズムをつける。
- 歩く際は、歩幅を大きくとり、腕を大きく振りながら歩く。
- 曲がるときは、大きく曲がるように意識する。
- ゆっくりと呼吸をしながら、落ち着いて歩く。

頻出ポイント

① パーキンソン病の歩行では、上肢を動かさず、腕を〔振らずに〕歩く動作がみられる。

② パーキンソン病が進行すると姿勢保持が困難になるため、食事の座位時に〔体幹〕を安定させるようにする。

③ ホーエン・ヤールの重症度分類III度以上、かつ生活機能障害度〔II〕度以上となる場合は、〔医療保険〕の訪問看護の対象となる。

6 頭蓋内圧亢進／脳ヘルニア

キーワード ☑頭蓋内圧亢進 ☑クッシング現象 ☑脳ヘルニア ☑除脳硬直

1 | 頭蓋内圧亢進

- 頭蓋内圧とは、頭蓋骨の内部にかかる圧のことで、60～200mmH₂O の間で一定に保たれている。頭蓋内には、脳実質（80%）・脳血液（10%）・脳脊髄液（10%）の三つの内容物が収められている。これら三つのうち、どれかの容積が増えた場合には、自動調節能により、それ以外の容積を減らすことで頭蓋内圧を一定に保つことが可能である。このような代償作用が機能できなくなった場合には、頭蓋内圧が上昇する。この状態が**頭蓋内圧亢進**である。具体的には、脳腫瘍・血腫・脳浮腫、脳脊髄液量の増加や吸収障害による水頭症などによって、脳脊髄液圧が 200mmH₂O 以上になると、頭蓋内圧亢進となる。
- 慢性頭蓋内圧亢進の症状は、頭痛、悪心・嘔吐、うっ血乳頭の三徴候がある。
- 急性頭蓋内圧亢進の症状は、意識障害、異常呼吸、血圧上昇、徐脈、瞳孔異常がある。脳血流量を維持するために、血圧を上昇させて脳に血液を送り込もうとするが、収縮期血圧が上昇する一方で、拡張期血圧は低下することから、脈圧の増大がみられる。さらに、血圧の上昇に対して圧受容器が反応し、上昇した血圧を一定に保とうと心拍出量を低下させるため、徐脈が起こる。このように、急な頭蓋内圧亢進により、**収縮期血圧の上昇と徐脈**が起こることを**クッシング現象**という。
- 頭蓋内圧亢進が進行すると、脳ヘルニアに移行して、重篤な意識障害に陥る。

2 | 脳ヘルニア

- 頭蓋内圧が一定以上に上昇すると、脳の変形だけでは耐えられず脳内の境界や隙間に脳が入り込み、脳組織の一部が側方または下方に押し出され、はみ出る。これを**脳ヘルニア**という。
- 脳幹にある中脳や延髄が障害されることにより、以下の症状がみられる。
  ①呼吸パターンの異常（浅速性の呼吸、呼吸停止、チェーン・ストークス呼吸）
  ②意図しない（不随意な）筋収縮
  - 除脳硬直（中脳や橋の障害）…頭が後ろに傾いて、両腕と両脚は伸びたままになる
  - 除皮質硬直（大脳皮質や白質の広範囲の障害）…両脚が伸び、両腕は曲がったままになる

頻出ポイント

1 頭蓋内圧亢進の代償期にある患者では〔脈圧〕の増大がみられる。

2 頭蓋内圧亢進によって、クッシング現象（血圧〔上昇〕、〔徐脈〕）がみられる。

3 くも膜下出血の再出血などで頭蓋内圧が亢進して、脳ヘルニアになると、〔チェーン・ストークス呼吸〕の出現、意識障害・意識消失となる。

引用・参考文献

1) 松原俊二, "脳血管障害", 脳・神経機能障害／感覚機能障害, メディカ出版, 2014, p.42, (ナーシング・グラフィカ 健康の回復と看護, 4).

7 感覚器

1 感覚器の疾患

キーワード ☑白内障 ☑メニエール病

1 老人性白内障

老人性白内障（**加齢性白内障**）は、成人期や老年期で発症する水晶体の代謝障害で、老化現象の一つである。

水晶体

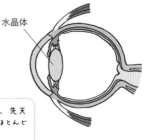

症状

視力障害
- **羞明**：光をまぶしく感じる。
- **霧視**：物がかすんで見える。
- **昼盲**：明るいところで見えにくくなる。
- **複視**：物が二重に見える。

白内障には老人性白内障、併発白内障、先天性白内障、外傷性白内障などがある。ほとんどが老人性白内障じゃ!

2 メニエール病

メニエール病は、めまい（主に回転性）、難聴、耳鳴りを特徴とする内耳性の病変である。

メニエール病の三主徴と予防・対処方法

症状	特徴	予防・対処方法
めまい	●突然・急激に発症（起き上がりや寝返り時の発症が多い） ●回転性のめまい、浮動性のめまいが生じる ●数時間から数日間持続	●部屋を暗くし、刺激を減らす ●臥床安静（安楽な体位） ●規則正しい生活 ●十分な睡眠 ●ストレス回避（誘発要因を明らかにして、対処行動をとる） ●たばこ、アルコール、カフェインの摂取を控える
難聴	●感音性 ●低音障害型 ●多くは一側性	
耳鳴り	●耳の閉塞感がある ●個人差がある	

| 3 | 皮膚の疾患 |

疾患名	症状	治療
アトピー性皮膚炎	● 紅色の湿疹 ● 瘙痒感 ● 搔破によって感染症に罹患	● 副腎皮質ステロイド薬 ● カルシニューリン阻害薬 ● シクロスポリン ● スキンケア（保清・保湿）
蕁麻疹	● 真皮に浮腫が生じ、膨疹となる ● 瘙痒感 ● 皮膚の軟らかく、弱い部分に限局性に発症	● 抗ヒスタミン薬 ● 重症の場合は、副腎皮質ステロイド薬
帯状疱疹	● 神経痛様疼痛 ● 神経の分布に沿った浮腫性の紅斑 ● 粟粒大から大豆大の水疱	● 抗ウイルス薬 ● 神経障害疼痛に対する内服（プレガバリン、ガバペンチン）
蜂窩織炎	● 局所の浮腫性紅斑 ● 局所の熱感、圧痛、潮紅	● 抗菌薬
疥癬	● 指間・指側腹・腋窩・外陰部など皮膚の軟らかい部分に粟粒大の丘疹 ● 強い瘙痒感	● 抗寄生虫薬（イベルメクチン） ● 駆虫薬（フェノトリン）
光線過敏症	● 首・両側頬部・手背に皮疹 ● 光線照射後 　短時間：蕁麻疹、紅斑、灼熱感 　数時間〜数日：皮膚炎様反応 ● 瘙痒感	● 外因性の場合：原因薬剤や原因物質を避ける ● 遮光 ● 皮膚炎に対しては、副腎皮質ステロイド薬

頻出ポイント

❶ 白内障では、〔水晶体〕が白く混濁する。

❷ 緑内障では、〔眼圧〕が上昇し、〔視野狭窄〕や〔視力低下〕が起こる。

❸ 〔抗コリン薬〕は眼圧を上昇させて緑内障が悪化するため、緑内障の患者には禁忌である。 ← ブチルスコポラミン臭化物、アトロピンなど

❹ メニエール病の原因は内耳の〔リンパ水腫〕である。〔ストレス〕や生活の乱れも原因と考えられている。

❺ 副鼻腔炎（蓄膿症）では、副鼻腔の〔粘膜〕に炎症が起こり、鼻水や膿が溜まる。症状が〔3カ月〕以上続く慢性副鼻腔炎の治療には薬物療法と外科的治療があり、内視鏡下副鼻腔手術を行う場合は、〔鼻腔〕から内視鏡を挿入する。術後、鼻腔、咽頭に溜まった分泌物は出血や滲出液のため、〔飲み込まない〕。

8 運動器

1 運動器の疾患

キーワード ☑骨折 ☑脊髄損傷

1 | 骨　折

a 骨折の種類

粉砕骨折	●骨片が三つ以上に分かれた骨折
開放骨折（複雑骨折）	●骨が折れると同時に周囲の軟部組織が損傷され、皮膚に傷口が開いた状態 ●**受傷後6〜8時間以内**に、感染防止のため洗浄や**デブリードマン**が必要
上腕骨顆上骨折	●小児の骨折で最多 ●合併症として神経麻痺や**フォルクマン拘縮**（**阻血性拘縮**）がある
大腿骨頸部骨折 大腿骨転子部骨折	●関節包内で骨折が起こるため、骨膜性仮骨が形成されない ●骨癒合が困難なため、偽関節や骨頭壊死を起こすことがある

b 大腿骨頸部骨折／大腿骨転子部骨折

大腿骨頸部骨折は股関節の関節包内で、**大腿骨転子部骨折**は関節包外で起こる。高齢者、特に骨粗鬆症の患者に多く、発生原因として最も多いのは**転倒**である。

> 回旋動脈が損傷すると、骨頭への血行不良が起こり、大腿骨壊死に陥る

寛骨臼　関節包
大腿骨頭
頸部
転子部
転子下

c 骨折の治療

- 骨折治療の基本原則は、**整復**、**固定**、**リハビリテーション**である。
- ギプス固定中は、循環障害・神経障害・皮膚障害などを起こす可能性がある。そのため、皮膚や爪の色の観察、動脈触知、浮腫、しびれ、知覚鈍麻などを観察する。
- 下肢ギプス固定後数日でしびれや痛みが生じた場合、**コンパートメント症候群**やギプス障害を疑う。

2 | 脊髄損傷

- **脊髄損傷**は、交通事故や転落などによって大きい外力（高エネルギー）がかかり、脊髄を損傷することである。
- 症状には、完全麻痺と不完全麻痺がある。完全麻痺では、損傷の部位から下部の神経が機能不全となり全く動かず、感覚もなくなる。
- 近年は、脱臼や骨折などがなくても生じる、**非骨傷性頸髄損傷**も増えている。非骨傷性頸髄損傷は高齢者に多く、転倒などが原因となる。

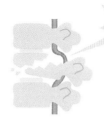

脊柱管内の
脊髄が損傷

中枢神経の損傷
四肢の
・運動麻痺
・感覚麻痺

脊髄損傷

損傷した部位によって、
症状の範囲が異なる

C1 に近づくほど
広範囲の麻痺

(文献1より転載)

損傷部位と特徴的な症状など

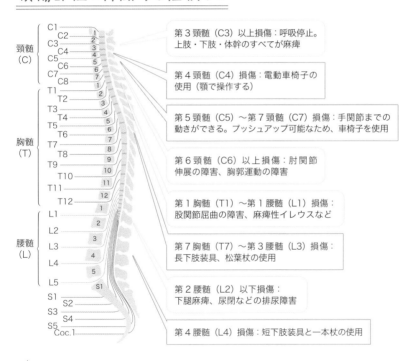

第3頸髄（C3）以上損傷：呼吸停止。
上肢・下肢・体幹のすべてが麻痺

第4頸髄（C4）損傷：電動車椅子の
使用（顎で操作する）

第5頸髄（C5）～第7頸髄（C7）損傷：手関節までの
動きができる。プッシュアップ可能なため、車椅子を使用

第6頸髄（C6）以上損傷：肘関節
伸展の障害、胸郭運動の障害

第1胸髄（T1）～第1腰髄（L1）損傷：
股関節屈曲の障害、麻痺性イレウスなど

第7胸髄（T7）～第3腰髄（L3）損傷：
長下肢装具、松葉杖の使用

第2腰髄（L2）以下損傷：
下腿麻痺、尿閉などの排尿障害

第4腰髄（L4）損傷：短下肢装具と一本杖の使用

頻出ポイント

1 脊髄損傷の受傷当日は、受傷した脊髄の浮腫や、麻痺による〔血管拡張〕があり、血圧は〔低下〕する。

2 第〔3〕頸髄（C3）以上を損傷すると、横隔膜や肋間筋などの呼吸筋が麻痺するため、〔人工呼吸器〕が必要となる。

③ 第 7 頸髄（C7）まで機能が残存していれば、〔橈側手根屈筋〕が機能するため、手関節の屈曲が可能である。

2 運動器に関する検査・治療・ケア

キーワード　☑ 徒手筋力テスト（MMT）　☑ 関節可動域（ROM）
　　　　　　☑ 廃用症候群(生活不活発病)　☑ 幻肢痛

頻出ポイント

① 〔徒手筋力テスト（MMT）〕は筋力を評価するための検査であり、評価は 0〜5 の 6 段階で行う。

② 関節可動域（ROM）には自分で動かすことのできる〔自動的〕関節可動域と、他者などの外力で動かすことのできる〔他動的〕関節可動域がある。関節自体の動きだけでなく、腱や靱帯の伸展性などの影響も受ける。 p.33 参照

③ ギプス固定後の廃用症候群（生活不活発病）予防として、関節を動かさずに筋収縮をする〔等尺性運動〕を行う。ギプス固定による入浴制限は〔ない〕ため、ビニールで覆うなど、ギプスが濡れないようにする。

④ 人工股関節全置換術を受けた患者は、〔腓骨神経麻痺〕予防のため、股関節軽度〔外転〕位・回旋中間位を保持するようにする。また、関節に負担をかけないように、就寝時はベッドを使用する。

⑤ 腰部脊柱管狭窄症などで腰痛がある場合は、腰椎の後屈やひねりなど腰椎への負荷を避け、物を持ち上げるときは〔体に近づけて〕持ち上げるように指導する。

⑥ 四肢を切断した部位では、〔幻肢痛〕を訴えることがある。義肢を装着した訓練を計画的に行い、退院後も義肢に慣れるよう訓練を続けていく。

⑦ 手指の再接着術後は、〔血流障害〕が生じやすい。創傷治癒に必要な酸素や栄養を創部に送るための血流が障害されると、〔壊死〕につながる。

引用・参考文献

1）萩野浩ほか編，"その他の外傷"．運動器．メディカ出版，2020，p.170，（ナーシング・グラフィカ EX 疾患と看護，7）．

9 腎／泌尿器／内分泌

1 腎疾患

キーワード ☑ 慢性腎臓病(CKD)

1 | 腎機能の病態生理

- 腎臓には、尿の生成だけではなく、水分量・電解質の量・酸塩基平衡を調節するはたらきやホルモンを分泌するはたらきがある。
- 酸塩基平衡は、肺（呼吸性）と腎臓（代謝性）によって保たれている。
- 体内の pH は 7.35～7.45 に保たれている。pH が 7.35 未満ではアシドーシス、7.45 より高いとアルカローシスとなる。

血圧の調整（レニン-アンジオテンシン-アルドステロン系）

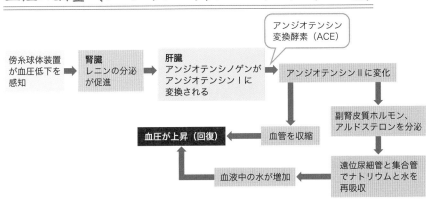

腎機能の障害

尿が生成されない		老廃物が排泄されず、浮腫や中毒を生じる
電解質のバランスが崩れる		**不整脈**の発生や、臓器のはたらきが障害される
酸塩基平衡が崩れる		代謝性アシドーシスが多くなる
ホルモン分泌が障害される	レニン（血圧上昇に関わる）	血圧が調整できない
	エリスロポエチン（赤血球を産生）	貧血になる
	ビタミン D（骨をつくる）	活性化できず、骨粗鬆症になりやすい

■腎機能の評価

腎機能は、血清クレアチニン（Cr）では筋肉量に左右され、血中尿素窒素（BUN）ではタンパク摂取量や尿量減少などの影響を受けやすいため、**糸球体濾過量（GFR）**、特にイヌリンクリアランスで評価される。なお、臨床的には、日本人を対象とした推算 GFR 値（推定糸球体濾過量、eGFR）が使用されている。

> 推算 GFR 値は以下の式で計算できる。
> 男性：194× 年齢 ^(-0.287)× 血清 Cr^(-1.094)
> 女性：194× 年齢 ^(-0.287)× 血清 Cr^(-1.094)×0.739
> ＊^ は累乗
> ＊この式では血清 Cr 値を用いる

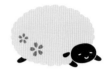

2 ｜ 慢 性 腎 臓 病 (CKD)

a 慢性腎臓病（CKD）とは

慢性腎臓病（CKD）は、腎機能の低下が続く状態のことをいう。以前は慢性の腎臓病を慢性腎不全（CRF）と呼んでいたが、心血管疾患（CVD）が併発するリスクは高く、腎疾患を早期に発見するために提唱されたのが慢性腎臓病である。

■慢性腎臓病の定義

以下の①②のいずれか、または両方が 3 カ月以上持続する場合をいう。
① 尿検査、血液検査などで腎障害が明らかである
　（特に、タンパク尿が出ている場合）
② GFR< 60mL/ 分 /1.73m^2
　（血液検査の血清クレアチニン〔Cr〕値による）

> 透析導入は、「慢性腎不全透析導入基準（厚生省科学研究・腎不全医療研究班、1991）」が使用されているのじゃ

b 透析療法

● 人工的に腎臓のはたらきを代行し、老廃物や水分を除去する治療法。
● 血液透析と腹膜透析の二つの方法があり、在宅血液透析も可能になってきている。
● 腎機能、臨床症状、日常生活障害度から総合的に判断して、長期透析療法への導入適応を決定する。腎機能は、**血清 Cr：8.0mg/dL 以上が目安**となる。

■血液透析

週に 2〜3 回、1 回 4〜5 時間かけて、血液を身体の外に取り出し、血液中の老廃物や余分な水分を取り除いた後、再び体内に戻す治療法である。シャントを造設し、その管理が必要となる。医療機関で行う。合併症として、透析導入初期には**不均衡症候群**、透析慢性期には**透析アミロイド症**（特に手根管症候群）と血圧変動に注意する。

■腹膜透析

腹部に透析液を入れ、腹膜を使って老廃物や余分な水分を取り除く治療法である。透析液の交換は 1 日に約 4 回、1 回の交換に 30 分程度かかる。透析液の交換は自宅や職場などで行うことができ、病院に行くのは月に 1〜2 回である。腹腔カテーテルを造設し、その管理と、入浴時の保護が必要となる。**腹膜炎**などの感染症に注意する。腹膜の状態を考慮し、5〜7 年で、血液透析へ移行することになる。

● 血液透析では、シャント側の腕で重い物を持ったり、血圧測定や採血を行わない。
● 腎臓で濾過される種類の薬剤は、腎機能が低下しているときは血中濃度が上昇しやすく、副

作用を起こす危険性が高くなる。一般用医薬品では、特に、かぜ薬・解熱薬・鎮痛薬・抗菌薬に注意する。

- **生野菜や果物**には、カリウムが多く含まれている。血液透析を受けている患者では、これらを制限なく摂取すると、カリウムが排泄されず、血液中に蓄積し、**高カリウム血症**を来す。カリウムは水に溶けやすく、熱に弱い性質があるため、煮る・焼く・炒めるなどの調理によって、減らすことができる。

頻出ポイント

① ネフローゼ症候群では、〔タンパク尿〕と〔低アルブミン血症〕がみられる。

② IgA腎症の確定診断の検査として、腎臓の組織を顕微鏡で調べる〔腎生検〕が行われる。

③ 急性糸球体腎炎による腎機能の低下によって、体内の水分やナトリウムが貯留し、血圧が〔上昇〕する。〔高血圧性脳症〕など、脳血管疾患のリスクが高くなるため、1日3回の〔血圧測定〕を行うようにする。

④ 血液透析を受けている患者への食事指導では、〔カリウム〕が多く含まれている〔生野菜〕や果物などの摂取を制限する。

2 下部尿路機能障害

キーワード ☑蓄尿障害 ☑排尿障害 ☑過活動膀胱 ☑尿路感染症

頻出ポイント

下部尿路機能障害

① 下部尿路機能障害の症状のうち、蓄尿障害には〔尿失禁〕と〔尿意切迫感〕などがあり、排尿障害には〔腹圧排尿〕などがある。

② 過活動膀胱では、少量の尿でも膀胱が過剰に収縮し、我慢できないほどの強い〔尿意切迫感〕が急激に起こり、〔頻尿〕となる。尿意をある程度我慢して膀胱を広げ、安定させる〔膀胱訓練〕が有効とされている。〔抗コリン薬〕など膀胱の収縮を抑える薬物療法や、電気・磁気治療などが行われることもある。

③ 導尿時のカテーテル挿入手技や管理が不適切な場合、医原性の〔尿路感染症〕を引き起こすことがある。尿量管理をし、自尿がある場合は、尿道カテーテルの使用を見合わせるようにする。

3 膀胱癌

キーワード　☑膀胱癌

頻出ポイント

膀胱癌

① 膀胱癌は〔男性〕に多く、〔高年齢〕層に多い。

② 膀胱癌は、〔経尿道的生検〕によって、がんの種類や浸潤度などを確認し、治療法を決定する。

③ 膀胱癌では、〔血尿〕がよくみられ、それにより、尿道が閉塞し、〔尿閉〕が生じることがある。貯留した尿を排出するために、緊急の処置が必要となる。

4 前立腺癌

キーワード　☑前立腺癌　☑前立腺特異抗原(PSA)

頻出ポイント

前立腺癌

① 前立腺癌の好発年齢は〔70歳〕以上である。〔リンパ節〕、〔骨〕、〔肺〕に転移しやすく、血清〔PSA値〕が高値となる。

② 前立腺癌の治療では、〔男性ホルモン〕の分泌を抑制する内分泌療法を行う。

③ 前立腺全摘出の直後は、ほとんどの場合、〔尿失禁〕を経験するが、半年後には回復することが多い。

④ 前立腺切除術を受けた場合、上行感染を予防するために尿量を確保する必要があり、〔水分摂取〕を促す指導を行う。

⑤ 前立腺切除術後は排便時に強くいきむと、血圧上昇によって〔出血〕する可能性があるため、いきまないように、また、便秘にならないように指導する。

5 内分泌系の疾患

キーワード ☑ホルモン負荷試験 ☑甲状腺機能亢進症

1 ホルモンの分泌異常

甲状腺
- 甲状腺ホルモンが過剰
→**バセドウ病**
- 甲状腺ホルモンが不足
→**橋本病**

副甲状腺
- パラソルモン（副甲状腺ホルモン、PTH）が不足→低カルシウム血症→**テタニー**

膵臓
- β細胞：インスリンが不足→糖尿病

卵巣
- 卵胞ホルモン（エストロゲン）が不足→性腺機能低下
- エストロゲンや黄体ホルモンが不足→月経異常

下垂体
- 成長ホルモン（GH）が過剰→巨人症、先端巨大症
- 成長ホルモン（GH）が低下→低身長症
- プロラクチン（PRL）が過剰→**無月経、乳汁分泌**
- 副腎皮質刺激ホルモン（ACTH）が過剰→コルチゾール過剰→ACTH依存性クッシング症候群

副腎
- 副腎皮質：糖質コルチコイドが過剰→ACTH非依存性クッシング症候群
- 副腎髄質：褐色細胞腫→カテコールアミン（アドレナリン、ノルアドレナリンなど）が過剰→高血圧など

精巣
- テストステロンが不足→性腺機能低下

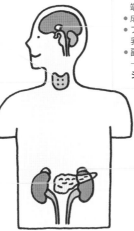

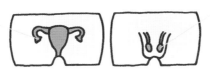

頻出ポイント

❶ 〔ホルモン負荷試験〕は、ホルモンの分泌異常が生じている部位の推定に用いられる検査である。分泌異常が疑われるホルモンの刺激物質・抑制物質を投与し、反応をみる。

❷ クッシング症候群では、〔満月様〕顔貌や〔中心性〕肥満がみられやすい。〔糖尿病〕、高血圧症、脂質異常症、骨粗鬆症、筋力低下、肺炎感染、うつ傾向などを合併しやすい。

❸ 〔褐色細胞腫〕では、副腎髄質あるいは傍神経節細胞などに発生する腫瘍からカテコールアミンが大量に分泌される。〔高血圧〕、〔高血糖〕、〔代謝亢進〕、〔頭痛〕、〔多汗〕は5主徴と呼ばれる。

甲状腺機能亢進症とは、甲状腺のホルモン分泌機能が過剰に高まることにより、全身にさまざまな症状が引き起こされる疾患の総称である。**バセドウ病**、甲状腺の腫瘍、甲状腺炎など、多岐にわたる。

バセドウ病の機序

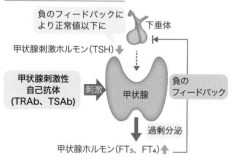

＊ FT$_3$ と FT$_4$ はタンパク質に結合していないフリーのもの

（文献1より転載）

バセドウ病の症状

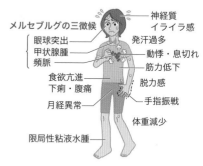

（文献1より転載）

■甲状腺機能亢進症の看護

甲状腺クリーゼ（未治療、もしくは甲状腺ホルモンのコントロールが不良な場合に、なんらかの強いストレスが加わって発症）や、無顆粒球症（抗甲状腺薬の副作用）などの異常の早期発見に努める。

頻出ポイント

① 甲状腺シンチグラフィは、〔放射性ヨード〕のカプセルを飲み、一定時間後、甲状腺に取り込まれた放射性物質を測定し、甲状腺の機能を評価する検査である。検査前は、1週間程度、〔ヨード制限〕食となる。

② 成人患者の甲状腺全摘出術では、甲状腺とともに〔副甲状腺〕も摘出される場合があるため、術後に副甲状腺ホルモンの分泌低下による〔低カルシウム血症〕が生じて、〔テタニー〕が起こる。

③ 甲状腺クリーゼの誘因として、肺炎などの〔感染症〕が多く、甲状腺ホルモンの過剰な状態に耐えきれなくなる。

6 糖尿病

キーワード ☑糖尿病性神経障害 ☑1型糖尿病 ☑2型糖尿病

1 | 血糖調節

血糖濃度の変化は膵臓と、間脳の視床下部で感知される。血糖濃度が高くなると、膵臓のランゲルハンス島にある β 細胞から、**インスリン**が分泌される。インスリンは、全身のほぼすべての臓器細胞にグルコースを取り込ませ、肝臓や筋肉でグルコースからグリコーゲンが合成されるのを促進する。また、間脳の視床下部は、副交感神経を通して β 細胞を刺激し、インスリンの分泌を増加させる。

■高血糖

● 食べ過ぎや運動不足、それに伴う肥満、ストレスのため過ぎなどが持続すると、インスリンのはたらきが悪くなり、高血糖になりやすくなると考えられている。肝臓からグルコースが溢れると、高血糖にならないように、膵臓からインスリンが分泌され、筋肉細胞にグルコースを取り込む。筋肉を動かさなければグルコースは筋肉には入らず、脂肪細胞に取り込もうとする。脂肪細胞もいっぱいになると、血中に溢れ出る。2 型糖尿病は、インスリンの分泌が増加することにより、膵臓の β 細胞が疲弊して起こる。

● 高血糖による典型的な症状は、**口渇**、**多飲**、**多尿**、体重減少、易疲労感などである。

■低血糖

● 低血糖の発症頻度が最も高いのは、血糖降下薬の効き過ぎである。

● 低血糖の影響を最も受けるのは、代謝の材料に糖質しか使えない脳であり、血糖値が 50 mg/dL 未満になると、脳がエネルギー不足に陥る。

● 低血糖の症状としては、発汗、心悸亢進、めまい、倦怠感、傾眠などがみられ、意識障害やけいれんが生じることもある。症状が現れた場合は、速やかに糖質の多い食品を摂取する。低血糖による異常行動、けいれん、昏睡がみられる場合は、グルコースの点滴を行う。

2 | 糖尿病の診断

日本糖尿病学会「糖尿病治療ガイド」より、以下の基準で糖尿病を診断する。
①早朝空腹時血糖値:**126mg/dL 以上**
② 75gOGTT（75g 経口ブドウ糖負荷試験）:200mg/dL 以上
③随時血糖値:200mg/dL 以上
④ HbA1c:6.5% 以上 ←- - - - - - - - - - - - - - - - - - -
①〜④のいずれかで「糖尿病型」と判定する。
初回検査で糖尿病と診断されなければ、別の日に 2 回目の検査を行う。

> HbA1c:赤血球の寿命である 120 日から、過去 1〜2 カ月間の血糖の状態を反映する値

- 血糖値が高くなると、**好中球の貪食機能が低下し**、**免疫反応が低下**する。さらに、高血糖では、**細い血管の血流が悪くなり**（微小〈細小〉血管障害）、酸素や栄養が十分に行きわたらず、細胞のはたらきが低下したり、白血球が感染部位に到達しにくくなったりして、感染リスクが高まる。内臓の血流も悪くなる。
- 微小血管障害から、糖尿病の**三大合併症**が起こり、進行順に、**糖尿病性神経障害、糖尿病網膜症、糖尿病性腎症**となる。実質的には、**知覚障害、視力障害、腎不全**となる。
- 糖尿病性神経障害では、**痛みを感じる神経も障害**されるため、症状が現れにくく、感染症に気づくのが遅れ、その間に疾患が進行してしまう。
- 一度細菌類に感染すると、インスリンを効きにくくする物質（サイトカインなど）が多くなり、血糖値は普段よりも高くなる。これが糖尿病の状態をより悪くし、感染症をさらに進行させる。

■フットケア

糖尿病による高血糖の状態が長く続くと、糖尿病足病変（潰瘍や壊疽）が生じる。足病変の予防には、**フットケア**が重要であり、毎日、足を観察する必要がある。

頻出ポイント

① 健常な成人において、血液中のグルコース濃度が低下した際、グルカゴンのはたらきで〔グリコーゲン〕を分解してグルコースを生成し、〔肝臓〕から血液中に放出する。

② 血糖値が〔70〕mg/dL を下回ると、低血糖症状が出現しやすくなる。低血糖症状には、〔冷汗〕、手指の振戦、動悸、不安感、顔面蒼白、頻脈、頭痛、空腹感、生あくび、目のかすみなどがある。血糖値が〔30〜50〕mg/dL を下回ると、傾眠や昏睡状態となる。

③ 低血糖症状になったときは、速やかに、経口や〔グルコース注射〕によって、〔糖質〕を補う。血糖値が 50mg/dL 以下になり、異常行動やけいれん、昏睡が現れたときは、〔グルコース点滴〕や〔グルカゴン製剤〕の投与を行う。

④ 〔無自覚性低血糖〕では、低血糖になると先行して起こるはずの、振戦、動悸、頻脈などの自律神経症状がないままに、意識レベルの低下、意識消失などの中枢神経症状に至る。

⑤ 現在、治療で用いられているインスリン製剤はすべて〔注射〕であり、経口投与はできない。インスリン製剤は凍結によって変性したり、注入器一体型の場合は注入器の故障の原因となるため、〔冷凍〕ではなく、2〜8℃の冷所で保存する。

⑥ 糖尿病の診断指標は〔血糖値〕と〔HbA1c〕である。

⑦ 2型糖尿病患者の2カ月後の外来受診日に、食事療法の長期的な評価の指標として最も適しているのは〔HbA1c〕である。これは、ヘモグロビンにグルコースが結合したもので、糖化ヘモグロビンといい、その値は、糖化ヘモグロビンの割合を〔パーセント〕で表したものである。赤血球の寿命が〔120日〕であることから、この値は、過去1〜2カ月の血糖値を反映しており、当日の食事や運動などの影響を受けない長期的な値と考えられる。

⑧ 1型糖尿病では、高度の〔インスリン分泌障害〕がある。

⑨ 2型糖尿病は、〔インスリンの作用不足〕が成因である。

⑩ 糖尿病の急性合併症には、〔糖尿病性ケトアシドーシス〕、〔高血糖高浸透圧症候群〕、〔低血糖症〕がある。

⑪ 糖尿病性ケトアシドーシスでは、重炭酸イオン（HCO_3）の血中濃度は〔低下〕する。また、〔クスマウル〕呼吸が起こる。

⑫ 軽い労作に従事している2型糖尿病患者の1日の適切な摂取エネルギー量（kcal）は〔標準体重（kg）×25（kcal）〕から算出する。タンパク質は総エネルギー摂取量の〔20〕％以下までとする。

⑬ 糖尿病の三大合併症のうち、最も早期に発症するのは〔糖尿病性神経障害〕であり、下肢の〔知覚〕鈍麻が起こる。

⑭ 糖尿病性神経障害は、末梢神経の感覚神経、〔運動神経〕に障害を認める。

⑮ 通院中の糖尿病の患者にフットケア教室を行う場合、下肢の感覚〔神経障害〕がある患者、〔足病変〕のリスクが予想される患者などが対象となる。

⑯ 糖尿病性末梢神経障害のある患者は痛みを感じにくくなっており、傷ができても気づかず、感染を引き起こすことにもつながるため、足病変予防法として、〔靴ずれ〕しないような靴を選び、素足ではなく、〔靴下〕を履くように指導する。

引用・参考文献

1）永田友貴．"甲状腺疾患"．腎／泌尿器／内分泌・代謝．メディカ出版，2020，p.338，（ナーシング・グラフィカEX 疾患と看護，8）．

4

成人看護学

9
腎
／
泌尿器
／
内分泌

10 性・生殖・乳腺機能障害

1 女性生殖器の疾患

キーワード ☑子宮頸癌 ☑子宮体癌 ☑乳癌

1 子宮頸癌・子宮体癌の手術と術後の性機能障害

子宮頸癌

子宮にできるがんの50～60%を占める。ヒトパピローマウイルス（HPV）の持続感染が主な原因。診断は細胞診を行った後、異常が認められた場合、コルポスコピー、子宮頸部組織診、場合により HPV 検査を行う。

子宮体癌

子宮体部、子宮内膜腺上皮から発生するがんで、50～60代の閉経後の女性に多い。エストロゲンの増加が原因の一つである。不正性器出血が早期からみられることが多い。

手術の種類と切除部分

—— 切除範囲　----- 付属器も切除する場合（疾患、進行度、年齢などから判断）

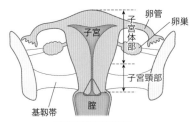

子宮頸部円錐切除術

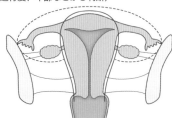

単純子宮全摘出術

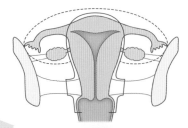

準広汎子宮全摘出術

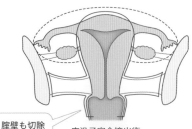

腟壁も切除

広汎子宮全摘出術
＊骨盤リンパ節郭清も行う

- 子宮の手術では、**術後1カ月以降**から性行為が可能となる。特に広汎子宮全摘出術では、**腟壁も切除**するため、性行為に障害を生じることがあり、パートナーへの指導も必要となる。
- 子宮体部を全摘出した場合、月経はなくなり、妊娠もしなくなる。

2	乳 癌

乳癌は日本人女性における悪性腫瘍の罹患率が1位のがんで、30代から増加傾向を示し、40代後半と、60代後半から70代前半でピークとなる。症状として、乳房にしこりがみられることが多い。

乳癌の診断までの流れと治療

自己検診

【視診】

（軽度）えくぼ徴候、腫瘤、乳頭からの分泌物
↓
皮膚萎縮
↓
皮膚潰瘍

右乳房は左手、左乳房は右手で指の腹を使い、触診する

異常があれば病院を受診

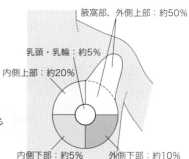

腋窩部、外側上部：約50%
乳頭・乳輪：約5%
内側上部：約20%
内側下部：約5%　外側下部：約10%

- 医師による視診、触診
- マンモグラフィー、超音波検査：腫瘤の数、大きさ、位置を確認
- （穿刺）細胞診、針生検：良性か悪性か診断
- CT検査、MRI検査：腫瘤の数、大きさ・位置、ほかの臓器の異常はないか確認
- センチネルリンパ節生検：リンパ節転移の有無を診断

乳癌の治療

局所療法：手術療法、放射線療法
全身療法：化学療法、ホルモン療法
集学的治療：局所療法と全身療法を組み合わせて行う

頻出ポイント

女性生殖器の疾患

① 子宮体部を切除する手術では、〔膀胱〕が隣接しているため〔排尿障害〕を来しやすい。 **p.41 参照**

② 乳癌の自己検診は、〔月1回〕の頻度で、〔月経開始〕から〔7〜10日後〕に実施するとよい。

③ 乳癌では、〔センチネルリンパ節〕を摘出する。このリンパ節に転移がなければ、それ以遠のリンパ節に転移している確率は非常に少ない。

④ 子宮筋腫は〔良性〕腫瘍である。発生する部位によって、〔筋層内〕筋腫、〔漿膜下〕筋腫、〔粘膜下〕筋腫がある。〔月経過多〕や〔不正性器出血〕による貧血、頻尿、腰痛などを生じたりする。

⑤ 子宮内膜症では、月経時に〔出血〕することで、卵巣子宮内膜症性嚢胞（チョコレート嚢胞）や腹腔内癒着の原因となる。年齢とともに発症率は〔上がる〕。

⑥ 卵巣腫瘍の初期は〔無症状〕のことが多く、検診などでの〔超音波〕検査で発見されることが多い。腫瘍が〔5〕cm以上になった場合は手術の対象となる。

男性生殖器の疾患

⑦ 糖尿病神経障害のある男性では、〔勃起障害（ED）〕を発症することがある。

⑧ 精巣腫瘍では〔精上皮腫（セミノーマ）〕が多く、〔青年〕期に発症する。

国家試験 問題 ［第111回 午後50問］

Q. 乳癌の患者に対する抗エストロゲン薬の副作用はどれか。

1. 低血糖
2. ほてり
3. 肺線維症
4. 末梢神経障害

A. 2 抗エストロゲン薬の主な副作用には、のぼせやほてり、発汗、月経異常などがある。

5

老 年 看 護 学

高齢者の特徴や看護で
間違いやすい問題を
Check!

*ロック解除キーは p.11 をご覧ください

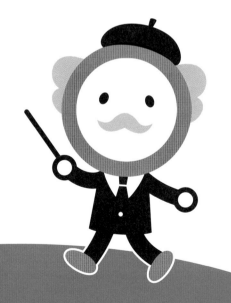

1 高齢者の特徴

1 老年期における身体機能の変化

キーワード ☑ 身体機能の変化 ☑ 加齢 ☑ 薬物動態

1 老年期における身体機能の変化

加齢によって、防衛力、予備力、適応力、回復力が低下することで、**恒常性維持機能**も低下する。

加齢に伴う心身機能の変化

呼吸器系	●気道クリアランスの低下　●肺コンプライアンスの低下 ●換気機能の低下
循環器系	●心機能の予備力低下　●収縮期血圧の上昇 ●運動負荷時に最大心拍数と一回拍出量、心拍出量が減少
消化器系	●胃粘膜の萎縮・蠕動運動の低下 ●薬物代謝酵素の活性が低下→薬物代謝が遅延
血液・造血器系	●骨髄の機能低下や、腸管からの鉄（Fe）吸収力の低下によって、造血能が減少 ●赤血球の破壊が亢進し、赤血球数が減少
免疫系	●胸腺が退化　●T細胞数の減少　●免疫機能の低下 ●ADLが高い高齢者や精神状態が良い高齢者は、免疫系の機能が保たれやすい
脳神経系 （認知機能/知能）	●短期記憶や記銘力の低下 ●流動性知能→緩やかに低下　●結晶性知能→保持されやすい
感覚器系	●水晶体の弾力性低下、毛様体筋の萎縮→老視 ●明暗順応の遅延、視野狭窄 ●高音域の音が聞き取りにくい→感音性難聴 ●嗅覚低下　●皮膚感覚や皮膚のバリア機能の低下 ●口腔内の乾燥 ●味蕾数や唾液分泌量の減少→味覚閾値の上昇
腎・泌尿器系	●糸球体濾過量の減少　●血清クレアチニン値の上昇 ●抗利尿ホルモン（バソプレシン）の分泌減少→脱水、頻尿
代謝系	●筋肉量の減少によって、基礎代謝量が減少 ●耐糖能が低下（インスリンの感受性低下によって、空腹時血糖は上昇）
運動器系	●エストロゲンの低下（閉経後の女性）→骨粗鬆症 ●歩行速度の減少　●円背 ●筋力低下（速筋線維（II型筋線維）の萎縮）
生殖器系	【女性】●子宮・卵巣・腟が萎縮　●子宮下垂・子宮脱が増加 【男性】●前立腺肥大による尿道の圧迫によって、排尿時間が延長

生理的老化の四原則（シュトレーラー）

①普遍性：生命体のすべてに起こる
②内在性：遺伝的にプログラムされている
③進行性：累積的に徐々に進行して起こる
④有害性：個体の機能を低下させ、生存に有害的に起こる

2 | 加齢による薬物動態への影響

高齢者の薬物動態の変化

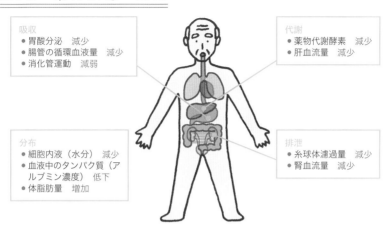

吸収
- 胃酸分泌　減少
- 腸管の循環血液量　減少
- 消化管運動　減弱

代謝
- 薬物代謝酵素　減少
- 肝血流量　減少

分布
- 細胞内液（水分）　減少
- 血液中のタンパク質（アルブミン濃度）　低下
- 体脂肪量　増加

排泄
- 糸球体濾過量　減少
- 腎血流量　減少

頻出ポイント

老年期における身体機能の変化

① 高齢者は、〔恒常性〕を保つための防衛機能や予備力などが低下する。

② 高齢者の体重に占める体水分量の割合は〔50〜55〕％である。

③ 加齢に伴う生理的記憶障害の特徴に、〔体験の一部〕を忘れることがある。

④ 記憶は、記銘、保持、想起の三つの要素から構成され、加齢によって低下するのは〔記銘力〕である。

⑤ 加齢によってメラトニンの分泌量は減少し、〔生体リズム（サーカディアンリズム）〕が変調し、入眠困難、中途覚醒、早朝覚醒、熟眠障害など睡眠の質も低下しやすくなる。

⑥ 加齢とともに肺や膀胱の〔弾性〕が低下し、〔心筋〕は線維化が進む。

⑦ 最大換気量は低下する一方、〔残気量〕は上昇する。

⑧ 腎臓内の血管の狭小化などによって、〔腎血流量〕は低下する。

⑨ 夜間の〔抗利尿ホルモン〕の分泌が減少し、夜間頻尿が起こりやすくなる。

⑩ 神経伝達物質の減少などによって、〔神経伝導速度〕は低下する。

⑪ 味蕾細胞数の減少、〔唾液〕分泌の低下などによって、〔味覚〕の感度は一般に低下しやすい。

⑫ 〔蝸牛〕の有毛細胞の喪失などによって、聴覚は加齢に伴い低下する。〔低音域〕よりも〔高音域〕の低下が大きい。

⑬ 老年期には、〔水晶体〕の弾力性は低下し、老視となる。

薬物動態、ポリファーマシー

⑭ 加齢によって〔肝臓〕の薬物代謝機能が低下するため、〔半減期〕は延長する。

⑮ 加齢によって〔体水分量〕が減少し、水溶性薬物の分布容積も減少するため、水溶性薬物の血中濃度は〔上昇〕する。

⑯ 加齢によって体脂肪量が増加するため、〔脂溶性薬物〕は体内に蓄積しやすくなる。

⑰ 高齢者は複数の疾患をもち、受診する医療機関が複数となることで、〔ポリファーマシー〕となりやすい。〔ポリファーマシー〕は、単に多くの薬剤を服用していることではなく、そのことで服薬過誤や副作用を起こしたり、服薬アドヒアランスが低下したりすることである。

2 　老年期の発達・変化／高齢者の QOL

キーワード　☑発達課題　☑ハヴィガースト　☑エリクソン　☑ペック　☑バトラー　☑エイジズム

1 　老年期の発達課題

ハヴィガースト	老年期の発達課題として、①体力と健康の衰退に適応、②引退と収入の減少に適応、③配偶者の死に適応、④自分の年ごろの人々と親密な関係を結ぶ、⑤社会的・市民的義務を引き受ける、⑥身体的に満足できる生活環境を確立する、の6項目がある
エリクソン	老年期の発達課題を**統合性**と**絶望**とした
ペック	老年期を三つの時期（①引退の危機－自我の分化、②身体的健康の危機－身体の超越、③死の危機－自我の超越）でとらえた
バトラー	年齢差別を意味する「**エイジズム**」を提唱し、高齢者への「回想法」の意義について述べた

p.204 参照▶

3 高齢者の生活と健康

キーワード ☑ ADL ☑ BADL ☑ IADL ☑ 高齢者の所得 ☑ 高齢者の就業
☑ 日常生活自立支援事業 ☑ 有訴者率

1 ADL（BADL と IADL）

- ADL とは、人が独立して生活するために行う身体動作の能力のことである。
- ADL は**基本的日常生活動作（BADL）**と**手段的日常生活動作（IADL）**とに分類される。

■評価方法

- BADL：カッツインデックス、バーセルインデックス（BI）、DASC-21
- IADL：ロートンの尺度、老研式活動能力指標、DASC-21

頻出ポイント

① 〔バーセルインデックス〕は日常生活動作を評価する方法の一つである。

② 高齢者の自立度で、服薬の自己管理ができるかどうかは〔IADL 尺度〕を用いて評価する。

③ IADL は、電話の使い方や料理、乗り物の利用など、〔高次の生活機能〕の水準を測定するものである。

④ 2022（令和 4）年の国民生活基礎調査によると、高齢者世帯の所得構造は〔公的年金・恩給〕による所得が 62.8％で、一番多くを占めている。

⑤ 2022（令和 4）年の就業構造基本調査では、65 歳以上 75 歳未満の〔高齢者の就業割合〕は 41.2％で、〔非正規職員・従業員〕の割合は成人期より多い。

⑥ 〔日常生活自立支援事業〕は、認知症高齢者など判断能力が不十分な人の権利擁護を目的としている。

⑦ 2022（令和 4）年の国民生活基礎調査における 65 歳以上の有訴者率は、人口千人当たり 418.2 であり、年齢が上がるほど〔増加〕する。有訴の内容では〔腰痛〕が最も多く、男女別では〔女性〕が多い。

⑧ 後期高齢者では、健康状態や生活機能、生活背景の〔個人差〕が大きいことを踏まえ、フレイルの予防や疾病の〔重症化〕予防が重要となる。

2 高齢者の看護

1 老年看護の倫理

キーワード ☑エイジズム ☑アドボカシー ☑成年後見制度 ☑虐待

1 高齢者の権利擁護

- **エイジズム**とは、年齢によるスティグマ（差別・偏見）のことで、高齢者という理由で能力が劣っているなど、否定的で不当な扱いをすることである。
- 高齢者など患者の権利を擁護し、意思を代弁することを**アドボカシー**といい、代弁者をアドボケイトという。

頻出ポイント

① 認知症高齢者など判断能力が不十分な場合でも、〔インフォームドコンセント〕は必要である。

② 〔成年後見制度〕は民法によって定められた制度であり、判断能力や責任能力が不十分な人の権利を守るためのものである。 p.288 参照

③ 〔成年後見制度〕で認められる後見人には、あらかじめ本人が依頼する〔任意〕後見人と、家庭裁判所が選定する〔法定〕後見人がある。

④ 虐待を受ける高齢者は〔女性〕のほうが多い。

⑤ 高齢者への虐待を発見した場合には、〔市町村〕へ通報することが〔高齢者虐待防止〕法で義務付けられている。

⑥ 後期高齢者医療制度を規定するのは、〔高齢者の医療の確保に関する法律（高齢者医療確保法）〕である。

2 高齢者の生活を支える看護

キーワード ☑廃用症候群 ☑フレイル ☑ロコモティブシンドローム ☑サルコペニア

1 | 廃用症候群（生活不活発病）

疾患などによる長期の安静臥床、活動制限などによる身体の不活動状態から生じる二次的障害を**廃用症候群**（生活不活発病）という。

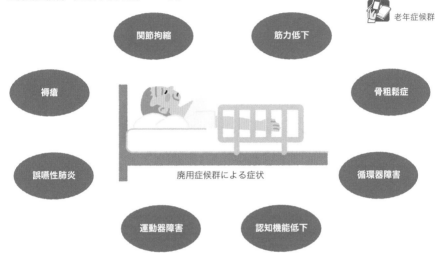

老年症候群

廃用症候群による症状

2 | 睡眠障害（不眠）

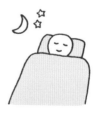

- 高齢者の睡眠は、中途覚醒や早朝覚醒、入眠困難、熟眠障害などの特徴がある。
- 睡眠段階3、4の深い睡眠が減少するため、熟眠感が得にくい。
- 睡眠の質を向上させるために、起床時はカーテンを開けて日光を浴びる。
- 昼寝は20～30分までとし、日中は趣味や娯楽など、適度な活動を勧める。

3 | 高齢者とのコミュニケーション

高齢者とのコミュニケーションでは、聴覚の変化を考慮し、ゆっくりと低い声で、子音をはっきり発音するように話し掛ける。

頻出ポイント

廃用症候群

1. 加齢に伴うさまざまな臓器機能の変化や、恒常性・予備能力の低下によって、健康障害に対する脆弱性が増加した状態を〔フレイル〕という。

2. 〔フレイル〕の診断基準の項目には、〔体重減少〕、握力低下、易疲労感、〔歩行速度〕の低下、日常生活活動量の低下の五つがある。

3. 運動器の障害のため移動機能に低下を来した状態を、〔ロコモティブシンドローム〕という。

4. 加齢や疾患によって、全身の筋肉が減少し身体の機能が低下した状態を〔サルコペニア〕という。スクリーニング方法である〔指輪っかテスト〕は、利き足でないほうのふくらはぎで測る。

食事、入浴、排泄への援助

5. 嚥下障害のある患者への食事介助では、〔一口量〕の少ないスプーンを使用し、嚥下したのを確認してから次の一口を口に運ぶ。

6. 誤嚥を防ぐため、食後 30 分〜1 時間程度は、座位または〔ファウラー位〕を保持する。

7. 高齢者の入浴では、〔38〜41〕℃の湯温とし、脱衣所と浴室の温度差を少なくし、〔ヒートショック〕や入浴中の〔熱中症〕を予防する。

8. おむつの使用は、高齢者の〔QOL〕や自尊心を低下させ、〔活動量〕も低下させやすくなるため、自立した排泄ができるよう援助する。

コミュニケーション

9. 感音性難聴の特徴として、音叉試験で〔健側〕の音が大きく聞こえる。

10. 感音性難聴では、〔気導〕聴力と〔骨導〕聴力の両方が低下する。

11. 老人性難聴は、内耳の蝸牛の機能低下によって起こる感音性の難聴で、〔高音域〕の聞き取りや会話の識別が困難になる。

12. 補聴器は〔小さい〕音で短時間から使用し始め、徐々に慣らしていく。

13. 補聴器には〔収音機能〕があるため、騒音の多い場所や大声での会話を避ける。

14. ポケット型補聴器は、〔手指の巧緻性〕が低下している高齢者でも操作しやすい。

3 高齢者の症候と疾患

1 高齢者に特有な症候・疾患と看護

キーワード ☑脱水 ☑低栄養 ☑骨粗鬆症 ☑変形性関節症 ☑前立腺肥大症
☑誤嚥性肺炎 ☑うつ病 ☑せん妄

1 高齢者の疾患の特徴

- 高齢者は、**疾患特有の症状が出現しにくく**、かつ症状が**非定型的**である。老化や別の疾患と思われることがあり、見逃されやすい。
- 防衛反応や予備力が低下するため、感染症に罹患しやすく、**重症化**しやすい。
- 嚥下反射や咳反射の低下から、**誤嚥**が起こりやすい。

2 脱水と低栄養

- 高齢者は、口渇中枢の感受性の低下や水分を多く含む筋肉量の減少、腎臓のナトリウム保持機能の低下などから**脱水**を起こしやすい。
- 高齢者は消化吸収能力の低下から、**PEM（タンパク質・エネルギー低栄養状態）** になりやすい。

■高齢者の1日の水分摂取量

30（mL）× 体重（kg） 脱水防止のために、十分な水分摂取が求められる。

■高齢者の栄養摂取量

	男性	女性
たんぱく質（推奨量）	60g/ 日	50g/ 日
脂質（目標量）	20〜30%エネルギー	20〜30%エネルギー
炭水化物（目標量）	50〜65%エネルギー	50〜65%エネルギー
食物繊維（目標量）	20g/ 日以上	17g/ 日以上

（文献1を参考に作成）

3 骨粗鬆症

- 骨密度が低下し、骨の強度が低下することで、わずかな外力でも骨折の頻度が増す。**血清カルシウム（Ca）、無機リン（P）、アルカリホスファターゼ（ALP）** の値は**正常**。
- 主な原因：加齢、エストロゲンの不足、ビタミンDやカルシウムの摂取不足など。
- 危険因子：閉経、糖尿病、リウマチ、副腎皮質ステロイド薬の服用、喫煙、アルコールやカフェインの過剰摂取。
- 骨折しやすい部位：脊椎椎体、大腿骨近位部、橈骨、上腕骨、肋骨。
- 骨代謝の改善のために、適度な運動や日光浴、カルシウムやビタミンDを多く含む食事を摂る。

■病態

- 機械的刺激などによって軟骨の破壊と増殖性変化を来し、関節周囲を取り囲む滑膜が慢性的に炎症を起こして関節が変性する一次性のものと、外傷や感染などによる二次性のものがある。
- 症状として、関節痛、関節可動域制限、歩行障害などがある。
- 変性した関節の部位によって、変形性股関節症、変形性膝関節症、変形性肘関節症などに分けられる。変形性膝関節症では、**内反変形（O脚）** を来すことが多い。
- 変形性膝関節症や変形性股関節症の増悪因子には、肥満や重労働がある。減量などで関節への負担を減らしたり、筋力を強化したりすると、進行を防ぐのに有用である。

変形性膝関節症

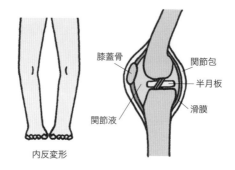

膝蓋骨
関節包
半月板
滑膜
関節液

内反変形

■治療

- 薬物療法には抗炎症薬（NSAIDs）の投与やヒアルロン酸の関節内注射がある。
- 保存療法で効果が得られない場合、骨切り術や人工関節置換術などを行う。
- 人工膝関節置換術や人工股関節置換術の術後は、翌日から関節可動域（ROM）訓練を行う。
- 退院後は関節の過度な屈曲は避ける必要がある。正座を避け、ベッドや椅子の使用を勧める。

国家試験 問題 ［第113回 午前89問］

 高齢者の健康障害の特徴はどれか。2つ選べ。

1. 原因を特定しやすい。

2. 症候が定型的である。

3. 若年者と比較して個人差は少ない。

4. 薬物による有害事象が出現しやすい。

5. 原疾患とは関連のない老年症候群が発生しやすい。

A. 4・5 老年症候群とは、加齢に伴う心身機能の低下に関連する症状や徴候である。

5 ｜ 前立腺肥大症

5

老年看護学

3 高齢者の症候と疾患

前立腺肥大症

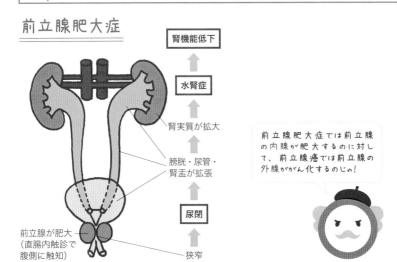

腎機能低下

水腎症

腎実質が拡大

膀胱・尿管・腎盂が拡張

尿閉

前立腺が肥大
（直腸内触診で腹側に触知）

狭窄

前立腺肥大症では前立腺の内腺が肥大するのに対して、前立腺癌では前立腺の外腺ががん化するのじゃ！

■病態
- 前立腺の内腺が肥大し、膀胱と尿道が刺激・圧迫されることで、頻尿や、排尿遅延、残尿感などの症状が生じる。50歳以上で急増し、夜間の頻尿で始まることが多い。
- 前立腺肥大症の臨床経過は、第1期（膀胱刺激期）、第2期（残尿発生期）、第3期（慢性尿閉期）の3期に分けられる。
- 放置しておくと膀胱結石や腎機能障害（水腎症や尿毒症）などを引き起こす恐れがある。

■治療
- 前立腺肥大症の手術は、経尿道的前立腺切除術（TUR-P）が代表的である。
- 薬物療法は、α_1遮断薬や5α還元酵素阻害薬を使用する。抗コリン薬の投与は禁忌である。

頻出ポイント

① 口腔内細菌の増加は、〔誤嚥性肺炎〕の原因になる。

② 高齢者に起こる脳血管障害は、加齢による動脈硬化の進行などの理由から、〔高血圧性〕脳内出血が多い。

③ 〔パーキンソン病〕は、ドパミンが分泌されなくなることで起こる疾患で、高齢者に多い。突進歩行、小刻み歩行が特徴的である。四大症状は、〔無動〕、〔振戦〕、〔筋強剛〕、〔姿勢保持障害〕である。p.171 参照

④ 〔胃食道逆流症〕は下部食道括約筋の弛緩によって食道内へ胃液が流出し、〔胸やけ〕を生じる。

⑤ 頸椎症は、加齢に伴い頸椎の椎間板や椎骨が変性・変形し、〔脊柱管〕や椎間孔が狭くなり、〔四肢のしびれ〕などの症状が出現する。

⑥ 〔萎縮性腟炎〕では、腟分泌液の減少によって外陰部瘙痒症や感染症が起こりやすくなる。

⑦ 〔老人性皮膚瘙痒症〕は、皮膚の乾燥が原因のことが多く、外気にさらされやすい下腿に発症しやすい。入浴後は瘙痒を誘発するため、〔保湿クリーム〕の使用を勧める。

⑧ 高齢者のうつ病では、頭痛、めまい、腹痛、消化器症状などの〔身体症状〕の訴えが多い。

⑨ 高齢者のうつ病は、意識障害や〔認知症〕と間違われることがあるため、鑑別が必要である。

⑩ 高齢者のせん妄を誘発する要因に、〔環境の変化〕や不眠があり、〔入院〕はせん妄のリスクが高い。

⑪ 高齢者では活動性が低下し、大腸の動きが弱くなると、大腸内に便が停滞して〔便秘〕になりやすい。

引用・参考文献

1) 厚生労働省. 日本人の食事摂取基準（2020 年版）. p.421.

6

小児看護学

子どもの成長・発達、
症候・疾患、看護で
間違いやすい問題を
Check!

＊ロック解除キーは p.11 をご覧ください

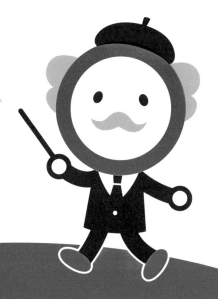

1 子どもの成長と発達

1 子どもの成長と発達に関する理論

キーワード ☑エリクソンの自我発達理論 ☑ハヴィガーストの発達課題
☑ピアジェの認知発達理論 ☑家族発達理論

1 発達課題

人間は発達の各段階において、特有の**発達課題**をもつ。発達課題とは、健全な発達を遂げるために、個人が属している社会が期待する知識・技術・態度などの行動を達成することである。

a エリクソンの自我発達理論
- **エリクソン**は人生の発達段階を八つに分け、それぞれの発達段階には発達課題（**心理・社会的危機**）があり、発達課題を克服することで獲得できる要素があると提唱した。
- 青年期における、「自分とは何か」という**アイデンティティ（自我同一性）の確立**を提唱した。

人間の発達段階と人間の強さ

	〈死〉		〈ポジティブな面〉	〈人間の強さ〉	〈ネガティブな面〉
老年期		第Ⅷ段階	統合性	英知	絶望
壮年期		第Ⅶ段階	生殖性	世話（ケア）	停滞
成人初期		第Ⅵ段階	親密性	愛の能力	孤立
思春期・青年期		第Ⅴ段階	アイデンティティの確立	忠誠心	役割の拡散
学童期		第Ⅳ段階	勤勉感	適格意識	劣等感
幼児期		第Ⅲ段階	主導性(積極性)	目的意識	罪責感
幼児初期		第Ⅱ段階	自律感	意思力	恥・疑惑
乳児期		第Ⅰ段階	基本的信頼	希望	基本的不信
	〈誕生〉				

b ハヴィガーストの発達課題
- **ハヴィガースト**は、個人が健全な発達を遂げるために、発達の各段階において達成しなければならない課題を**発達課題**とした。
- 身体成熟（歩行の学習など）に関するもの、社会文化（読みの学習や社会的責任など）から要求されるもの、自我や人格形成に関するものから、課題を設定している。
- それぞれの時期に生じる課題を達成すれば、その人は幸福になり、次の発達段階の課題の達成も容易になると提唱している。

ハヴィガーストによる発達課題

乳幼児期	・歩くことができるようになる ・固形物を食べられるようになる ・話すことを学習する ・排泄習慣を身に付ける　など
児童期	・日常的な遊びに必要な身体的技能を学習する ・遊び仲間とうまく付き合うことができるようになる ・読み・書き・計算の基礎的な能力が発達する ・個人的独立を果たす　など
青年期	・第二次性徴による身体の変化を受け入れる ・情緒的な独立を果たすとともに、経済的な独立の目安を立てる　など
壮年期	・配偶者を選択する ・配偶者との生活を学習する ・子どもを育てる　など
中年期	・大人として市民的・社会的責任を果たす ・一定の経済的生活水準を確立し、それを維持する ・生理的な変化を受け入れて適応する ・年老いた両親に適応する　など
老年期	・肉体的な力の衰退に適応する ・退職（引退）と収入の減少に適応する ・配偶者の死に適応する　など

C　ピアジェの認知発達理論

- ピアジェは**認知発達理論**を提唱し、すべての子どもに共通する認知プロセスを明らかにした。
- 認知発達理論は、生物がもっている遺伝的なものと環境との相互作用によって、認知を発達させていくという考え方から成り立つ。
- 子どもは、**感覚‐運動期、前操作期、具体的操作期、形式的操作期**の四つの段階で、同化と調節によって**シェマ**（子どもの知的活動や理解パターン）を拡大させながら発達していくとする。

ピアジェの認知発達理論

感覚‐運動期 （誕生〜2歳ごろ）	・おもちゃを振ったり握ったりしながら、自分の手がどう動くかを知るなど、身体活動によって外界を知る
前操作期 （2〜7歳ごろ）	・**自己中心的**な思考の時期 ・他者や周囲との相互作用をし続けることによって、自己中心的な考えを克服していく ・**アニミズム**（事物に意識や生命があると信じること）的な思考も特徴的
具体的操作期 （7〜11歳ごろ）	・物の高さ、長さ、幅などを理解できるようになり、系列化、分類、計算ができるようになる ・時間の流れに沿って、できることを順序付けられるようになる ・徐々に複雑な推論ができるようになるが、具体的な対象物から離れてしまうと、理論的な思考を行うことは難しい
形式的操作期 （11歳以降）	・理論的に物事をとらえられるようになり、仮説をつくり上げて予測・推理ができるようになる ・現在、過去、未来を自由に思考できる ・自分が信頼する特定の人物にすべてを受け止めてもらいたいという強いニーズをもつ ・傾聴され、共感的理解を示されることによって、自ら解決の糸口を見つけることが可能となる

2 | 家族発達理論

a 家族とは
家族を看護の対象に位置付けたのは、セルフケア理論を創設した**オレム**である。p.60 参照

b 家族発達理論とは
家族発達理論とは、エリクソンの提唱した個人の発達段階と同じように、家族にも発達段階が存在し、その段階特有の課題があるという理論である。

2 子どもの身体的・心理的・社会的発達

キーワード　☑免疫グロブリン　☑原始反射　☑身体的・心理的・社会的発達

1 | 免疫の発達

免疫グロブリンは、B細胞（リンパ球。白血球の一種）から分泌されるタンパク質である。免疫グロブリンのうち、IgA、IgG、IgMは、侵入してきた微生物などを不活化して、感染を防ぐ。

免疫グロブリンの変化

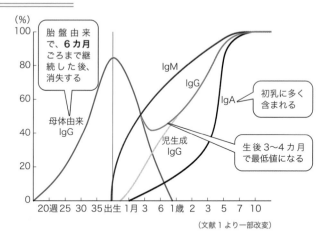

（文献1より一部改変）

2 | 原始反射

- 新生児・乳児には、**原始反射**がある。原始反射は、脊髄と脳幹の中枢神経によって生じる。
- 中脳・視床など高位の中枢が成熟していくと、消失し始める。

子どもの発達段階

- 新生児期：出生～生後28日（4週）未満
- 乳児期：出生～1歳未満
- 幼児期：1歳～就学前
- 学童期：就学～12歳（小学生）
- 思春期：10～18歳ごろ

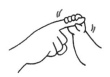

手掌把握反射

出現：出生時
消失：3〜4カ月前後

吸啜反射

出現：出生時
消失：1〜3カ月

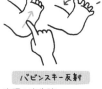

バビンスキー反射

出現：出生時
消失：1〜2歳ごろ

原始歩行様運動

出現：出生時
消失：2〜6週

モロー反射

出現：出生時
消失：3〜4カ月

3 ｜ 乳児の身体的発達と心理・社会的発達

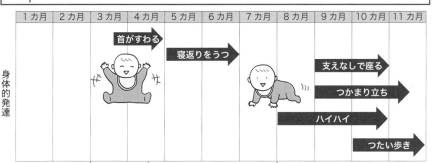

	1カ月	2カ月	3カ月	4カ月	5カ月	6カ月	7カ月	8カ月	9カ月	10カ月	11カ月

身体的発達

首がすわる
寝返りをうつ
支えなしで座る
つかまり立ち
ハイハイ
つたい歩き

社会的発達

生後2〜3カ月
あやすと顔を見て笑う、人が来ると泣きやむ

生後4カ月
顔を見分けることができるようになる

生後6〜8カ月
人見知りをするようになる

乳児の体重は、生後3〜4カ月で出生時の約2倍になるのじゃ！

情緒の分化

不快の情緒のほうが、快の情緒よりも早く発達する。生後３カ月ごろには、快・不快の区別がつくようになる。２歳までには著明な情緒が細分化し、５歳までには大人のもつ情緒がほとんど現れる。

身体の発育についての評価

- **パーセンタイル値**：乳幼児期の身体発育値。全体を 100 として、小さい順から大きい順に並び替えたときに何番目にくるかを示す。中央値は 50 パーセンタイル
- **カウプ指数**：乳幼児期の発育状態の評価
  体重（g）÷身長（cm）²×10 ←----------- 体重はｇで計算！
- **ローレル指数**：学童期以降の発育状態の判断
  体重（kg）÷身長（cm）³×10⁷
- **肥満度（%）**：幼児・学童期の子どもの肥満の判定

カウプ指数の範囲

13 未満　：やせすぎ
13 〜 15：やせ
15 〜 18：正常
18 〜 21：肥満傾向
22 以上　：太りすぎ

---

4 ｜ 幼児の発達

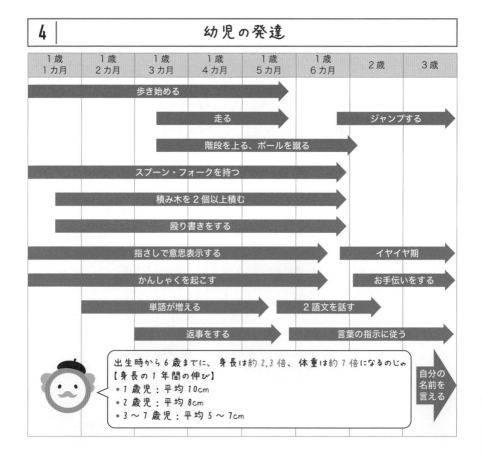

1歳1カ月	1歳2カ月	1歳3カ月	1歳4カ月	1歳5カ月	1歳6カ月	2歳	3歳

- 歩き始める
- 走る／ジャンプする
- 階段を上る、ボールを蹴る
- スプーン・フォークを持つ
- 積み木を２個以上積む
- 殴り書きをする
- 指さしで意思表示する／イヤイヤ期
- かんしゃくを起こす／お手伝いをする
- 単語が増える／２語文を話す
- 返事をする／言葉の指示に従う

出生時から 6 歳までに、身長は約 2.3 倍、体重は約 7 倍になるのじゃ
【身長の 1 年間の伸び】
- 1 歳児：平均 10cm
- 2 歳児：平均 8cm
- 3 〜 7 歳児：平均 5 〜 7cm

自分の名前を言える

■幼児の心理・社会的発達

- **基本的生活習慣の獲得**：食事、排泄、睡眠、清潔、衣類着脱など。基本的生活習慣を確立するため、必要な活動が自分でできることを目標にする。
- **社会的生活習慣の獲得**：ルールなどの社会・文化的規範を獲得する。

頻出ポイント

1 エリクソンの発達課題における〔自我同一性（アイデンティティ）の確立〕は、思春期の特徴である。〔自我同一性の確立〕が十分にできないと混乱や逃避を起こしやすくなる。

2 〔ボウルビィ〕は、赤ちゃんが母親にしがみつくのは〔愛着（アタッチメント）〕の欲求を満たすための行動であるとした。

3 小児のバイタルサインを計測するときは、啼泣を避けるために、〔呼吸〕→〔脈拍（心拍）〕→〔体温〕の順に測定する。特に、乳幼児の心拍数は授乳、食事、啼泣などによって影響を受けやすく、〔安静時〕に測定することが望ましい。

4 パラシュート反射は、生後〔半年〕から〔10カ月〕程度で現れる。9～10カ月健診で〔発達異常〕の有無を確認するために用いられる。原始反射と異なり消失はしない。

5 1歳半ごろは一人遊びが主流である。3歳ごろには仲間と同じ遊びをしていても積極的なやり取りはみられない〔並行〕遊びや、同じ遊びを展開するがルールや役割は明確でない〔連合〕遊びが中心となる。4～5歳になると、ルールや役割に基づく〔共同〕遊びが盛んになる。

6 タブレットやスマートフォン、パソコンは子どもでも簡単に扱え、時や場所を問わず家族や友人と交流できる。一方、長時間利用することによって、子どもと保護者の直接的な接触の減少、〔生活の乱れ〕、〔運動不足〕、〔SNSトラブル〕、〔いじめ〕、視力低下などの問題が生じる。

7 新生児の睡眠時間は〔15～18〕時間で、その後徐々に減少し、学童期には成人とほぼ同様になる。〔レム睡眠〕は成人では一晩に4～5回だが、乳児では〔7～10〕回で、ノンレム睡眠よりも多い。5歳ごろには、レム睡眠の割合は成人と同様になる。

8 第二次性徴は、乳房発育（女児）、変声（男児）、陰毛発生、腋窩毛発生、〔初経／精通〕、〔骨端線閉鎖〕の順に起こる。

引用・参考文献

1）佐東美緒．"乳児期の子どもの成長・発達と看護"．小児の発達と看護．メディカ出版，2023，p.90，（ナーシング・グラフィカ 小児看護学，1）．

2 子どもと家族の看護

1 子どもの成長・発達に応じた生活への支援

キーワード ☑事故防止 ☑予防接種

1 事故の防止

a 乳幼児の事故

■乳幼児期に多い事故

- 幼児は歩けるようになったことで活動範囲が広がり、興味や関心、好奇心のままに衝動的に動いてしまう傾向がある。しかし、危険を回避するための運動機能や認知機能は未熟である。
- 0歳児の死亡事故の1位は、**窒息**である。
- 生後5〜6カ月は、口に物を入れて確かめる時期で、誤飲、窒息のリスクが高い。
- テーブルや踏み台に上がっての転倒・転落や、浴槽をのぞき込んで転落したことによる溺水といった事故を起こしやすい。

■事故防止

- 事故のリスクの要因を理解し、リスクを適切にアセスメントし、リスクが高い場合には看護計画立案などで対応する。
- 乳児の口の大きさはおよそ**直径32mm**である。誤飲・窒息を防ぐため、32mmより小さいものはベッドの周りに置かないようにする。
- ベッドからの転落を防ぐために、家族や医療従事者が少しでも目を離したり、その場を離れたりする際は、ベッド柵を必ず一番上まで上げる。
- パンフレットの提示やベッド周囲に注意書きを貼るなど、注意喚起をする。また、ベッド内の環境整備をする。
- うつぶせ寝は**乳幼児突然死症候群（SIDS）**の危険因子の一つのため、仰向けに寝かせるようにする。

> ### 乳幼児突然死症候群（SIDS）
> 予兆や既往歴のない乳幼児が突然死亡する、原因不明の疾患。1歳になるまでは仰向けに寝かせる、できるだけ母乳で育てる、禁煙する（受動喫煙の防止も含む）ことで、SIDSのリスクを減らすことができる。

b 事故防止に関する家族への指導

事故防止対策として、子どもの成長・発達段階の特徴がどのような事故につながるのかを指導する。

家族への指導例

- 子どもは認知（理解力）が発達している途中であると伝える。
- 家族が自責の念をもつような指導はしない。

2 ｜ 感染症と予防接種

- ワクチンは A 類疾病と B 類疾病に分けられる。
- B 類疾病には、季節性インフルエンザと高齢者の肺炎球菌感染症がある。

予防接種の対象疾患（A 類疾病）

疾病名	種類	接種時期
ジフテリア 百日咳 破傷風 急性灰白髄炎 （ポリオ） 〔4種混合（DPT-IPV）〕	不 *1	• 第 1 期：生後 3～12 カ月の間に 20～56 日の間隔をおいて 3 回 　追加接種は 3 回目の接種から 6 カ月以上の間隔（標準的には 12～18 カ月の間隔）をおいて 1 回 • 第 2 期：11～12 歳の間に 1 回 生後 3～12 カ月の間に 20～56 日の間隔をおいて 3 回 追加接種は 3 回目の接種から 6 カ月以上の間隔（標準的には 12～18 カ月の間隔）をおいて 1 回
B 型肝炎	不	生後 2 カ月、3 カ月、7～8 カ月の計 3 回
Hib 感染症	不	生後 2～7 カ月の間に接種を開始し、27～56 日の間隔をおいて 3 回 追加接種は 3 回目の接種から 7～13 カ月後に 1 回
肺炎球菌感染症 （小児）	不	生後 2～7 カ月の間に接種を開始し、27 日以上の間隔をおいて 3 回 追加接種は 3 回目の接種から 60 日以上の間隔をおいて 1 回
結核（BCG）	生 *2	生後 5～8 カ月の間に 1 回
麻疹（はしか） 風疹	生	• 第 1 期：生後 12～24 カ月の間に 1 回 • 第 2 期：5 歳以上 7 歳未満の間で、小学校入学前年度の 1 年間（4 月 1 日～3 月 31 日）に 1 回
水痘（水ぼうそう）	生	生後 12～36 カ月の間に 1 回、1 回目の接種から 3 カ月以上経過（標準的には 6～12 カ月後）してから 2 回目
日本脳炎	不	• 第 1 期：3～4 歳の間に 6～28 日の間隔をおいて 2 回 　追加接種は 2 回目の接種からおおむね 1 年を経過した時期に 1 回 • 第 2 期：9～10 歳の間に 1 回
ロタウイルス感染症 （1 価）	生	• 生後 6 週（2 カ月）～24 週までの間に 2 回 • 生後 6～14 週 6 日の間に 1 回、1 回目から 27 日以上の間隔をあけて 2 回目
ロタウイルス感染症 （5 価）	生	• 生後 6 週（2 カ月）～32 週までの間に 3 回 • 生後 6～14 週 6 日の間に 1 回、1 回目から 27 日以上の間隔をあけて 2 回目、2 回目から 27 日以上の間隔をあけて 3 回目
子宮頸癌（HPV）	不	• 小学校 6 年生～高校 1 年生相当の女子 • 1 年以内に計 3 回

＊1：不活化ワクチン　＊2：生ワクチン

小児に多い感染症と登園・登校の基準（学校保健安全法）

インフルエンザ	発症後 5 日、かつ、解熱後 2 日（幼児は 3 日）が経過するまで
百日咳	特有の咳が消失するまで、または、5 日間の適正な抗菌薬による治療が終了するまで
麻疹（はしか）	解熱した後 3 日を経過するまで
流行性耳下腺炎 （おたふくかぜ）	耳下腺、顎下腺または舌下腺腫脹が発現した後 5 日間を経過し、かつ、全身状態が良好となるまで
風疹	発疹が消失するまで

頻出ポイント

1 子どもの皮膚は脆弱で、〔水分保持機能〕が未熟なため、おむつの使用中に、下痢によって排便回数が増えると肛門部、殿部に発赤やびらんを起こしやすい。〔殿部浴〕（38〜39℃）などで〔清潔保持〕を心掛ける必要がある。

2 児童虐待には、殴る、蹴るなどの〔身体的〕虐待、子どもに性的行為をする・見せるなどの〔性的〕虐待、言葉による脅し、無視、差別的扱いなどの〔心理的〕虐待、家に閉じ込める、食事を与えない、不潔にするなどの〔ネグレクト〕がある。心理的虐待は年々〔増加〕傾向にある。

3 虐待を受けている子どもの健康状態の特徴として、〔体重増加不良〕、〔低身長〕、〔外傷〕が多い、病気の放置、〔清潔の保持不足〕（皮膚、口腔）、発達の遅れ、〔情緒行動問題〕、予防接種の不十分さ、〔乳幼児健診〕の未受診などがある。

4 日本が 1994（平成 6）年に批准した〔子どもの権利条約〕では、54 カ条の子どもの権利が明記され、特に弱者に対する〔権利擁護（アドボカシー）〕活動が行われている。子どもは社会の中で保護された存在であるとともに、権利を行使する主体である。子どもの権利として大きく、生きる権利・育つ権利・守られる権利・参加する権利がある。

5 子どもの日常の治療、処置、ケアでは、子どもへの〔説明〕や〔意思確認〕を行う。子どもが〔主体的〕に治療やケアに参加することが保障されなければならない。

6 権利擁護（アドボカシー）を実践する人を〔アドボケイト〕と呼ぶ。子どもの代弁者としての役割を担う。

2 病気の子どもと家族への看護

キーワード ☑️病気の理解 ☑️プレパレーション

1 病気の子どもへの対応

a 病気の理解

乳児期

病気を明確な概念として理解することはできない。

幼児期

2歳ごろから病気の理解が始まり、次第に病気を罰としてとらえるようになる。

学童期

外部からの原因と、その影響で病気になると理解できる。

思春期

病気に関する理解が成人に近くなる。

b 手術前の幼児への看護

プレパレーションとは、「何をされるかわからない」という子どもの検査や処置に対する不安感を最小限にするための援助で、**心理的準備**である。

プレパレーション

①子どもに情報を伝える
②情緒的表出を後押しする（子どもの気持ち
　を受け止める）
③病院のスタッフと信頼関係をつくり上げる

> **ディストラクション**
>
> ディストラクションとは、五感を刺激して気を紛らわすことであり、乳児から幼児までを対象にして、痛みを伴う処置・検査に有効である。絵本や音楽、おもちゃ、保護者や医療者の気を紛らわすような声掛けもディストラクションの方法の一つになる。

c エンド・オブ・ライフ（終末期）の子どものケア

エンド・オブ・ライフ（終末期）における子どもへの看護では、基本的に**子どもと家族の希望は最大限に取り入れて、思いに寄り添う援助**をする。

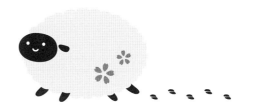

国家試験 問題 ［第107回 午前78問］

Q. Aちゃん（8歳、女児）は、白血病の終末期で入院しているが、病状は安定している。両親と姉のBちゃん（10歳）の4人家族である。
Aちゃんの家族へ看護師が伝える内容として適切なのはどれか。

1.「Aちゃんは外出できません」

2.「Bちゃんは面会できません」

3.「Aちゃんが食べたい物を食べて良いです」

4.「Aちゃんよりもご家族の意思を優先します」

5.「Aちゃんに終末期であることは伝えないでください」

A. 3

1：Aちゃんの希望を聞かずに外出を禁止しているため、不正解。
2：家族であるBちゃんの気持ちを受け止めず、否定しているため、不正解。
3：Aちゃんの希望を受け入れているため、正解。
4：Aちゃんの意思を尊重していないため、不正解。
5：Aちゃんに対して、嘘をつくことになるため、不正解。

d 病気の子をもつ親への看護

家族への支援では、親の心配事や不安に共感しながら、親が子どもの治療や、家庭療育の維持のための役割を果たしていけるようにする。

子どもの状態に対する支援

- 子どもの状態や治療の内容、入院期間、症状の見通し、予測されるきょうだいの反応を伝える。

生活に関する支援

- 長期の療養が必要な場合は、親の離職を防止し、きょうだいを祖父母に長期間預けたり、保育園に入園させたりといった家族外の資源を得て、療養生活と家族の生活を維持する必要が生じる。
- 家族構成、家事や就業の調整、きょうだいの世話、経済的な支援の必要性などを情報収集し、家族の誰かに過重な役割負担が生じていないか、家族が葛藤や機能不全を起こしていないか、療養に必要なケアが家族の生活に無理なく組み込まれているかをアセスメントする。
- 必要に応じて、社会資源の紹介やソーシャルワーカーとの協働を行う。

親自身の健康状態への支援

- 親が付き添いをしている場合、きょうだいの世話や家事、仕事などが過重になり、親の心身の負担になっていないかをアセスメントする。
- 親自身の食事、休息、入浴などの基本的な生活行動が難しくなっている場合がある。身体的な状態を気に掛け、声を掛け、親自身の時間を設ける支援を行う。

医療的ケア児

人工呼吸器や胃瘻の使用、痰の吸引などの医療的ケアが日常的に必要な子ども。 p.105 参照▶

療養に必要なスキルを身に付ける支援

- 教育的支援を行い、ケアの方法とその根拠を伝える。受診や対応の必要性を判断できるように支援する。
- ウイルス感染に伴う発熱のクーリング方法や医療的ケア、経管栄養の方法などがある。

3 | 検査や投薬を受ける子どもと家族への看護

キーワード　☑ 腰椎穿刺　☑ 与薬

1 | 子どもへの腰椎穿刺

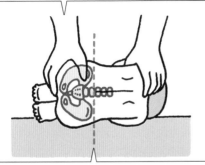

乳児の場合、頭頸部と骨盤をしっかり支え、背中を丸めて椎骨間をしっかり広げる

両側の腸骨稜の頂点を結んだヤコビー線上を基準に、第3〜4腰椎間（または第4〜5腰椎間）に穿刺する

- 厳重な滅菌操作を行う
- 穿刺前の飲食は避ける
- 検査について説明し、不安を軽減する
- 穿刺前に排尿・排便を済ませたことを確認する
- 髄圧測定時の緊張緩和を行う
- プライバシーを保護する
- 保温を行う

検査・処置への主体的な参加を促す技術

- 幼児期の子どもには、恐怖心をあおらない内容で、おもちゃなどを用いて、検査・処置の目的や方法などを説明する。親にも同席してもらう。体位保持、安静の必要性などについても、ポイントを押さえて説明する。
  例：「動くとうまくできないから、消毒するときは、じっとしていてね」
  　　「ちっくん、がんばろうね」
- 学童期の子どもには、絵や模型を用いて具体的に説明する。親にも同席してもらう。

2 | 乳児への与薬

少量の水や微温湯で薬を溶かし、哺乳瓶の乳首やスプーンに入れ、すばやく乳児の口に含ませて飲ませる。

絶対ダメ！
- ハチミツに溶かす
  →乳児ボツリヌス症を起こす危険性があるため、生後1歳未満の乳児にハチミツを与えてはダメじゃ！
- ミルクに混ぜると苦くなる。ミルクなど、今後嫌いになると困るものとは混ぜないようにするのじゃ！

3 子どもの症候・疾患と看護

1 急性症状・疾患

キーワード ☑ γ-グロブリン製剤 ☑ 川崎病 ☑ 急性細気管支炎

1 γ-グロブリン製剤のアレルギー反応

a γ-グロブリン製剤とは
- γ-グロブリン製剤は、免疫グロブリン療法に用いられる薬剤で、炎症を抑えたり、毒素を中和したり、リンパ球や血小板のはたらきを抑えたりする効果をもつ。
- 川崎病では、γ-グロブリン製剤の点滴静脈内注射が行われることが多い。

b γ-グロブリン製剤の副作用（有害事象）
- γ-グロブリン製剤の重大な副作用として、アナフィラキシーショック（アレルギー反応）がある。
- 症状：膨隆疹、喘鳴、口唇のチアノーゼ

2 川崎病

a 川崎病とは
- 川崎病は原因不明の**全身性血管炎**で、4歳以下での発症が8割を占める。男児に多い。
- 主要症状：①発熱、②両側眼球結膜の充血、③口唇の紅潮、いちご舌、口腔・咽頭粘膜のびまん性発赤、④発疹、⑤四肢末端の変化（急性期：手足の硬性浮腫、手掌・足底または指趾末端の紅斑／回復期：指先からの膜様落屑）、⑥急性期における非化膿性頸部リンパ節腫脹。
  →①〜⑥のうち、五つ以上がみられる。
- 合併症として、**冠動脈瘤**ができることがある。予防として、抗血栓療法や抗凝固療法を行う。

b 退院時の指導
- アスピリンなどの抗血小板薬の服用が継続される可能性はあるが、**運動制限はない**。
- **退院後の日常生活に制限はない**。
- γ-グロブリン製剤にはさまざまな抗体が含まれ、早期に予防接種を実施しても免疫力がつかず、接種の意味がなくなる可能性がある。そのため、接種は**退院後6カ月以降**に行う。

3 急性細気管支炎

- **急性細気管支炎**とは、RSウイルス感染症を代表とする、細い気道に起こる感染症である。冬季に流行し、2歳未満の子どもに多い。特に6カ月未満の乳児では重症化することがあるため、注意する。
- 急性細気管支炎では、喘息と似たゼーゼーという呼吸音（呼吸性喘鳴）や咳、痰がみられ、**強い呼吸困難**を示すこともある。呼吸状態をアセスメントする。
- 一般的に、SpO_2が95%以下、PaO_2が60Torr以下になると、酸素投与を行う。

2 | 慢性的な疾患・障害がある子どもと家族への看護

キーワード ☑脳性麻痺 ☑斜視 ☑小児気管支喘息

1 | 脳性麻痺

a 脳性麻痺とは

- 脳性麻痺（CP）は、受胎から生後4週までの間に生じた脳の非進行性病変に基づく、永続的な、しかし変化しうる、運動障害や姿勢・反射の異常である。
- 運動障害や姿勢・反射の異常のほか、筋緊張の異常や不随意運動、自閉症、注意欠如・多動症（ADHD）、学習障害（LD）、嚥下障害、てんかんなどさまざまな合併症がある。
- 四肢の変形や関節拘縮、側弯が進行することが多い。

b 脳性麻痺の児をもつ親への支援

家族が介護できない状況になった場合や、要介護者を在宅でケアしている家族の心身の疲労を軽減するため、親・家族への支援として、レスパイトを目的とする入院など、社会資源の活用を検討する。

2 | 斜視

斜視は、片方の目が見たいものを見ているときに、もう片方の目がそれと違う方向を向くことである。子どもの約2%にみられる。両目が正面を見ているときの黒目の位置によって、内斜視、外斜視、上斜視、下斜視に分けられる。

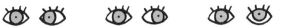

斜視

内斜視　　外斜視　　上斜視　　下斜視

3 | 小児気管支喘息

a 小児気管支喘息とは

小児気管支喘息では、慢性の気道炎症と気道過敏性の亢進が生じる。気道狭窄による咳嗽や喘鳴、呼気の延長を伴う呼吸困難などを繰り返す疾患である。

b 小児気管支喘息の患者・家族への指導

喘息の指導

- 喘息の診断が初回の場合や、入院を繰り返している場合には、喘息指導を行う。発作の程度、発作時の対応と受診のタイミングなどについて説明し、治療の継続の重要性や自宅での環境整備などについて、子どもと家族の理解が得られるように説明する。
- 喘息症状の長期管理として、薬剤（吸入ステロイド薬、抗アレルギー薬）によるコントロール、アレルギー反応を予防するための家庭内の環境調整や、発作時の対応への指導が必要である。

説明内容の例

- アレルゲンを取り除く（できるだけじゅうたんやカーペットを使用しないようにして、ほこりやハウスダストを取り除くなど）。
- 定期的な内服・吸入を行う。
- 部屋の室温や湿度を一定に保つ。
- 親が喫煙者の場合は、たばこの影響を伝える。

> **受診の目安**
>
> - 初めて喘息の発作が出た
> - 吸入薬を使用しても発作が治まらない
> - 発作がひどく、眠れない
> - 呼吸ができず、チアノーゼになっている

4 | 慢性疾患をもつ子どもと地域・多職種との連携

- 疾病や障害のある子どもには、治療や成長に伴うこと、学校、仲間関係、疾患の自己管理などにおいて、多くの専門職が関わっている。
- 慢性疾患や障害のある子どもと家族に対しては、都道府県などが相談支援体制（関係機関との調整、療育相談、連携会議への参加など）を整備している。
- 学童期では、健康状態に合わせて入院や通院の予定を調整し、登校を勧める。
- 子どもと親の承諾を得て、学校側と情報交換し理解を促す。
- 子どもの成長発達に応じた社会生活が送れるように支援する。

> **小児の 1 型糖尿病**
>
> 1 型糖尿病の治療の目標は、良好な血糖コントロールを継続することであり、糖尿病でない子どもと同じように日常生活を送ることができるようにする。
> 1 型糖尿病による頻回な低血糖や幼児の重症低血糖は、永続的な認知障害をもたらす可能性があり、可能な限り回避する。子どもがうまく療養行動をとるためには、子ども自身に、注射や血糖測定が自分の身体に必要だと理解させることが大切である。また、注射や血糖測定の手技が確立されてからも、外来や小児糖尿病キャンプで、糖尿病に関する知識や注射などの手技を確認するなど、継続的な教育を行う。

3 先天性疾患がある子どもと家族への看護

1 21トリソミー(ダウン症候群)

- 21トリソミー(ダウン症候群)は、21番目の染色体の過剰による疾患で、発達遅滞、四肢の緊張低下、小頭症、低身長、特徴的顔貌がみられる。
- 約50%で、心臓血管系合併症である心室中隔欠損症や動脈管開存症がみられる。
- 消化器合併症として、十二指腸閉鎖または狭窄、ヒルシュスプルング病(先天性巨大結腸症)などの消化管奇形がみられる。
- 甲状腺機能低下症、けいれん、易感染がみられることがある。また、白血病にかかりやすくなる。

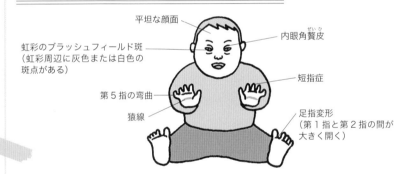

21トリソミー(ダウン症候群)の特徴

平坦な顔面

内眼角贅皮

虹彩のブラッシュフィールド斑
(虹彩周辺に灰色または白色の
斑点がある)

短指症

第5指の弯曲

猿線

足指変形
(第1指と第2指の間が
大きく開く)

2 発達障害

- 発達障害は、生まれつき脳の機能の発達に異常があり、幼児期から行動面・情緒面に特徴的な困難がある。
- 学習障害(LD)、注意欠如・多動症(ADHD)、自閉スペクトラム症(ASD)、チック症、吃音などが含まれる。

発達障害の分類

学習障害（LD）	●「読む」「書く」「計算する」などについて、学習上の困難がある
注意欠如・多動症（ADHD）	●不注意、多動性、衝動性などの生活上の困難がある
自閉スペクトラム症（ASD）	●対人関係の難しさ、こだわりの強さなどによる生活上の困難がある ●自閉症、高機能自閉症、アスペルガー症候群は ASD の一つ

＊2013（平成25）年から、PDD（広汎性発達障害）が廃止され、アスペルガー症候群はなるべく使用しない方向になっている。

大人の立場		子どもの立場
●座っていられない ●目が離せない ●落ち着きがない ●何をするかわからない		●座っているより楽しいことがある ●怖いことはない（経験がない） ●面白そうなことがいっぱい ●何をしたらいけないのかわからない・経験がない

3 ｜ 口唇口蓋裂

a 口唇口蓋裂とは

口唇口蓋裂は先天性の形態異常で、胎児器官形成期に前頭鼻隆起、左右上顎隆起の癒合が阻害されて生じる。美容的な問題、哺乳障害、構音障害、歯列不正、滲出性中耳炎などが問題となる。

口唇裂	●口唇および顎骨前方部に裂がみられるもの
口蓋裂	●口蓋の骨・軟組織に裂がある ●完全な場合、口蓋前方部から後方の硬口蓋、軟口蓋にわたる裂がみられる
口唇口蓋裂	●口唇裂と口蓋裂の両方を併せもつもの ●裂が完全な場合は**完全口唇口蓋裂**と呼ばれ、口唇から鼻腔、歯槽骨、硬口蓋、軟口蓋へと続く裂がみられる

b 哺乳障害

口唇口蓋裂児は、一回の吸綴・乳首圧迫で飲める母乳の量が少ない。そのため、十分摂取する前に疲労で哺乳をやめてしまうこともあり、必要な哺乳量が確保できないことがある。

対策・治療

①口唇口蓋裂児用の哺乳用品（乳首・哺乳瓶）を使用する。
②**哺乳床**（口蓋床、ホッツ床）を使用する。
- 口唇口蓋裂児の哺乳障害の改善に有効で、最も推奨される方法は、**哺乳床の装着（口腔形成術）**である。
- 哺乳床で裂隙のある口蓋部を覆うことによって、吸綴と乳首圧迫の効果を容易に増大させることができる。

③受動的な栄養法の実施
注射筒、スポイト、シリンジの使用、あるいは経鼻胃管栄養法を実施する。ただし、自律的な哺乳の確立が遅延する可能性がある。

4 | 尿道下裂

a 尿道下裂とは
尿道下裂とは、尿道が陰茎の先端まで形成されず、陰茎の腹側に外尿道がある状態である。尿道下裂では、排尿障害、勃起障害（ED）が生じる。治療として、**尿道形成術**が行われる。

b 尿道形成術
- 1歳前後で尿道形成術を行うことが多いため、各種予防接種は医師と相談して時期を決める。
- 尿道形成術は、全身麻酔で行われる。
- **尿道カテーテル**は、膀胱内から持続的に尿を排出させるために挿入する。尿道カテーテルの閉塞、漏れがないか観察する。
- 腹臥位は創部を圧迫する体位であるため、術後は避けるように指導する。

5 | 鎖肛

a 鎖肛とは
鎖肛とは、生まれつきの直腸や肛門の形成異常である。肛門がなかったり、肛門の代わりに胎便を排出する瘻孔（体内と体外との間、または管腔臓器間に生じる管状の欠損）がみられたりする。**直腸肛門奇形**ともいわれる。高位、中間位、低位の3型に分類される。

b 低位鎖肛の女児の注意点
- 直腸末端が肛門部の皮膚近くまで届いている場合を、**低位鎖肛**という。手術で肛門を形成する。
- 肛門が腟や尿道につながっておらず、瘻孔だけのため、便の排泄が円滑でない可能性があり、**腹部膨満**の症状がある。

c 鎖肛の児への看護
- 会陰式肛門形成術後の排便後は、**微温湯**で洗浄を行い、皮膚トラブルを軽減する。
- 肛門の狭窄を防ぐためにブジーで肛門の拡張を行うが、ブジーは痛みが強く、子どもが暴れると腹圧がかかる。食事内容を嘔吐する可能性があるため、**食後の実施は避ける**。

6 | 心室中隔欠損症

a 心室中隔欠損症とは
心室中隔欠損症は、先天性心疾患の中で最も多い。心室中隔（左心室と右心室を仕切る筋肉の壁）に先天的に孔（穴）が開いており、血液が左心室から右心室へ流れる**左右短絡**がみられる。これにより、右心室から肺血流量が増加する。チアノーゼはみられない。

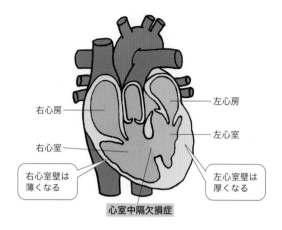

右心房

左心房

右心室

左心室

右心室壁は
薄くなる

左心室壁は
厚くなる

心室中隔欠損症

b 心室中隔欠損症の乳児の観察項目

- **哺乳力の低下**
- **努力呼吸の有無**
- 活気の有無
- 呼吸数の増加
- **哺乳量、尿量、水分バランス、体重の変化から心不全の早期発見**

ファロー四徴症

ファロー四徴症は、**大動脈騎乗**、**心室中隔欠損**、**肺動脈狭窄**、**右室肥大**の四つの特徴をもつ先天性心疾患である。特に重要なのは、**心室中隔欠損症、肺動脈狭窄、チアノーゼ性心疾患**である。右室流出路狭窄が強い場合は、啼泣時や発熱、脱水時に**低酸素発作**を生じる。低酸素発作時は、**手足を曲げて体を丸める姿勢（蹲踞姿勢）**をとることで、発作が治まる。

頻出ポイント

① 胆道閉鎖症では、肝臓から出る胆汁が便に混ざっていない可能性があり、便の色は〔灰白色〕である。

② 移行期医療支援とは、小児医療から成人中心の医療に〔移行（トランジション）〕するプロセスにおける支援である。看護師は、慢性疾患を抱える子どもが成人期に達したとき、発達、疾患の特徴に応じて切れ目のない医療を受けることができるように、チームで移行期支援を行うことが求められる。

③ ドローターが提唱する、先天性の奇形がある子どもをもった親の心理的な反応は、1.〔ショック〕、2.〔否定〕、3.〔悲しみと怒り〕、4.〔適応〕、5.〔再起〕の順に、段階的に変化する。

7

母性看護学

妊娠、分娩、産褥、
新生児などで
間違いやすい問題を
Check!

*ロック解除キーは p.11 を
ご覧ください

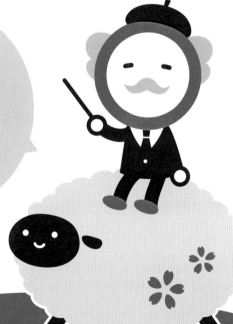

1　リプロダクティブヘルス／概論

1　リプロダクティブヘルスに関する概念

キーワード　☑リプロダクティブヘルス／ライツ　☑セクシュアリティ

1　母性看護の基盤となる概念

■リプロダクティブヘルス／ライツ

- **リプロダクティブヘルス**とは、1994年の国際人口開発会議で提唱された概念で、「性と生殖に関する健康」と訳され、性や生殖に関するすべてにおいて、身体・精神・社会的にも本人の意思が尊重され、自分らしく生きることをいう。
- **リプロダクティブライツ**とは、自分の身体に関することを自分自身で選択し、決める権利をいう。

■セクシュアリティ、性の多様性

セクシュアリティには、生物学的な性に加え、社会的・文化的な性（ジェンダー）が含まれる。

LGBTQ+

同性愛者はホモセクシュアル、異性愛者はヘテロセクシュアルという

- **L（レズビアン）**…女性の同性愛者
- **G（ゲイ）**…男性の同性愛者
- **B（バイセクシュアル）**…両性愛者
- **T（トランスジェンダー）**…生まれたときの法的・社会的性別とは違う性別で生きる、または、生きたいと望む人
- **Q（クイア／クエスチョニング）**…性自認や性的指向に迷いがある、わからない人
- **＋（プラス）**…その他のさまざまなセクシュアリティ

■母性・父性、家族の概念

- **母性**とは、生物学的に女性であり、妊娠・出産・育児を経験することができる身体特性をもつ。また、子どもの欲求を無条件に受け入れ、包み込んでいく性質をもつ。
- **父性**とは、育児において父親に期待される性役割のことであり、子どもに社会的ルールや忍耐などを教える能力や性質をもつ。
- **家族**とは、「絆を共有し、情緒的な親密さによって互いに結び付いた、しかも家族であると自覚している2人以上の成員である」（フリードマン）とされる。

■プレコンセプションケア

プレコンセプションケア（preconception care）とは、将来の妊娠・出産・子育てを考えながら、女性やパートナーが自分たちの現在の生活や健康に向き合って健康状態を把握し、正しい知識や習慣を身に付けることである。

- 卵胞期の後、卵巣からエストロゲンが分泌され、子宮内膜は**増殖期**となる。
- 黄体期には**プロゲステロン**の作用によって体温が上昇し、基礎体温は**高温相**となる。
- 排卵後の子宮内膜には**黄体**が形成され、プロゲステロンのはたらきによって**分泌期**となる。

ホルモンと卵巣・子宮の周期性変化

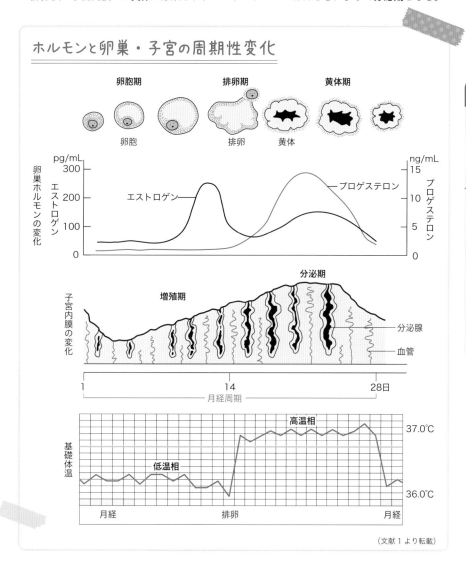

（文献1より転載）

子どもが人として認められるのは、①受精した時、②受精卵が子宮に着床した時、③妊娠 22 週以降、④出産した時、の考え方がある。出生前診断の結果を受けて出産するか人工妊娠中絶するかを決めることがある。

■出生前診断

出生前診断とは、妊娠中に胎児の発育や形態異常、染色体異常の有無を調べる検査を行い、その結果をもとに、医師が行う診断のことである。

出生前診断の種類

確定検査	絨毛検査、羊水検査
非確定検査	超音波エコー検査、母体血清マーカー検査、コンバインド検査、出生前遺伝学的検査（NIPT）

遺伝カウンセリング

疾患の遺伝学的関与について、その医学的影響や心理学的影響、家族への影響を人々が理解し、適応していくことを助けるプロセス。

頻出ポイント

性同一性障害 （性別不合）

① 性同一性障害（gender identity disorder：GID）／ 性別違和（gender dysphoria：GD）は、生物学的性と〔性自認〕とが一致しない。

② 中学生までに〔性別違和感〕をもつ者が多く、〔第二次性徴〕で焦燥感や希死念慮などの問題を抱えやすい。

③ 精神療法や身体の性をこころの性に近づける目的で、〔ホルモン〕療法、〔手術〕療法が行われる。

④ 2003（平成 15）年に「性同一性障害者の性別の取扱いの特例に関する法律」が成立し、要件を満たせば、当事者の〔戸籍上〕の性別が変更可能になった。

羊水検査

⑤ 羊水検査は妊娠〔15〕週以降に経腹的に羊水穿刺を行う検査で、出血や〔流産〕のリスクがある。

⑥ 検査結果は〔染色体異常〕の有無にかかわらず正しく伝える必要があり、その結果を本人・パートナーでしっかりと話し合えるよう配慮することが重要である。

⑦ 本人の〔同意〕が得られない場合は、家族であっても検査結果を伝えてはならない。

性周期

⑧ 〔卵胞刺激〕ホルモン（FSH）は下垂体〔前葉〕から分泌される。

⑨ 性腺刺激ホルモン放出ホルモン（GnRH）は〔視床下部〕から分泌される。

⑩ 妊娠が成立しない場合、黄体の寿命は約〔14〕日間である。

⑪ 〔卵胞刺激〕ホルモン（FSH）と〔黄体形成〕ホルモン（LH）によって卵胞が成熟する。

⑫ 子宮内膜増殖後、脳下垂体から大量に〔黄体形成〕ホルモン（LH）が分泌され、〔排卵〕が起こる。これを〔LH サージ〕という。

引用・参考文献

1）岡垣竜吾，"性・生殖に関する生理：性周期"，概論・リプロダクティブヘルスと看護．メディカ出版，2024，p.156，（ナーシング・グラフィカ母性看護学，1）．

7

母性看護学

1 リプロダクティブヘルス／概論

2 女性のライフサイクルと看護

1 思春期・成熟期女性の健康課題

キーワード ☑月経 ☑月経困難症 ☑性感染症

1 月 経

● 正常な月経とは、**月経周期が 25〜38 日**で、1 周期ごとの変動が 6 日以内のものをいう。
● 正常な月経では、**持続日数は 3〜7 日**で、1 周期の**総経血量は 20〜140mL** である。

2 月経困難症

月経困難症には、原因となる疾患がある**器質性（続発性）月経困難症**と、器質的原因が特定できない**機能性（原発性）月経困難症**がある。

頻出ポイント

月経

① 月経前症候群（PMS）は、月経前〔3〜10〕日の間、イライラや情緒不安定、腹痛、腰痛、頭痛、乳房の張りや痛み、浮腫などの症状が生じる。

② 月経困難症は、〔月経中〕に下腹部痛、腰痛、腹部膨満感、悪心などの症状が生じ、生活に支障を来す場合は治療対象となる。

③ 稀発月経は、月経頻度が低く、月経周期が〔39〕日以上〔3〕カ月未満のものをいう。〔3〕カ月以上の場合は、無月経という。

④ 月経量が〔140〕mL 以上の場合を〔過多〕月経といい、〔貧血〕を来すこともある。また、月経量が〔20〕mL 以下の場合を過少月経という。

⑤ 思春期の〔続発性〕無月経が起こる原因は、ストレス、ダイエットなどによる〔体重減少〕が多い。

⑥ 〔続発性〕無月経は、月経が〔3〕カ月以上停止したものであり、急激な体重の増減によって起こる可能性がある。

⑦ 満 18 歳を過ぎても初経が起こらないものを〔原発性〕無月経という。無月経は〔不妊症〕の原因となるため、受診を勧める必要がある。

月経困難症

8 下腹部を温めるなどの〔温罨法〕や足浴は、月経困難症に有効である。また、血液循環を促進するための〔腰部・腹部マッサージ〕も有効である。

9 〔マグネシウム〕や〔ビタミン〕の摂取は月経困難症の改善につながる。

10 月経困難症の症状緩和として〔非ステロイド性抗炎症薬（NSAIDs）〕や〔経口避妊薬〕、子宮収縮抑制薬、漢方薬が使われる。

性感染症

11 性的接触によって感染するすべての感染症を〔性感染症〕と呼ぶ。

12 〔性器クラミジア感染症〕は、日本における性感染症で最も発生数が多く、特に〔20〕代で最も罹患が多い。女性が罹患すると子宮頸管炎・子宮内膜炎や〔不妊〕の原因となる。

13 性器クラミジア感染症は〔無症状〕であることが多く、女性では〔白色帯下〕が増加する。まれに、下腹部痛や不正性器出血がみられる。

14 性器ヘルペスは外陰部に〔水疱〕や潰瘍を生じさせ、〔瘙痒感〕や激しい〔疼痛〕を伴う。排尿痛もみられ、再発・再燃を繰り返すことが多い。

15 腟トリコモナス症では、泡状で悪臭を伴う〔黄色帯下〕が増加し、外陰部に強い〔瘙痒感〕がみられる。

16 尖圭コンジローマでは、性器や肛門周囲に〔腫瘤〕ができ、帯下が増加する。

17 性感染症の予防には、〔コンドーム〕の使用や性感染症の罹患が疑われる相手との性交を避けることが有効である。〔経口避妊薬〕は性感染症の予防に効果がない。

7

母性看護学

2 女性のライフサイクルと看護

2 更年期女性の健康課題

キーワード ☑閉経 ☑更年期障害 ☑更年期症状

1 | 閉経／ホルモンの変化

- 徐々に月経回数が減り、**1年以上**月経がない場合を**閉経**という。
- **エストロゲン**の分泌減少によって、脂質異常症や
骨粗鬆症などが起こりやすくなる。

> 日本人女性の平均閉経年齢は約50歳

2 | 更年期障害

閉経を挟んだ前後5年の計10年間を**更年期**という。更年期に現れるさまざまな症状の中で、ほかの病気に伴わないものを**更年期症状**といい、その中でも症状が重く、日常生活に支障を来す状態を**更年期障害**という。

更年期障害の症状

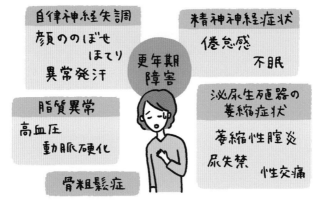

自律神経失調
顔ののぼせ
ほてり
異常発汗

精神神経症状
倦怠感
不眠

更年期障害

脂質異常
高血圧
動脈硬化

泌尿生殖器の萎縮症状
萎縮性腟炎
尿失禁
性交痛

骨粗鬆症

頻出ポイント

閉経／ホルモンの変化

① 閉経期には、〔月経周期〕の短縮や延長、経血量の増加や減少などの月経異常が起こり、やがて〔月経〕が停止する。

② エストロゲンの分泌が減少することによって、脳の視床下部の性腺刺激ホルモン（ゴナドトロピン）放出ホルモン〔GnRH〕や黄体形成ホルモン〔LH〕、卵胞刺激ホルモン〔FSH〕の分泌が促される。しかし、卵巣の機能が低下・停止しているため、エストロゲンは分泌されず、さらに〔GnRH〕や〔LH〕、〔FSH〕の分泌が亢進する。

③ エストロゲン欠乏症では、高コレステロール血症から〔動脈硬化〕や〔高血圧〕、脳卒中、心不全のリスクが高まる。また、泌尿器系の萎縮性変化が起こり、〔腹圧性〕尿失禁や〔切迫性〕尿失禁、〔頻尿〕になりやすくなる。

④ エストロゲン欠乏症による生殖器の萎縮から、腟の乾燥による〔萎縮性腟炎〕や外陰瘙痒症、〔性交障害〕が起こりやすくなる。また、骨量が減少し、〔骨粗鬆症〕による骨折を起こしやすい。

更年期障害

⑤ 更年期に〔卵巣機能〕が低下し、〔エストロゲン〕の分泌が減少することで、視床下部や下垂体への負のフィードバック（ネガティブフィードバック）が作用しなくなって起こる。

⑥ 更年期障害は、閉経前後に起こる〔不定愁訴〕の総称である。

⑦ 自律神経失調症状として、〔ホットフラッシュ〕、冷え、〔めまい〕、耳鳴り、頭痛、動悸、息切れがある。

⑧ 精神神経症状として、不眠・〔イライラ〕・不安感・抑うつ気分、無気力などがある。

⑨ 身体症状として、〔肩こり〕、腰痛、関節痛、疲労感、瘙痒感といった皮膚症状などがある。

⑩ 更年期障害では、十分な問診の上で〔生活習慣〕を振り返り、気分転換に外出するなどの〔生活習慣の改善〕や〔心理療法〕をまず試みる。

⑪ 症状が改善しない場合、〔ホルモン補充療法〕や漢方薬、向精神薬などの〔薬物療法〕を行う。

3 妊娠

1 正常な妊娠の経過

キーワード ☑排卵 ☑卵管膨大部 ☑受精 ☑着床

1 妊娠の成立

ホルモンのはたらきによって卵胞が成熟し、**排卵**する。排卵された卵子は卵管采から取り込まれ、**卵管**に送られる。卵管に送られた卵子は**卵管膨大部**で精子と**受精**し、受精した卵子が子宮内膜に**着床**して妊娠が成立する。

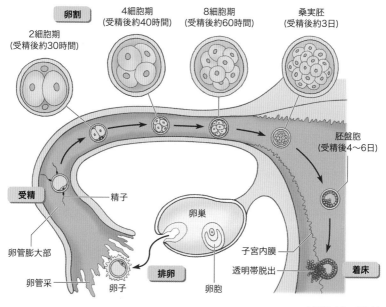

（文献1より一部改変）

2 妊娠各期の定義

妊娠期は、**妊娠初期**、**妊娠中期**、**妊娠後期**の3区分がある。

妊娠各期の区分と時期

妊娠期	**妊娠初期**	●妊娠成立〜13週6日
	妊娠中期	●14週0日〜27週6日
	妊娠後期	●28週0日〜
分娩期		●陣痛発来から胎児とその付属物の娩出まで ●児娩出後2時間までの産褥期も含まれる
	分娩第Ⅰ期	●分娩開始から子宮口全開大まで
	分娩第Ⅱ期	●子宮口全開大から児娩出まで
	分娩第Ⅲ期	●児娩出から胎盤娩出まで
	分娩第Ⅳ期	●胎盤娩出から2時間まで
産褥期		●分娩後、母体の状態が妊娠以前の状態に戻るまでの期間 ●出産後約6〜8週間まで

3 | 分娩予定日

正常な妊娠期間は、最終月経開始日を0とし、そこから約280日（**約40週0日**）である。1カ月を28日、1週間を7日としている。

頻出ポイント

1 受精後3日には桑実胚、受精後4〜6日後に胚盤胞となり〔7〕日前後で子宮内膜に着床する（妊娠の成立）。

2 着床後に〔ヒト絨毛性ゴナドトロピン〕（hCG）が産生される。

3 妊娠が成立すると、〔プロゲステロン〕の分泌が持続されることによって、妊娠を継続させ、妊娠中の排卵を抑制する。

4 排卵後には、〔黄体形成〕ホルモン（LH）の分泌は〔減少〕し、受精しないと、卵胞は黄体を経て退化し、〔白体〕となる。

5 分娩予定日の概算は、〔ネーゲレの概算〕法を用い、最終月経の月から〔3〕を引き、3で引けない場合は〔9〕を足し、最終月経開始の日に〔7〕を足す。

6 「生殖補助医療の提供等及びこれにより出生した子の親子関係に関する民法の特例に関する法律」（生殖補助医療法）では、生殖補助医療を、「〔人工授精〕又は〔体外受精〕若しくは〔体外受精胚移植〕を用いた医療」と規定している（第2条）。

7 採卵によって卵子を体外に取り出し、媒精した〔受精卵〕を数日培養した後、子宮に移植する治療法を〔体外受精・胚移植（IVF-ET）〕という。

2 | 妊娠期のケア技術

キーワード ☑ 内診 ☑ レオポルド触診法

1 | 内診の介助

目的	初期	● 妊娠の診断→ピスカチェック徴候、ヘガール徴候
	後期	● 早産や前置胎盤などの診断 ● 分娩準備状態の確認 　→子宮頸管の開大度、成熟度、破水の有無、胎児下降度など（ビショップスコア）
看護		● 内診台の準備：内診用シーツ、高さ、ライト ● プライバシーの確保：身体の露出を最小限にする ● 安全の配慮：内診台昇降時の踏み台の準備など環境整備 　　　　　　　患者取り違えの防止

- 内診台の昇降時には段差があることを説明し、**転倒事故などが**起きないように留意しよう！
- 内診の介助時には、**妊婦の身体の露出を最小限にして**羞恥心に配慮しよう！

2 | レオポルド触診法

■目的

胎児の胎位・胎向の確認、羊水量の観察、子宮底の位置の確認。

■実施時期

子宮内の胎児部分を触れて胎児の位置を確認する場合、妊娠 24〜27 週以降。

■方法

第1段法		第2段法	
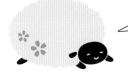	妊婦と対面するように立ち、左右の指先で交互に触れながら子宮底を確認する。 〈観察ポイント〉 ● 子宮底の位置 ● 胎位 　殿部→頭位 　頭部→骨盤位		子宮底に置いた両手を交互に動かし、妊婦の両側側腹部へと移動させ、子宮の大きさや胎児の部位を感じとる。 〈観察ポイント〉 ● 腹壁の緊張度（羊水量） ● 子宮の形、大きさ ● 児背と四肢の位置 　母体の左側に児背 　　→第1胎向 　母体の右側に児背 　　→第2胎向
第3段法		第4段法	
	恥骨結合の上部に手を置き、母指と示指で交互に触れながら児の先進部を確認する。 〈観察ポイント〉 ● 胎児下向部の形状、浮動性		妊婦と同じ顔の向きで立ち、両手の指先をそろえて妊婦の下腹部に当て、胎児と恥骨の間に指先を圧入させながら下向部の状態を確認する。 〈観察ポイント〉 ● 頭部全体を触れる 　　→浮動性あり ● 頭部全体が触れない 　　→固定

妊婦と家族への看護

キーワード ☑妊娠期の生活 ☑マイナートラブル

1 | 妊娠期の食事と栄養

妊娠中の栄養は、乳腺の発育や子宮の増大などに伴う母体の変化、胎児の発育、分娩時の体力消耗への備え、産褥期の母体の回復、母乳分泌などに必要となる。

■妊娠期の栄養管理の注意点

体重管理
- 非妊娠時の BMI を基準に、適正な体重増加量を確認する。
  (BMI 18.5 未満→ 12〜15kg、BMI 18.5 以上 25.0 未満→ 10〜13kg)

胎児の健康と栄養
- 葉酸摂取量の不足による神経管閉鎖障害（二分脊椎など）のリスク、妊娠初期のビタミン A 過剰摂取による催奇形性のリスク、水銀を含有する魚介類の摂取制限について説明する。

嗜好品
- アルコール、ニコチン、カフェインの過剰摂取による胎児や母体の健康への影響を説明する。

2 | 妊婦の心理状態

妊娠期にある女性は心理的に妊娠を**受容**し、胎児との**愛着**を発達させ出産に備える。妊娠期は、新しい家族を迎えるための**適応過程**である。

3 | 妊娠による不快症状（マイナートラブル）

妊娠期の生理的変化に伴う不快症状を総称して、**マイナートラブル**と呼ぶ。妊婦がマイナートラブルの出現に不安感を抱かずにすむよう、妊婦健診の際などにセルフケアの方法を伝える。

■主なマイナートラブル

妊娠初期	妊娠中期	妊娠後期
• つわり（妊娠 5〜16 週） 　→悪心・嘔吐、食欲不振 • 頻尿 • 帯下の増加	胸やけ ————————————————————→	
	下肢のけいれん	• 頻尿 • 浮腫
便秘 ————————————————————————————————————→		

■マイナートラブルへの対処

つわり
- 空腹を避ける　• 1 回量を少なく分食とする　• 食事を冷やす
- 調理で誘発される際には総菜の購入や外食を利用する　• 不安や心理面への支援

便秘
- 規則的な生活　• 適度な運動　• 便意を我慢しない　• 栄養バランスの良い食事
- 入浴や腰部の保温による痔核の改善

浮腫
- 長時間の同一体位を避ける　　● 塩分の過剰摂取を避ける　　● 睡眠時に下肢を挙上する

| 4 | 出 産 準 備 へ の 支 援 |

出産準備教室では、妊婦と家族が**主体的**な出産を迎えられるように、分娩経過や授乳法、育児用品の準備、**バースプラン**の説明などを行う。

| 5 | 妊婦とパートナーへのケア |

妊婦とパートナーに対して、妊娠経過に伴う心身の変化に適応できるように、生活指導や親になるための心理的な支援を行う。

生活指導
- 生活パターンの見直し、家事の分担、性生活に対する助言・相談

心理的支援
- 親の役割、夫婦間の役割調整（上の子への対応）、ロールプレイ（予行練習）

頻出ポイント

妊娠期の食事と栄養

1. 〔タンパク質〕を最も多く付加すべき時期は妊娠後期である。

2. ヘモグロビン値が 11.0g/dL 未満の場合、妊娠性〔貧血〕として治療の対象になる。

妊婦の心理状態

3. 母親役割獲得に向けた模倣には、他人のやり方や専門家の勧める行動の採用、他者の子どもを対象とする〔予行演習（ロールプレイ）〕などがある。

4. ルービンは母親行動は〔本能〕的なものではなく、母親の行動に対する子どもからの〔フィードバック〕の認知に基づき行われるもので、〔妊娠・出産〕体験ごとに異なるとした。

5. 妊娠に対する〔肯定〕と〔否定〕の気持ちが併存するアンビバレンスは、妊娠の〔受容〕と〔胎児〕の存在を〔認知〕することによって肯定的な感情に〔統合〕される。

マイナートラブルへの対処

6. 妊娠期は〔プロゲステロン〕の増加によって腸蠕動が〔減少〕し、〔便秘〕になりやすい。

⑦ 静脈瘤は、主に妊娠〔後〕期の子宮の〔増大〕による下大静脈の圧迫によって〔下肢〕や〔外陰部〕に生じる。静脈瘤ができた場合には、マタニティ用の〔弾性ストッキング〕の着用を勧める。

出産準備への支援

⑧ バースプランとは、妊婦およびその〔家族〕の出産に対する〔希望〕を盛り込んだ〔計画書〕であり、妊婦の〔主体性〕を引き出すねらいがある。

4 妊娠期の健康問題に対する看護

キーワード ☑ 多胎妊娠 ☑ 妊娠悪阻 ☑ 母子感染 ☑ 妊娠高血圧症候群(HDP)

1 多胎妊娠に伴う異常

双胎には一つの受精卵が二つに分裂する**一卵性双胎**と、二個の卵子が別々に受精・着床して発育する**二卵性双胎**がある。
■多胎妊娠の合併症

- 切迫早産 ● 妊娠糖尿病 ● 妊娠高血圧症候群 ● HELLP 症候群 ● 急性妊娠脂肪肝
- 胎児発育不全 ● 双胎間輸血症候群（TTTS、1 絨毛膜性双胎に特徴的な合併症）

2 妊娠悪阻

妊娠悪阻（おそ）は妊娠に伴う悪心・嘔吐が**増悪**し、食事摂取が困難となり**脱水**や**栄養障害**、**電解質異常**によって治療が必要になった状態である。
診断　消化器症状、尿中ケトン体の上昇
治療　入院による心身の安静、脱水に対する補液（ビタミン B₁）

3 感染症の胎児への影響

		感染経路	感染症	胎児への影響
母子感染	妊娠期	経胎盤	● 風疹ウイルス ● トキソプラズマ ● サイトメガロウイルス ● HIV（ヒト免疫不全ウイルス）、梅毒トレポネーマ	風疹：白内障、感音性難聴、先天性心疾患
	分娩期	産道（垂直） 上行 経胎盤	● サイトメガロウイルス ● 水痘ウイルス ● 単純ヘルペスウイルス ● B 型・C 型肝炎ウイルス ● HIV、梅毒トレポネーマ ● GBS（B 群溶血性レンサ球菌）	GBS：重症肺炎 梅毒：胎児死亡、実質性角膜炎、内耳性難聴
	授乳期	母乳	● サイトメガロウイルス ● HTLV-1（ヒト T 細胞白血病ウイルス 1 型）、HIV	HTLV-1 → ATL（成人 T 細胞白血病）

4 | 妊娠高血圧症候群（HDP）

妊娠高血圧症候群（HDP）において、高血圧とは、**収縮期血圧 140mmHg 以上**、または**拡張期血圧 90mmHg 以上**の場合である。

頻出ポイント

① 妊娠悪阻では〔糖質〕不足により、〔脂肪〕分解が進み、尿中に〔ケトン体〕が出現する。治療は〔心身の安静〕を図り、〔脱水〕と〔ビタミン B_1〕欠乏に留意する。

② 未治療の初期梅毒では、40% が〔胎児死亡〕、〔周産期死亡〕に至る。

③ 妊娠高血圧腎症は、〔子癇〕、〔HELLP〕症候群などの重篤な合併症を併発しやすい。

国家試験 問題 ［第 106 回 午前 63 問］

Q. 妊婦の感染症と児への影響の組合せで正しいのはどれか。

1. 風　疹 ——— 白内障

2. 性器ヘルペス ——— 聴力障害

3. トキソプラズマ症 ——— 先天性心疾患

4. 性器クラミジア感染症 ——— 小頭症

A. 1 妊婦が妊娠初期に風疹に感染すると胎内感染が起こり、先天性風疹症候群を生じることがある。先天性風疹症候群の三徴は、白内障、先天性心疾患、感音性難聴である。

国家試験 問題 [第110回 午前58問]

Q. 妊娠の初期と後期のどちらの時期にも起こるマイナートラブルはどれか。

1. 下肢静脈瘤 _____

2. 搔痒感 _____

3. つわり _____

4. 頻 尿 _____

 A. 4

引用・参考文献

1) 中込さと子. "妊婦の生理：妊娠の成立". 母性看護の実践. メディカ出版, 2024, p.36, (ナーシング・グラフィカ 母性看護学, 2).

7

母性看護学

3

妊娠

4 分娩

1 産婦・胎児の健康のアセスメント

キーワード ☑分娩の経過 ☑分娩の三要素 ☑胎位 ☑周産期医療システム

1 分娩の区分

分娩は時期によって、**流産・早産・正期産・過期産**に分類される。

> **分娩の区分**
> ● 流産：22 週未満
> ● 早産：22 週 0 日〜36 週 6 日
> ● 正期産：37 週 0 日〜41 週 6 日
> ● 過期産：42 週 0 日以降

2 分娩の経過と進行

分娩の進行には、**分娩の三要素（産道、娩出力、娩出物）**が関わっている。　　　→ 胎児およびその付属物

分娩の正常経過と看護ポイント

分娩時期		看護のポイント	アセスメント
分娩第 I 期 （開口期）	分娩開始〜子宮口全開大	分娩進行に向けた支援	● 分娩開始時間 ● ビショップスコア（頸管の熟化） ● フリードマン曲線 ● 児頭下降度　station ● 破水（適時破水）
分娩第 II 期 （娩出期）	子宮口全開大〜胎児娩出	効果的な努責 安全な胎児娩出	● 排臨・発露 ● 胎児機能不全
分娩第 III 期 （後産期）	胎児娩出〜胎盤娩出	子宮収縮促進	● 胎盤剝離徴候 ● 胎盤娩出様式
分娩第 IV 期	胎盤娩出〜2 時間後	出血量の観察	● 子宮収縮状態の観察 ● 出血量500mL以上は出血多量

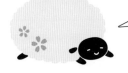

> 排臨…陣痛発作時に陰裂間に児頭の一部が見え、陣痛間欠時には見えなくなること！
> 発露…陣痛間欠時にも児頭が常に見えている状態だよ！

3 胎位（胎児の位置）

● 胎児の位置は、**胎位（母体軸と胎児軸との関係）、胎向（母体内での児背の向き）、胎勢（胎児の姿勢）**によって表現する。
● 第 1 胎向では児背が母体の左側に、第 2 胎向では右側になる。

| 4 | 陣痛がみられる産婦への対応 |

分娩進行状況を把握する

- 陣痛間隔、陣痛発作時間を確認する。
- 産痛の部位や胎児心音の聴取部位の変化に留意する。

分娩の進行を促進するケアを実施する

- 産痛部位のマッサージの実施や、産婦の訴えを傾聴し、タッチングや足浴などのリラクセーションケアを通じて緊張緩和を図る。
- 分娩中の痛みや緊張、不安などにより、産婦の基本的ニーズが妨げられていないかアセスメントする。

頻出ポイント

周産期医療システム

1. 周産期医療システムは、〔母子保健〕法に規定される医療施設の整備の一環として位置付けられている。

2. 周産期医療システムでは、24時間体制で患者の受け入れを可能とすることを目的に〔周産期母子医療センター〕が設置されている。

3. 周産期母子医療センターには、施設の設備や人員の配置の状況によって、高度な医療が必要な妊婦や新生児を対象とする〔総合〕周産期母子医療センターと、地域内の住民に対して周産期救急医療を担う〔地域〕周産期母子医療センターがある。

分娩の経過と進行

4. 分娩開始とは陣痛周期が〔10〕分以内、あるいは1時間に〔6〕回以上の陣痛がみられる場合を指し、そこから〔子宮口全開大〕までの期間を分娩第〔I〕期という。

5. 分娩開始より前の破水を〔前期破水〕、分娩開始から子宮口全開大の前までに生じる破水を〔早期破水〕、子宮口全開大の時期の破水を〔適時破水〕という。

6. 分娩所要時間とは〔分娩開始〕から〔胎盤娩出〕までの時間のことで、初産婦の場合には平均で〔12～16〕時間、経産婦では〔5～8〕時間である。

7. 分娩時の出血量は〔500〕mL未満が正常範囲である。

胎児心拍数の聴取

8. 胎児心拍数聴取の目的は、胎児の〔健康状態〕の把握であり、分娩監視装置を装着し、陣痛と胎児心拍数の継続的な〔モニタリング〕を行う。〔分娩進行〕の異常や〔胎児機能不全〕などの早期発見に用いる。

9. 胎児心拍数の基準値は、〔110〕～〔160〕回/分である。

胎位

⑩ 第1頭位の児の場合、胎児心音の聴取部位は〔左臍棘線中央〕である。

⑪ 子宮内で胎児が頭部を〔子宮口〕に、背部を母体の〔左〕側に向けている場合には第1頭位である。

⑫ 胎位には縦位、横位、斜位があり、縦位には〔頭位〕と〔骨盤位〕がある。

産婦の基本的ニーズの支援

⑬ 分娩時の〔体力消耗〕によって〔低血糖〕が生じると、〔微弱〕陣痛や〔脱水〕になるため、栄養補給や水分摂取を勧める。

⑭ 分娩が進行すると、〔尿意〕を感じにくくなり、分娩進行の妨げになるため、トイレ誘導を行う。

国家試験 問題 ［第113回 午後60問］

Q. 順調に分娩が進行している妊娠40週0日の初産婦から「膣から水っぽいものが流れ、下着が濡れた」とナースコールがあった。看護師が流出したものを確認すると、量は少量で、羊水特有の臭いを認めた。
このときの産婦への対応で優先度が高いのはどれか。

1. バイタルサインを測定する。

2. 胎児心拍数を確認する。

3. 食事摂取を勧める。

4. 更衣を促す。

A. 2 破水時には母体と胎児の健康状態を確認することが優先される。破水の時期、量、性状から正常であるかを確認する。

5 産褥・新生児

1 褥婦と家族への看護

キーワード ☑分娩時異常出血 ☑子宮復古 ☑母親役割

1 | 分娩時異常出血

- 分娩時の頸管裂傷、胎盤剥離遅延などによって**異常出血**が生じる。
- 分娩終了後 2 時間（分娩第IV期）までは**異常出血**に留意し、**子宮収縮促進**に努める。

> **ショックインデックス**
>
> $$SI（ショックインデックス） = \frac{心拍数}{収縮期血圧}$$

分娩期の出血は腹腔内や後腹膜で生じていることがあるため、出血によるリスク判別にはショックインデックス（SI）を用いる

＊妊婦の SI：1 は約 1.5L、SI：1.5 は約 2.5L の出血量

異常出血の原因

- 多胎分娩 ● 羊水過多 ● 巨大児誘発分娩 ● 前置・低置胎盤 ● 癒着胎盤疑い

2 | 子宮復古の促進

- 分娩後の子宮は収縮を続け、**産後 6〜8 週間程度**で妊娠前の大きさに戻る。
- 子宮復古は**活動**や**休息**、**排泄**、**栄養状態**、**直接授乳**などによって促進する。

時期	胎盤娩出直後	分娩後5〜12 時間	産後1〜2 日	産後3 日	産後4〜5 日	産後 14 日
子宮底の高さ	臍下2〜3 横指	臍高	臍下1〜2 横指	臍下2〜3 横指	臍と恥骨結合上縁の中央	全く触れない

3 | 産後の褥婦の看護

■経腟分娩後の褥婦に対するヘルスアセスメント

- バイタルサイン測定
- 子宮復古状態の観察（子宮底の高さ・硬度、悪露の量・性状）
- 外陰部・肛門部の創傷の観察

■回復を促進するケア

- 排泄（尿意の有無、排尿間隔）、清潔（悪露交換の頻度、シャワー浴の実施）、活動（早期離床）と休息（環境調整）、栄養（貧血の有無）

- 産褥体操・骨盤底筋体操の説明

■排尿ケア
- 分娩時の影響によって排尿障害が起こりやすい。膀胱充満は子宮収縮を阻害する。

観察ポイント
- 排尿、排便の回数と間隔　● 尿意　● 疼痛　● 排尿困難感や残尿感の有無　● 1回の尿量

4 ｜ 母 親 役 割 獲 得 へ の 支 援

- 母親をサポートする**パートナー**や**家族**との関係性を良好に保つことが重要である。
- 産褥期の**身体回復**や**授乳支援**、**バースレビュー**や**育児に対する不安の傾聴**などが看護のポイントになる。

5 ｜ 褥 婦 へ の 退 院 指 導

退院指導の目的	母体の心身の回復と育児方法について情報提供を行い、産後の母子の**生活調整**を図る
主な内容	身体回復と休養、授乳法、産後のマイナートラブル、新生児の発育と育児法、家族の生活調整（きょうだいとの過ごし方）、受胎調節、産後の心理的変化と対処法、地域の子育て支援

性生活再開の時期は、母体の回復を重視し、産後 1 カ月健診ごろを目安とするぞ。夫婦間で次回の妊娠時期を話し合い、出産間隔を空けるための方法について情報提供するのじゃ

頻出ポイント

分娩直後の褥婦の看護

1. 胎盤娩出後に子宮収縮が不良のときは、子宮底の〔輪状マッサージ〕や〔冷罨法〕を行う。また、膀胱充満を認める場合には〔導尿〕を実施する。

2. 分娩後の母子の状態が安定している場合には、〔早期母子接触〕を行う。

子宮復古の促進

3. 子宮復古の促進には〔早期離床〕による〔悪露〕の排出が関わっている。

4. 悪露とは子宮腔内や産道から排出される分泌物のことであり、産褥の経過とともに〔赤〕色（産褥1〜3日）→〔褐〕色（4〜10日）→〔黄〕色へと変化する。

5. 悪露は通常産褥〔4〕週ごろまで持続し、〔6〕週後には分泌停止する。

6. 産褥期に起こる子宮収縮に伴う生理的な痛みを〔後陣痛〕と呼び、経産婦のほうが強く感じる。痛みが強く日常生活に支障がある場合は〔鎮痛薬〕が処方される。

⑦ 産褥期における〔38〕℃以上の発熱は〔産褥熱〕や〔尿路感染症〕の疑いがある。

⑧ 産褥熱は分娩終了後、〔24〕時間以降、産褥〔10〕日間以内に〔2〕日間以上続く。

⑨ 産褥熱は分娩時の処置などを介して感染し、子宮内に感染が生じると、〔血性〕悪露が持続し、悪露に〔悪臭〕を伴い、〔子宮復古〕不全となる。

母親役割獲得のための褥婦への支援

⑩ 〔ルービン〕は母親としての適応段階を〔取り込み〕期・〔定着〕期・〔解放〕期とした。

⑪ 〔絆（ボンディング）〕とは親から子への一方向性の過程である。

褥婦への退院指導

⑫ 産後の母親は昼夜を通して〔授乳〕や児の世話を行うため、〔睡眠不足〕や〔疲労〕を感じることが多く、産後〔3〕週ごろまではいつでも横になって休むように伝える。

⑬ 退院後1カ月健診までの期間は〔シャワー浴〕とし、身体の清潔に留意するよう説明する。〔悪露〕の増加が続く場合には〔受診〕を勧める。

⑭ 退院後の母親のマイナートラブルとして〔尿漏れ〕などの排尿障害、肩こりや手首などの関節の痛み、〔脱毛〕などがある。

2 産褥期の健康問題に関する看護

キーワード ☑ 帝王切開 ☑ マタニティブルーズ

1 帝王切開術後の看護

帝王切開には**予定帝王切開**と**緊急帝王切開**があり、術後の早期離床と創痛のコントロールが看護のポイントになる。

帝王切開の術後合併症

術後合併症	看護
静脈血栓塞栓症	● 弾性ストッキングの着用や水分摂取を促す ● 術後1日目からトイレ歩行や児との面会を始め、早期離床に努める
縫合不全	● 疼痛の訴えをよく聞き、創部からの出血の有無などを観察する
心理的変化 （自尊心低下、自責の念）	● バースレビュー ● リラクセーションケアを通した心身の疲労回復を図る

2 | 褥婦の情緒・精神障害に関する看護

産後に起こる**涙もろさ**を主徴とする**一過性**の精神的変化を、マタニティブルーズという。産後**3〜10日目**の褥婦にみられる。

産褥精神障害

	時期	特徴
マタニティブルーズ	産後 3〜10 日	● 涙もろさ、不安感、不眠などの症状がみられる ● 症状は一過性で約 2 週間で消失する
産後うつ病	3 カ月以内に発症	● 抑うつ状態が 2 週間以上持続する ● エジンバラ産後うつ病質問票 9 点以上で産後うつ病を疑う

- 産後の生活や人間関係が変化し、育児が加わることでリスクが高まる。
- 服用する薬剤の成分が母乳に移行する場合には、直接哺乳を中断することがある。

3 | 先天異常のある児を出産した母親のケア

母親が先天異常のある児を受容する過程は、親の性格、価値観、夫や家族の支援体制などによってさまざまであり、**悲嘆感情**や**情緒的反応**を肯定し、受け止めることが重要である。家族を含めた継続的なケアを行う必要がある。

■母親・家族への看護

児を受容できるよう支援する

- 早期接触
- 感情の表出を助ける
- きょうだいや祖父母へのケア

退院後の地域連携

- 保健センター
- 訪問看護

4 | 死産した褥婦のケア

- 死産した褥婦は、児を失った悲しみやショックで心理的に不安定な状態にある一方で、子宮収縮や乳汁分泌などの身体的変化が生じるため、**混沌**とする。
- 児との別れの機会をつくり、グリーフケアを行う。また、母乳分泌の抑制（冷罨法、薬物療法）などの身体的ケアを行う。

頻出ポイント

1. 緊急帝王切開術による出産の受け入れ状況は、褥婦の〔心理状態〕に影響を及ぼし、〔自責の念〕や〔自尊心〕の低下を抱くことがあり、精神的な支援が必要である。

2. 術後の褥婦に対する精神的な支援に、〔バースレビュー〕やリラクセーションケアを通した〔感情表出〕の機会をつくることなどがある。

3 帝王切開術の合併症には〔静脈血栓塞栓症〕があり、〔弾性ストッキング〕の着用や〔早期離床〕、水分補給を促し、発症予防に努める。

3 母乳育児

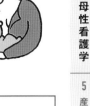

キーワード ☑授乳方法 ☑抱き方 ☑ラッチオン ☑母乳栄養 ☑乳腺炎

1 | 授乳方法の指導

■**欲しがるときに欲しがるだけ飲ませる**
- 欲しがるサイン：吸啜するように口を動かす、むずかる
- 授乳に適した覚醒状態（ステート3〜5）

■**抱き方と効果的な吸着（ラッチオン）・吸啜**
- 抱き方：横抱き、縦抱き、交差抱き、脇抱き
- 授乳姿勢の支援（クッション、フットレスト）
- 乳頭乳輪体を深く吸着している：上下の唇は外向きに広がり乳房に密着している

2 | 母乳栄養

- 母乳には、新生児に必要な栄養がバランス良く含まれており、**消化吸収・排泄機能**に適している。未熟児や早産児にも重要な栄養源となる。
- **ラクトフェリン**など腸内細菌叢の形成を促す成分や**免疫物質**も含まれている。
- 母乳中の免疫グロブリンには、分泌型IgA・IgM・IgGが含まれており、免疫機能を高めるはたらきがある。

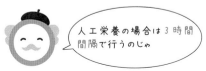

人工栄養の場合は3時間間隔で行うのじゃ

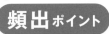

頻出ポイント

授乳方法の指導

1 生理的な〔乳房緊満〕は産褥〔3〜4〕日目ごろにみられる。緊満が強い場合に乳頭が〔硬〕く乳輪部に〔浮腫〕がみられることがあるため、〔乳頭マッサージ〕など乳頭ケアを行い、乳頭の〔伸展性〕を良くしてから授乳するように支援する。

乳腺炎

2 乳腺炎は、臨床症状から〔うっ滞〕性乳腺炎と〔感染〕性乳腺炎に分類される。

7

母性看護学

5 産褥・新生児

③ 乳房の発赤・腫脹・硬結や圧痛のほかに、〔38.5〕℃以上の発熱や悪寒、インフルエンザ様の身体の痛みや全身症状を伴う場合には、〔感染〕性乳腺炎を疑う。

母乳育児の支援

④ 授乳期の褥婦の栄養には〔タンパク質〕や〔ビタミン〕、〔鉄分〕などを付加する。

⑤ 母乳育児では〔母子同室〕とし、乳房の形態に適した〔抱き方〕の指導を行い、医学的な理由がない場合には、安易に〔人工栄養〕を勧めないようにする。

⑥ 保育器に収容されるなど直接児に母乳を与えられない場合には、母親に〔搾乳法〕や搾乳した母乳の〔保管方法〕を伝える。

母乳栄養

⑦ 初乳は成乳と比較すると、〔ラクトアルブミン〕や〔免疫グロブリン IgA〕を多く含み、粘稠性が高く、濃い〔黄〕色である。

4 新生児と家族への看護

キーワード ☑生理的体重減少 ☑生理的黄疸 ☑新生児メレナ

1 | 新生児の身体的特徴

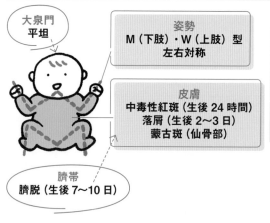

大泉門
平坦

姿勢
M（下肢）・W（上肢）型
左右対称

皮膚
中毒性紅斑（生後24時間）
落屑（生後2〜3日）
蒙古斑（仙骨部）

臍帯
臍脱（生後7〜10日）

体重	●生理的体重減少 （減少率5〜10%）
バイタルサイン	●体温 36.5〜37.5℃ ●心拍数 120〜140回/分 ●呼吸 40〜60回/分
反射	●原始反射 （手掌把握反射、モロー反射、探索反射）

2 | 出生直後の新生児のアセスメント

- **アプガースコア**は、出生直後の児の健康状態をアセスメントするために用いられ、**1分後**と**5分後**にそれぞれ採点する。
- 合計点が7～10点で正常、4～6点で軽症新生児仮死（第1度仮死）、0～3点で重症新生児仮死（第2度仮死）と評価する。

3 | 生理的黄疸

- **生理的黄疸**とは、ビリルビンの上昇によって新生児にみられる**一過性**の黄疸である。
- 通常は**生後24時間以降**から徐々に現れ、**生後4～5日**がピークとなる。

4 | 新生児の異常徴候

■新生児仮死
- 胎児機能不全が原因で、急性の呼吸循環不全などが起こる。

■呼吸障害

新生児一過性多呼吸（TTN）
- 肺胞内肺液の吸収障害によって、多呼吸（60回/分以上）、チアノーゼなどが起こる。

呼吸窮迫症候群（RDS）
- 肺サーファクタントの不足によって肺胞が虚脱し、多呼吸やチアノーゼ、呻吟などが起こる。

■胎便吸引症候群（MAS）
- 胎児が羊水中の胎便を吸引することで、呼吸窮迫症状やチアノーゼなどが起こる。

5 | 新生児のビタミンK欠乏性出血症

新生児はビタミンK貯蔵量が少なく、腸内細菌によって産生されるようになるまでは欠乏しやすい。

ビタミンK欠乏性出血症

発症時期	出血部位	症状	その他
早発型 （生後2～7日）	消化管	吐血、下血	新生児メレナと呼ばれる
	皮膚	青あざ	
遅発型 （生後1～3カ月）	頭蓋内	嘔吐、けいれん、易刺激性	死亡または後遺症を残す場合もある

ビタミンK₂シロップを投与する

（文献1より転載）

| **6** | 低 出 生 体 重 児 |

- **低出生体重児** →出生体重が **2,500g 未満**の新生児
- **極低出生体重児**→出生体重が **1,500g 未満**の新生児
- **超低出生体重児**→出生体重が **1,000g 未満**の新生児

早産と
胎児発育不全が
主な原因

低出生体重児の生理的特徴

体温	低体温になりやすい
呼吸	在胎 34 週まで肺サーファクタントの産生が不十分
消化	経口哺乳が可能になるのは在胎 35 週以降
腎機能	腎血流や糸球体濾過率が小さい。代謝性アシドーシスになりやすい
免疫	在胎 33 週以前の児では IgG 血中濃度が低い

頻出ポイント

出生直後の新生児のアセスメント

①〔不当軽量児〕（LFD）の場合は、〔低血糖〕の出現に留意する。

② 臍帯動脈血の血ガス検査は、新生児の〔低酸素血症〕や〔アシドーシス〕の程度の判定に用いる。臍帯動脈血 pH の正常範囲は〔7.15〕以上である。

新生児の身体的特徴

③ 新生児の姿勢は、上肢が〔W〕型、下肢が〔M〕型に四肢を〔屈曲〕させている。

④ 胎脂は〔腋窩〕や〔鼠径部〕などにみられることが多い。

⑤ 新生児の皮膚の特徴として、顔面や体幹にみられる〔中毒性紅斑〕や、表皮が剝離する〔落屑〕、仙骨部や腰部周囲にみられる青い〔蒙古斑〕などがある。

⑥ 新生児にみられる母斑には、〔イチゴ〕状血管腫（乳児血管腫）や、額や眼瞼にみられる〔サーモンパッチ〕、頸部の〔ウンナ〕母斑などがある。

⑦ 新生児の便で暗緑色のものを〔胎便〕、黄色便と胎便が混ざったものを〔移行便〕、黄色の便を乳便という。

⑧ 新生児の体重は、生後〔3〕日目ごろにかけて〔5～10〕% の減少がみられるが、生後〔1～2〕週間後には出生体重に戻る（生理的体重減少）。

新生児の黄疸

⑨ 新生児の黄疸には、胎外環境適応過程の生理的な現象として経過する〔生理的〕黄疸と、黄疸が正常範囲を超える新生児〔高ビリルビン〕血症がある。

⑩ 黄疸が増強する因子には、〔頭血腫〕や帽状腱膜下血腫などがある。

⑪ 黄疸には、出生後 24 時間以内に出現する〔早発〕黄疸、黄疸のピークが生理的範囲から逸脱した〔重症〕黄疸、生後 2 週を超えても続く〔遷延性〕黄疸がある。

⑫ 〔光線〕療法とは、〔光線〕を新生児に当てビリルビンを変化させ、〔胆汁〕や〔尿中〕に排泄させるものであり、〔光線〕療法中の児の排泄物はビリルビンを含み〔暗緑〕色になる。

新生児の異常徴候

⑬ 新生児の努力呼吸には、〔鼻翼呼吸〕、〔呻吟〕、〔陥没呼吸〕などがある。

⑭ 出生数時間後に増悪するチアノーゼは、〔呼吸窮迫症候群（RDS）〕の特徴である。

⑮ 新生児の発熱は、体温が〔37.5〕℃以上である。

新生児の養育

⑯ 新生児の養育には、児への〔声掛け〕や〔タッチング〕、啼泣時にあやしたり、なだめたりするなどの情緒的な関わりが欠かせない。

⑰ 新生児の養育環境を整えるためには、室内の〔温度〕や〔湿度〕を適切に管理する。〔窒息〕や〔転落〕などの事故防止にも努める。

⑱ 新生児の感染予防には、施設内における〔水平〕感染を予防することが重要である。

⑲ 新生児の睡眠時間は 1 日〔16〜17〕時間であり、睡眠パターンは〔3〜4〕時間おきに睡眠と覚醒を繰り返す〔多相性〕睡眠である。

先天異常の新生児

⑳ 新生児の〔外表〕所見異常には、〔口唇口蓋裂〕や〔多指症〕、〔合指症〕などがある。

㉑ 先天性の内臓異常には〔心疾患〕や〔横隔膜〕ヘルニア、〔臍〕ヘルニアなどがあり、生命に直接影響を及ぼし緊急に対応が必要な場合がある。

新生児のビタミン K 欠乏性出血症

㉒ 新生児のビタミン K 欠乏性出血症で〔消化管〕出血を来すものを、〔新生児メレナ〕という。

㉓ 生後 1 カ月前後に突然、〔頭蓋内出血〕を来すものを、〔遅発型〕ビタミン K 欠乏性出血症という。

低出生体重児

㉔ 低出生体重児は、〔出生体重〕と〔在胎週数〕を考慮しアセスメントする。

㉕ 低出生体重児は体温調節機能が未発達であり、〔筋肉量〕や〔皮下脂肪〕が少なく低体温になりやすいため、〔保温〕に留意する。

㉖ 早産の低出生体重児は未熟性のため、〔無呼吸〕発作や〔肺サーファクタント〕の欠如による〔呼吸窮迫症候群（RDS）〕を発症することがある。

㉗ 低出生体重児は〔低血糖〕のリスクが高く、正期産児では出生後早期から〔哺乳栄養〕が開始になる。

㉘ 早産児は肝機能が未熟なため、〔核黄疸〕になりやすい。

国家試験 問題 ［第112回 午前64問］

Q. 新生児の呼吸窮迫症候群〈RDS〉で正しいのはどれか。

1. 呼吸数が減少する。
2. 過期産児に発症しやすい。
3. 生後24時間ころから発症する。
4. 肺サーファクタントの欠乏が原因で生じる。

A. 4

引用・参考文献

1) 野村雅子．"新生児期における代謝の適応不全（障害）"．母性看護の実践．メディカ出版，2024，p.336，（ナーシング・グラフィカ 母性看護学，2）．

8

精神看護学

精神疾患・障害、看護で
間違いやすい問題を
Check!

＊ロック解除キーは p.11 をご覧ください

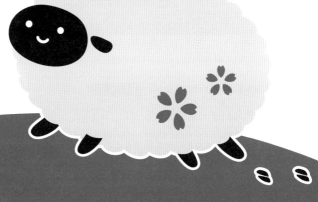

1 精神保健

1 精神保健

キーワード
☑ 精神障害の一次・二次・三次予防　☑ PFA　☑ ASD
☑ PTSD　☑ 防衛機制　☑ リエゾン精神看護　☑ 精神医療審査会
☑ 精神保健福祉法　☑ 精神保健指定医　☑ 入院形態

1 精神障害の一次予防・二次予防・三次予防

一次予防・二次予防・三次予防とは、疾病予防、障害予防、寿命の延長、身体的・精神的健康の増進を目的とし、疾病予防だけではなく、疾病の進行を遅延させることや、再発を予防することとされる。

精神障害の一次予防・二次予防・三次予防

一次予防→こころの健康に関する教育や啓発活動
二次予防→精神疾患・障害の早期発見、早期対処、適切な医療
三次予防→リハビリテーション、再発予防

2 こころの危機／危機介入

a PFA
PFA（サイコロジカルファーストエイド、心理的応急処置）とは、深刻な危機的出来事に見舞われた人々に対して、支援者が心理社会的支援を提供するためのガイドラインである。
①不眠への対応、②不安への対応、③呼吸法、④心理的応急処置などで構成され、被災者が現状以上の被害を受けないように安全や安心を確保し、尊厳や文化に配慮しながら支援を行うための枠組みが示されている。

b ASD と PTSD
ASD（acute stress disorder）は、**急性ストレス障害**と呼ばれ、災害や事件などの直後から再体験（フラッシュバック）、回避傾向、感覚麻痺、過覚醒などの症状が認められ、解離症状を伴っている状態のこと。3日〜4週間以内に症状は沈静化する。その後、4週間以上経過しても症状が継続している場合は、**PTSD**（post traumatic stress disorder）、いわゆる**心的外傷後ストレス障害**と呼ばれる。 p.263 参照

c 危機（クライシス）
危機（クライシス） について、カプランは、生活場面や対人関係に生じる緊張に対して、習慣的な問題解決法を用いても解決せず、緊張が高まっていく状態であるとした。

3 防衛機制

防衛機制とは、危険や困難に直面した場合や受け入れ難い苦痛・状況にさらされた場合に、その不安や体験を減弱させるために無意識に作用する、心理的なメカニズムである。

防衛機制の種類

抑圧	不安や葛藤、不快なことなどを無意識に排除しようとするこころのはたらき。意識的に排除する場合は「抑制」という
否認	現実を認めようとせず否定的に考えるこころのはたらき 例：大きな病気を告知された場合、自分は健康だと事実を認めない
置き換え	受け入れ難い感情や欲求の対象を別の対象に置き換え、気持ちを発散させたり満たそうとするこころのはたらき 例：上司への怒りを部下に向ける
合理化	自分の行動や態度に対して、他人から非難されないような理由をつけること 例：酸っぱいブドウ→手の届かない高い木の上にあるブドウを見て、「あのブドウは酸っぱいに違いない」と思う
昇華	満たされない欲求や願望を、社会的に受け入れられる行動形式に変えること 例：攻撃的欲求を武道で発散する
反動形成	本来の感情とは逆の感情を、意識せずに誇張して示すこと 例：嫌いな人に過剰に優しく振る舞う
打ち消し	罪悪感や恥の感情を、正反対の行為をすることにより解消すること 例：償いの気持ち、やり直しの心理
投影 （投射）	自分が認めたくない欠点や弱点などを、他人ももっていると考えること 例：自分が嫌いな相手に対して「あの人は私のことを嫌っている」と思う
取り入れ・ 取り込み	外的な対象を自己の内部に取り入れる行動 例：有名人の行動やファッションを模倣する
同一化	他人の意見や価値観・考え方などを自分の中に無意識に取り込むこと 例：子どもが親の要求を自分の要求とみなして、期待通りの振る舞いをする
退行	発達段階を逆行し、子どものように振る舞うことで困難な状況を一時的に回避すること 例：弟や妹が生まれて赤ちゃん返りする

転移と逆転移

転移	自分にとって重要な人物に対する感情を治療者などに向けること
逆転移	治療者が患者や相談者に向けられた感情に反応して無意識に自分の感情を患者や相談者に向けること

---

4 | 精神の健康と権利擁護

a リエゾン精神看護（リエゾンナース）

- **リエゾン精神看護**とは、精神看護領域の知識・技術と他領域の看護とをつなげ、その連携によって包括的で質の高い看護ケアを提供することである。
- 身体疾患と精神的問題を併せもつ人へのアプローチや、看護師のメンタルサポート、新たな看護サービスの開発などを担う。

b 精神医療審査会

精神医療審査会は、人権擁護の視点に立つ第三者審査機関で、措置入院、医療保護入院の定期病状報告の審査を行い、入院継続の可否、入院患者の退院や処遇改善要求の審査などを行う。都道府県、政令指定都市に設置されている。

a 精神保健指定医

以下の①〜④に該当する医師のうち、必要な知識および技能を有すると認められる者を、精神保健指定医に指定する。

① 5 年以上診断、または治療に従事した経験を有する、② 3 年以上精神障害の診断、または治療に従事した経験を有する、③厚生労働大臣が定める精神障害につき厚生労働大臣が定める程度の診断、または治療に従事した経験を有する、④厚生労働大臣の登録を受けた者が厚生労働省令で定めるところにより行う研修の課程を修了している。

b 精神保健福祉法による入院形態

精神保健福祉法による入院形態

	任意入院 （第 20 条）	措置入院 （第 29 条）	緊急措置入院 （第 29 条の 2）	医療保護入院 （第 33 条）	応急入院 （第 33 条の 6）
対象者	入院を必要とする精神障害者で、入院について本人の同意がある者	入院させなければ自傷他害のおそれのある精神障害者	直ちに入院させなければ自傷他害のおそれが著しい精神障害者	入院を必要とする精神障害者で、自傷他害のおそれはないが、任意入院を行う状態にない者	入院を必要とする精神障害者で、任意入院を行う状態になく、急速を要し、家族等の同意が得られない者
入院の要件等	本人の同意（精神保健指定医の診察は不要）	精神保健指定医 2 名の診断の結果（精神障害者であること、自傷他害のおそれがあること）が一致した場合に、都道府県知事が措置	精神保健指定医 1 名の診察の結果、急速な入院の必要性（精神障害者であること、直ちに入院させなければ自傷他害のおそれが著しいこと）がある場合に都道府県知事が措置。入院期間は 72 時間以内	精神保健指定医（または特定医師）の診察および**家族等の同意**（特定医師による診察の場合は 12 時間まで）	精神保健指定医（または特定医師）の診察。入院期間は 72 時間以内（特定医師による診察の場合は 12 時間以内）
医療機関	精神科病院	国等の設置した精神科病院または指定病院	国等の設置した精神科病院または指定病院	精神科病院	都道府県知事が指定する精神科病院（応急入院指定病院）
退院等	精神科病院管理者の判断、本人からの退院の申出（72 時間の退院制限あり）	都道府県知事の決定（措置解除）	（ほかの入院形態へ移行）	精神科病院管理者の判断、精神医療審査会の審査結果に基づく都道府県知事の決定	（ほかの入院形態へ移行）
精神医療審査会による審査		定期報告、退院請求、処遇改善請求		入院の届出、定期報告、退院請求、処遇改善請求	
書面告知	必　要				

（文献 1 より一部改変）

入院形態とその要件などはしっかり覚えておくのじゃ！

1. 精神疾患教育などの地域住民への啓発を〔一次予防〕、精神疾患のリスクの高い人へのアプローチおよび早期治療を〔二次予防〕、精神疾患発症後、地域などでその人らしい生活を営めるよう支援することを〔三次予防〕という。

2. 自分ができないことを、もともと自分にはハードルが高くできないものだと回避する防衛機制を〔否認〕という。

3. リエゾン精神看護師は、患者・家族への直接ケア、他領域の患者ケアの〔コンサルテーション〕、看護師の〔メンタルヘルス〕支援、教育・啓蒙活動を担う。

4. 近年の医療における中核概念には、①治療目的は「医学的成果」ではなく、「患者のための価値ある結果」とする〔患者中心のケア（patient centered care）〕と、②患者は単なる「医療の受け手」ではなく、最善の医療をつくるチームの一員と考える〔患者・家族参加（patient and family engagement）〕、③医学的エビデンスだけでなく、患者の価値観、意向を含め、協働して最善の選択肢を探る〔共同意思決定（shared decision making）〕がある。

5. 保健医療に関わるすべての人（患者や患者の関係者、医療者、保健医療福祉サービス提供者など）が力を合わせ、気持ちを分かち合いながら、より良い医療をつくり上げることを〔共同創造（コプロダクション）〕という。

6. 〔精神保健福祉センター〕とは、精神保健に関する知識の普及、調査・研究・相談などを行う施設である。〔精神保健福祉〕法によって規定され、〔都道府県〕および〔政令指定都市〕に設置されている。

7. 〔精神保健福祉士〕は、精神障害者の社会復帰に関する相談援助などを行う。近年、医療保護入院患者の退院促進における〔退院後生活環境相談員〕として期待されている。

8. 〔精神障害者保健福祉手帳〕を交付された者は、〔所得税〕、〔住民税〕、相続税などの控除が受けられる。

9. 行動制限の〔隔離〕は、原則精神保健指定医の判断が必要であるが、医師が必要と認めた場合は、〔12〕時間以内に限り実施することができる。〔抑制〕は、必ず〔精神保健指定医〕の判断が必要になる。

10. 任意入院においても、必要性があれば〔72〕時間以内に限り、退院制限を行うことができる。

11. 措置入院は、入院に際して精神保健指定医2名の判断が必要であるが、〔緊急措置入院〕は入院に際して精神保健指定医1名の判断で可能である。ただし、入院期間は〔72〕時間以内に限られる。

⑫ 2014（平成 26）年 6 月に施行された〔アルコール健康障害対策基本〕法におけるアルコール健康障害とは、アルコール依存症、その他の多量の飲酒、20 歳未満の飲酒、〔妊婦の飲酒〕などの不適切な飲酒の影響による心身の健康障害であり、毎年 11 月 10 日〜16 日を「アルコール関連問題啓発週間」としている。

⑬ 〔ギャンブル等依存症対策基本〕法は、ギャンブル等依存症が本人や家族の社会生活に支障を生じさせるとともに、多重債務、貧困、犯罪行為など社会問題化しているため、その対策を総合的に推進して、国民の健全な生活の実現を目指している。この法律による「ギャンブル等」とは、〔公営ギャンブル（競馬・競艇・競輪など）〕だけでなく、〔パチンコ〕などの遊興行為も含む。

⑭ 2006（平成 18）年に施行、2016（平成 28）年に改正された〔自殺対策基本〕法を踏まえ、2017（平成 29）年に自殺総合対策大綱では「誰も自殺に追い込まれることのない社会の実現」、「自殺対策は、生きることの包括的な支援」と明文化された。それにより、〔都道府県、市町村〕は自殺対策計画の策定を義務付けられた。

国家試験 問題 ［第 111 回 午前 65 問］

 精神保健における一次予防はどれか。

1. 職場でうつ病患者を早期発見する。

2. 自殺企図者に精神科医療機関への受療を促す。

3. 統合失調症患者の社会参加のための支援を行う。

4. ストレスとその対処法に関する知識の啓発活動を行う。

 4　一次予防は疾病の発生を未然に防ぐものである。

引用・参考文献

1）宮下毅，"精神保健福祉法"．看護をめぐる法と制度．メディカ出版，2024，p.279，（ナーシング・グラフィカ 健康支援と社会保障，4）．

2 精神疾患・障害と看護

1 精神作用物質の作用による精神・行動の障害

キーワード ☑離脱症状 ☑薬物使用障害・薬物依存・慢性中毒 ☑イネイブリング
☑自助グループ

1 アルコール離脱症状

離脱症状は、依存物質を大量摂取している人が、減量または中止した後に起こる症状である。

離脱の種類・出現時期	症状
早期離脱症状 最終飲酒後 48 時間以内	**手指振戦**、けいれん発作、焦燥感、 自律神経症状（発汗、頻脈）
後期離脱症状 最終飲酒後 2〜3 日目まで	**振戦せん妄**（意識障害、小動物の**幻視**）、 **リープマン現象**

患者を閉眼させて眼瞼上で眼球を軽く圧迫
すると、人工的に幻視が誘発される現象

2 薬物依存症

薬物依存には、**精神依存**と**身体依存**がある。

薬物使用障害・薬物依存・慢性中毒の関係

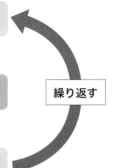

薬物使用障害：社会常識から逸脱した目的や方法で薬物を使用すること

↓

薬物依存：使用障害を繰り返した結果、自己コントロールができずにやめられない状態

↓

慢性中毒：依存に基づく使用障害の繰り返しの結果として発生する慢性的状態

繰り返す

頻出ポイント

① 自分が依存症であると認めないことを〔否認〕という。依存症であることを直視することへの恐れなどが背景にあるため、気持ちに寄り添う。

② 家族が気付かないうちに飲酒を助けたり、飲酒に導く対応をしてしまうことを〔イネイブリング〕といい、疾患教育を行って理解を促す。

③ 同じ悩みや問題を抱えた人たちが、互いに支え合いながら悩みや問題を克服していくための集団を、〔自助（セルフヘルプ）グループ〕という。アルコホーリクス・アノニマス（AA）、断酒会などがある。

④ 他者に必要とされることで、自分の存在意義を見いだすことを〔共依存〕という。

⑤ 家族への支援として、〔家族会〕や〔自助グループ〕への参加を促す。キーパーソンとして、疾患教育や共依存への理解を促す。

⑥ 薬物依存には、薬物服用がもたらした快楽体験を何度も味わいたいという〔精神〕依存と、中断すると〔禁断症状〕を起こす〔身体〕依存がある。

2 統合失調症

キーワード ☑ドパミン仮説　☑セロトニン仮説　☑ストレス脆弱性　☑フィルター障害仮説

1 原因

統合失調症の原因として、①神経伝達物質の異常（**ドパミン仮説**〈過覚醒〉、**セロトニン仮説**）、②神経生理学的な異常、③脳の形態学的異常、④脳血流量の異常などが考えられている。

2 発症要因

a ストレス脆弱性
生まれながらの素因（遺伝要因、ストレス脆弱性、神経過敏など）と、社会的要因（日常的ストレス、突発的ストレス、生活環境など）が相互に作用し、神経伝達物質のバランス異常や視床の機能異常（フィルター障害）を起こして発症する。

b フィルター障害仮説
通常は、にぎやかな場所で会話していても、神経のネットワークによる「フィルター」によって選択的に情報を取り入れ、相手の言っていることがきちんと聞こえる。しかし、統合失調症の急性期では、「フィルター」に裂け目ができ、選択的に情報を取り入れることができず、無関係な情報も必要な情報と同等に取り扱われ、音に敏感になったり、周囲のしぐさや表情などが気になったりする。

3 | 症 状

知覚障害		幻覚、幻視、幻聴、幻臭など
思考障害	思考内容の障害	妄想
	思考障害	連合弛緩、思考途絶、思考奪取、思考吹入、思考伝播、支離滅裂
自我障害		作為体験（させられ体験）、離人感覚
認知機能障害		言葉の意味の理解が難しい、状況把握が難しい、注意・集中力が持続しない

a ブロイラーの基本症状（4A）
連合弛緩、感情鈍麻、自閉、両価性（アンビバレンス）がある。

b シュナイダーの1級症状
思考化声（自分の考えが声になって聞こえる）、
対話性の幻覚・幻視、幻聴、思考奪取（自分の
考えが他者に抜き取られると感じる）、思考吹
入（他者から考えを吹き込まれていると感じる）、思考伝播（他者に自分の考えが広まっている
と感じる）、妄想知覚、作為体験（させられ体験）などがある。

> 同一対象について、相反する感情が
> 同時に存在する状態.

c クロウの症状
- **陽性症状**（妄想、幻覚、緊張病症状、滅裂思考）
- **陰性症状**（感情の平板化、意欲減退、快楽減退、興味関心の低下）

4 | 看 護

急性期	状態	陽性症状（妄想・幻覚）が顕著に出現する
	看護	①生命の危機回避、②合併症の予防、③日常生活への支援・援助、④家族へのサポート
休息期 （消耗期）	状態	①自閉的になる（無口になる）、②意欲が低下する（何事にも意欲・興味がなくなる）、③感情の平板化（生き生きとした表情がみられない）
	看護	①良質な睡眠の確保（環境調整、服薬支援）、②自己決定の支援、③日常生活の自立への支援、④興味・関心を広げる活動を支援、⑤家族へのサポート
回復期	状態	①少しずつ好きなことができるようになる、②コミュニケーションがやや難しい、③集中力がやや持続しない
	看護	①生活リズムを整える、②服薬支援、③対人交流の支援、④ストレスとの付き合い方の支援

頻出ポイント

❶ 統合失調症は、〔思考〕や〔感情〕、行動を統合する能力が低下し、幻覚、妄想な
どの〔陽性症状〕、感情の平板化や社会的ひきこもりなどの〔陰性症状〕がみられ
る疾患である。

② 急性期は、症状の不安に加えて、〔入院時の不安〕もあるため、患者の話をしっかり傾聴し、〔患者の体験〕を受け止め、そのつらさに〔共感〕し、〔受容〕することが重要である。

③ 急性期の治療は〔薬物療法〕が主になるため、服薬への思いを聴き、〔拒薬〕を予防し、確実に服薬できるよう援助する。

④ 回復期には、徐々に安定し、会話量や活動量が増えてくるものの、まだ〔自己肯定感〕が低かったり、〔スティグマ〕を抱えている場合があるため、〔スモールステップ〕で支援する。

⑤ 退院の際は、再燃を予防し、服薬の自己管理が可能となるよう〔服薬アドヒアランス〕を高める支援を行うことが重要である。

3 気分（感情）障害

キーワード ☑抑うつ障害（うつ病） ☑双極性感情障害（躁うつ病） ☑躁状態 ☑希死念慮

気分障害には、**抑うつ障害（うつ病）** と **双極性感情障害（躁うつ病）** がある。

1 うつ病の各期にみられる留意点

うつ病とは、抑うつ気分、興味や喜びの消失、易疲労性が2週間以上続く状態である。

急性期	回復期	社会復帰期
● **刺激の少ない環境**を提供し、休養を促す ● 気分安定薬の確実な服用と副作用の観察、**血中濃度のモニタリング**を行う ● セルフケアを援助する ● 暴力、攻撃性、他者とのトラブル等のリスクアセスメントと介入を行う	● 気持ちや考えの**自己表現**を支持する ● 好ましい行動については肯定的にフィードバックする ● 疾患への理解を深めるとともに、**セルフモニタリング**の方法について共に考える	● 社会復帰に向けた具体的な**生活プラン**や**対処方法**について話し合う ● 家族の関わりをねぎらい、心理的負担を受け止めながら**疾患や治療に対する理解**を深めてもらう

2 躁状態でみられる症状

躁状態では、気分爽快、易怒的などの気分の高揚、多弁多動、精神運動興奮、浪費などの活動性の亢進、観念奔逸、誇大妄想などの思考錯乱、そして体重減少、早朝覚醒などの身体の変化が現れる。

うつ病

1 〔モノアミン〕仮説とは、神経伝達物質である〔モノアミン（セロトニン、ノルアドレナリン）〕が〔減少（不足）〕するとうつ病に、〔増加〕すると躁病になるとする学説である。

2 うつ病の症状として、〔不眠〕、食欲低下、抑うつ気分、意欲の低下、微小妄想（〔罪業妄想〕、〔貧困妄想〕、〔心気妄想〕）、〔希死念慮〕がある。また、症状の現れ方の特徴として、〔日内変動〕がある。

3 希死念慮のある患者への看護では、〔食事摂取量〕や〔不眠〕の観察、希死念慮の確認、自殺をしない約束、〔危険物の除去〕を行う。〔回復期〕は自殺の実行に注意する。

4 抗うつ薬は効果の発現に〔1～2〕週間を要し、症状が軽減しても一定期間服用が必要である。

躁状態、双極性感情障害

5 双極性感情障害の躁状態の緩和に用いられる〔炭酸リチウム〕は、〔過量投与〕で消化器症状（嘔吐、下痢）、神経・筋症状（運動失調、振戦）、意識障害（眠気、失見当識）が出現するため、〔血中濃度〕の測定が必要である。

6 看護師の関わりとして、急性期は十分な〔休養〕と〔セルフケア〕の援助、回復期は〔感情表出〕の援助、〔セルフモニタリング〕の方法の説明を、社会復帰期には具体的な〔対処方法〕について話し合う。

7 家族の関わりをねぎらい、心理的負担を受け止めながら、〔悪化のサイン〕など、〔疾患や治療〕に対する理解を深めてもらう。

4 | 神経症性障害、ストレス関連障害、身体表現性障害

☑ PTSD（心的外傷後ストレス障害）　☑ 強迫性障害　☑ パニック障害
☑ 身体表現性障害

1 | PTSD の特徴

PTSD（心的外傷後ストレス障害）は、心的外傷後 4 週間以上症状が持続する。
〔ASD（急性ストレス障害）は、心的外傷後 **3 日～4 週間以内**に症状は沈静化する〕

PTSD の症状

外傷（トラウマ）の再体験	外傷体験に関する記憶がよみがえり（**フラッシュバック**）、悪夢を繰り返し見る
外界からの刺激に対する回避・麻痺	外傷体験を想起させる出来事や状況の回避、外的刺激に対する反応・活動低下
過覚醒	精神的緊張状態による集中困難やイライラ、不眠などの症状

頻出ポイント

強迫性障害

① 本人が不合理だと思っても頭の中に繰り返し生じる考えを〔強迫観念〕といい、強迫観念を打ち消すために繰り返し行う行為を〔強迫行為〕という。

② 強迫性障害の患者には、〔強迫行為〕をある程度認め、それ以外の時間の計画を立てたり、過剰な手洗いによる手荒れなどに対するケアを行ったりして関わる。また、患者が〔不安を表出〕できる場をつくる。

パニック障害

③ パニック障害では、突然理由もなく動悸、めまい、窒息感、震えなどの〔パニック発作〕を起こす。苦痛の受容、セルフケアの援助や疾患教育を行う。

身体表現性障害

④ 身体表現性障害では、疼痛や悪心、皮膚の異常などの〔身体不調〕を訴えるが、検査を行っても〔原因〕がわからない。苦痛の受容、患者の言語的表出を促したり、休養を勧めたりする。

5 摂食障害

キーワード ☑神経性無食欲症（神経性やせ症） ☑神経性大食症（過食症）

摂食障害は、**神経性無食欲症（神経性やせ症）**と、**神経性大食症（過食症）**に大別される。主な要因として、個人要因、家族要因、社会要因、文化要因などがある。**思春期の女性**に多い。

頻出ポイント

① 摂食障害は、〔ダイエット〕や〔自己誘発性嘔吐〕、〔下剤乱用〕などの行動によって重症化・遷延化する。

② 摂食障害の身体症状には、〔無月経〕、〔徐脈〕、〔低体温〕、う歯、体毛変化、低血圧、顎下腺の腫脹、皮膚変化、けいれんなどがある。

③ 摂食障害の行動症状には、〔ボディイメージの障害〕、〔肥満恐怖〕、食行動の異常、自己誘発性嘔吐、下剤乱用、薬物依存などがある。

6 境界性パーソナリティ障害

キーワード ☑境界性パーソナリティ障害

境界性パーソナリティ障害は、カーンバーグの境界パーソナリティ構造の概念を下敷きにつくられた分類で、神経症症状と精神病症状を併せもつ境界に位置する症候群である。

パーソナリティ障害の分類

A 群	● 猜疑性パーソナリティ障害／妄想性パーソナリティ障害 →不信感、疑い深くなる ● シゾイドパーソナリティ障害／スキゾイドパーソナリティ障害 →社会的関係からの離脱、他者への関心が薄い ● 統合失調型パーソナリティ障害
B 群	● 反社会性パーソナリティ障害　● 境界性パーソナリティ障害 ● 演技性パーソナリティ障害　　● 自己愛性パーソナリティ障害
C 群	● 回避性パーソナリティ障害→自分に対する負の評価に過敏 ● 依存性パーソナリティ障害　● 強迫性パーソナリティ障害

頻出ポイント

① 境界性パーソナリティ障害の症状には、〔感情の不安定さ〕、〔著しい衝動性〕、〔操作性〕がある。

7 精神疾患の治療と看護

キーワード ☑認知行動療法(CBT) ☑精神科訪問看護
☑修正型電気けいれん療法

精神疾患の治療には、**認知行動療法**（CBT）のほか、**薬物治療、修正型電気けいれん療法、集団精神療法、作業療法、社会生活技能訓練**（SST）などがある。

1 集団精神療法

● 個人に対する治療ではなく、同様の疾患や症状をもつ人たちの集団に対して行う精神療法で、森田療法、社会生活技能訓練（SST）などがある。
● **グループダイナミクス**（**集団力動**）などの効果が期待できる。

2 ┃ 認知行動療法（CBT）

認知行動療法（CBT）は、出来事自体ではなく、その出来事に対する考え方や受け取り方（**認知**）にはたらきかけて、**気分**を楽にしたり、**行動**をコントロールしたりする治療法である。

認知行動療法の基本モデル

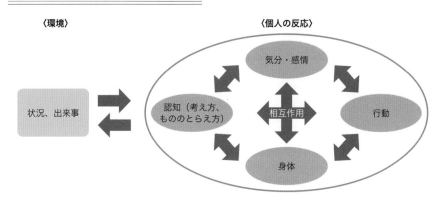

3 ┃ 身体合併症のある患者の看護

精神疾患がありながら身体疾患を患う患者は、身体的苦痛や異常を適切に他者に伝えるのが困難な場合があるため、看護師はコミュニケーションや観察によって早期に異常を発見することが大切である。

4 ┃ 精神科外来看護

精神科外来は地域と病院の接点であり、看護師は患者に精神医療を受け入れてもらうために、声掛けや処置を通して不安の軽減と関係性構築を行う必要がある。

5 ┃ アウトリーチ

アウトリーチは、要支援者の日常生活の場（自宅など）に出向く訪問支援のことで、サービスとしては、精神科訪問看護や包括型地域生活支援プログラム（assertive community treatment：ACT）などがある。

6 ｜ 精神科訪問看護の役割

再発防止	病状が不安定で治療を中断しやすく、再発・再入院に至るケースが多い
セルフケア能力の向上	食事、睡眠、清潔など
対人関係能力の改善	家族、近隣住民、ほかの医療福祉専門職などとの関係
社会資源の活用	就労やデイケアなどの情報提供

QOL を高めることを共に考え、安心して地域で生活できるよう自己決定を支援するのじゃ

地域包括ケアシステムは精神障害をもつ人のケアにも対応しているよ！

p.101 参照

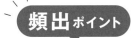

頻出ポイント

薬物療法

① 錐体外路症状には、〔パーキンソン症候群〕、〔アカシジア（静座不能症）〕、急性ジストニア、遅発性ジスキネジアなどがある。

② 悪性症候群の症状には、〔高熱〕、〔筋強直〕、発汗、頻脈、白血球の増加、〔CK〕や〔BUN〕の上昇などがある。〔抗精神病薬〕の中止、〔ダントロレン〕投与、抗菌薬投与などを行う。

③ 服薬心理教育として薬の作用、種類、〔薬の副作用（有害事象）〕と〔相談方法〕などに対する理解を深めてもらい、自ら服薬できるよう支援する。

④ 患者が積極的に治療方針の決定に参加し、その決定に従って治療や服薬を行うことを〔アドヒアランス〕という。

修正型電気けいれん療法

⑤ 修正型電気けいれん療法の適応は、〔重度のうつ病〕、強い〔希死念慮〕がある、〔産褥期精神障害〕、薬物治療の効果がみられない〔うつ病〕、〔緊張型統合失調症〕などである。

心理・社会的療法

⑥ 精神障害者の〔リカバリ（回復）〕とは、障害があっても人生の新しい意味を見いだし、〔主体的〕に希望する夢や希望に到達するための回復過程である。

⑦ リカバリに必要なことは、精神障害者が本来もっている力を取り戻し（〔エンパワメント〕）、才能、性格、関心、期待などを大切にし、引き出していく（〔ストレングス〕）ことである。

⑧ 集団精神療法は〔グループダイナミクス〕を用いて、〔メンバー同士の相互作用〕によって、問題点についての認識を得てもらい、治療を促進させる。

⑨ 社会生活技能訓練（SST）では、精神障害者が日常生活上、必要かつ低下した〔対人関係〕や〔社会生活〕、〔服薬自己管理〕、〔症状自己管理〕などのスキルを学習する。

家族への看護

⑩ 家族のこれまでの関わりをねぎらい、現在の症状や治療、今後の生活について〔不安を傾聴〕する。〔訪問看護〕や〔社会資源の活用〕、〔家族会〕の紹介も行う。

⑪ 家族心理教育では、〔疾患の症状〕、〔悪化の要因や徴候〕、〔薬物療法〕、〔当事者への対処方法〕などの情報提供を行う。

社会復帰・社会参加への支援

⑫ 精神疾患患者の退院調整として、訪問看護、デイケア、自助グループ、〔ホームヘルプ〕、〔グループホーム〕、〔就労継続支援〕、〔精神通院医療〕の活用を検討する。

⑬ 〔就労移行支援〕とは、一般の事業所への就労が見込まれる〔65〕歳未満の障害者を対象とする支援である。

⑭ 一般の事業所への就労が困難だが、雇用型の継続的な就労が可能な〔65〕歳未満の障害者に対する支援は、〔就労継続支援 A 型〕である。

⑮ 〔施設症〕は長期間の病院、施設生活による心身への影響のことで、〔退行〕、〔依存性〕、〔関心欠如〕などがみられる。治療や今後の生活についての情報提供、自己決定支援、プライバシーの保護などを行う。

⑯ 精神科デイケアの目的は、精神障害者の〔社会生活機能の回復〕、〔生活リズムの改善〕、〔対人関係〕の訓練、〔就学・就職支援〕などである。

9

看護の統合と実践

**医療安全、救急、災害、国際看護で
間違いやすい問題を
Check!**

*ロック解除キーは p.11 を
ご覧ください

1 看護管理／医療安全

1 看護管理

キーワード ☑看護ケアの質 ☑チーム医療 ☑看護業務基準
☑看護方式 ☑重症度、医療・看護必要度 ☑情報の取り扱い

看護管理の対象は、ヒト、モノ、カネのほかに、情報や時間も含まれる。

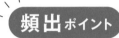

看護管理

1 看護ケアの質は、〔構造／ストラクチャー〕、〔過程／プロセス〕、〔結果／アウトカム〕の三つの側面と、患者への接近、内なる力を強める、家族（重要他者）の絆を強める、直接ケア、場をつくる、インシデントを防ぐ、の六つの領域で測定される。

2 医師や看護師などの医療専門職が、個々の高い専門性をもとに、目的と情報を共有し、業務を分担しながら、その人らしい生活を実現するための医療を提供することを〔チーム医療／チームアプローチ〕という。

3 看護業務の指針として日本看護協会が作成した、〔看護業務基準〕の目的は、〔看護の質〕の保証である。

4 主な看護方式には、チームナーシング、〔プライマリ〕ナーシング、〔モジュール型〕継続受け持ち方式、PNS（〔パートナーシップ・ナーシング・システム®〕）、〔機能別〕看護方式などがある。

5 学校卒業後も、生涯教育の一環として行われる教育を〔継続教育〕という。

6 インフォームドコンセントの普及に伴い、情報開示や情報提供を適切に行うために、日本看護協会は「〔看護記録〕および〔診療情報〕の取り扱いに関する指針」を作成した。

7 「重症度、医療・看護必要度」は、A項目〔モニタリングおよび処置等〕、B項目〔患者の状況等〕、C項目〔手術等の医学的状況〕によって判断される。また、その評価方法には看護必要度Ⅰと看護必要度Ⅱがあり、現行では看護必要度Ⅰは主に〔看護師〕が行うことが多い。

8 診療報酬は、国の基本方針に基づいて、〔中央社会保険医療協議会〕で審議がなされ、決定される。

⑨ 電子カルテは、アクセスが容易で、多職種で〔情報共有〕できる。一方で、〔不正アクセス〕による個人情報の漏えいのリスクがある。

⑩ 診療録の保存期間は、〔5〕年と医師法に規定されている。看護記録は、医療法および医療法施行規則において、〔2〕年間保存することが義務付けられている。

⑪ 保健師助産師看護師法には、看護師の〔守秘義務〕に対する罰則規定が明記されており、違反すると6カ月以下の懲役または10万円以下の罰金に処される。

2 医療安全

> キーワード　☑医療安全管理体制　☑医療事故発生防止　☑インシデントレポート

- **リスクマネジメント**とは、不可避なリスクを最小限にするためのプロセスである。
- **アクシデント**とは医療事故のことで、**インシデント**とは、医療事故には至らなかったものの、事故につながる可能性のあった事象である。

医療事故

当該病院等に勤務する医療従事者が提供した医療に起因し、又は起因すると疑われる死亡又は死産であつて、当該管理者が当該死亡又は死産を予期しなかつたものとして厚生労働省令で定めるもの（医療法第6条の10）。

医療事故の中でも、医療者側に過失があるものを医療過誤というのじゃ

頻出ポイント

医療安全管理体制

① 「医療法施行規則の一部を改正する省令」で、医療機関全体で〔医療安全管理〕研修を年〔2〕回程度、定期的に開催することが規定されている。

② 安全管理のシステムは、人間は誰でも〔間違える〕ことを前提に、〔不測〕の事態への対応などを基本として設計する。

③ 不穏・興奮状態にある患者に対し、尊厳を守り安全を確保し、必要な治療や看護を提供するプログラムを〔包括的暴力防止プログラム〕という。

④ 〔医療安全支援センター〕は、医療法第6条の13の規定に基づき、都道府県、保健所を設置する市および特別区に設置されている。医療に関する苦情・心配や相談に対応するとともに、医療機関、患者・住民に対して、医療安全に関する助言および情報提供などを行う。

医療事故発生防止

⑤ 針刺し事故防止のため、使用した針は〔リキャップ〕せず、専用容器に廃棄する。

⑥ 多重課題に直面した際に求められるのは、〔優先順位〕の判断である。

⑦ 優先順位をつける際は、第一に〔生命の危険〕、次に〔安全確保〕、〔患者への配慮〕、〔時間管理〕の視点をもつ。

⑧ 患者誤認防止のため、患者本人に〔フルネーム〕を名乗ってもらい、〔ネームバンド〕を確認する。新生児には、〔母子標識〕を2～3個装着する。

⑨ 医療事故の根本原因の7割が〔コミュニケーションエラー〕と考えられている。情報が正しく伝わらない・受け取られない、相手の失敗を〔指摘〕できない、疑問を〔確認〕できないなどが原因で生じる。対策として、報告、連絡、相談、〔確認〕が必要である。

⑩ 高齢者や小児、麻痺や見当識障害のある患者、〔睡眠導入薬〕、〔利尿薬〕、下剤を服用している患者などでは、転倒・転落のリスクが高い。転倒・転落のリスクが高い患者には、〔アセスメント〕を行い、個別性のある看護計画を立てる。

⑪ チューブ類に関連する事故として、挿入間違い、留置中の予定外抜去、接続部の〔外れ〕、薬剤注入時の接続間違い、〔誤注入〕がある。事故対策として、留置時にチューブの挿入の〔長さ〕を記録し、抜けかけたときにわかるよう〔マーキング〕しておき、定期的に観察する。また、皮膚とチューブ類の固定状況、ねじれや屈曲の有無、接続部位の状況、チューブ類に関する患者の〔理解〕、体動を観察する。

医療事故発生時の対応

⑫ 医療事故発生時は、患者と家族（遺族）に説明を行い、〔医療事故調査・支援センター〕（医療法第6条の15第1項の規定に基づき厚生労働大臣が定める団体）に報告し、速やかに外部の医療の専門家の支援を受けながら〔院内事故調査〕を行う。

⑬ 医療事故では、患者および家族に〔誠実な対応〕をすることが最も重要である。〔謝罪〕し、医療機関側の態度を明確に示す。

⑭ 医療事故への対応では、〔患者の安全〕を最優先にし、原因の究明と再発防止策のために事故に関わる〔物品の保全〕、発生状況を〔時系列〕に記録する。

⑮ 医療事故はどの部署でも起こる可能性があるため、事故後は、発生部署内だけではなく、〔施設全体〕で問題解決について検討・共有することが必要である。

⑯ インシデントレポートの目的は、個人を罰することではなく、事故の〔再発防止〕に活用することである。

⑰ 調査終了後は、調査結果を〔患者と家族（遺族）〕に説明し、医療事故調査・支援センターに結果を報告する。

2 救急看護

1 救急医療体制

キーワード ☑救急医療体制

救急医療は、患者の重症度や緊急性によって、一次救急（初期救急）、二次救急、三次救急に分けられる。

一次救急、二次救急、三次救急

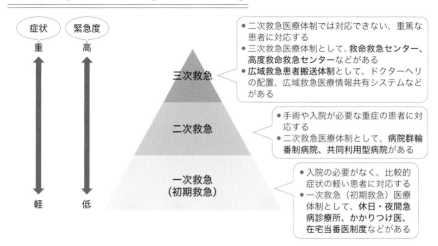

症状　緊急度

重　高

軽　低

三次救急
- 二次救急医療体制では対応できない、重篤な患者に対応する
- 三次救急医療体制として、**救命救急センター、高度救命救急センター**などがある
- **広域救急患者搬送体制**として、ドクターヘリの配置、広域救急医療情報共有システムなどがある

二次救急
- 手術や入院が必要な重症の患者に対応する
- 二次救急医療体制として、**病院群輪番制病院、共同利用型病院**がある

一次救急（初期救急）
- 入院の必要がなく、比較的症状の軽い患者に対応する
- 一次救急（初期救急）医療体制として、**休日・夜間急病診療所、かかりつけ医、在宅当番医制度**などがある

2 救急救命処置

キーワード ☑一次救命処置（BLS）　☑心肺蘇生法（CPR）

1 一次救命処置（BLS）

- **一次救命処置（BLS）**は、心肺が停止した傷病者に対して、119番通報（救急車の手配）とAEDの手配・使用、気道確保、胸骨圧迫、人工呼吸を行うことである。医療従事者以外でも、誰でも行うことができる。p.137 参照
- **二次救命処置（ALS）**は、BLSを引き継ぎ、医療従事者が医療器具・薬剤などを用いて行う処置を指す。

一次救命処置(BLS) の流れ

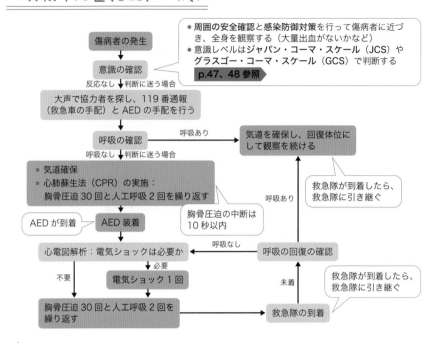

周囲の安全確認と感染防御対策を行って傷病者に近づき、全身を観察する（大量出血がないかなど）

意識レベルはジャパン・コーマ・スケール（JCS）やグラスゴー・コーマ・スケール（GCS）で判断する **p.47、48 参照**

傷病者の発生

意識の確認

反応なし↓判断に迷う場合

大声で協力者を探し、119 番通報（救急車の手配）と AED の手配を行う

呼吸の確認 ——呼吸あり→ 気道を確保し、回復体位にして観察を続ける

呼吸なし↓判断に迷う場合

- 気道確保
- 心肺蘇生法（CPR）の実施：胸骨圧迫 30 回と人工呼吸 2 回を繰り返す

胸骨圧迫の中断は 10 秒以内

AED が到着 → AED 装着

心電図解析：電気ショックは必要か ←呼吸なし— 呼吸の回復の確認

救急隊が到着したら、救急隊に引き継ぐ

呼吸あり

不要↓ 必要→ 電気ショック 1 回

胸骨圧迫 30 回と人工呼吸 2 回を繰り返す

救急隊の到着

未着

救急隊が到着したら、救急隊に引き継ぐ

頻出ポイント

① 心停止、呼吸停止、大量出血が生じて処置を行わなかった場合、発生してから死亡率が約 50％になるまでの時間は、心停止は〔3〕分、呼吸停止は〔10〕分、大量出血は〔30〕分である。

② 意識障害がある患者の救急救命処置では、〔心肺蘇生法〕を最優先にする。

③ 胸骨圧迫は胸骨の〔下半分〕、胸の〔真ん中〕を目安に、1 分当たり〔100〕～〔120〕回の速さで行う。胸が〔5〕cm 沈む深さを目安に行う。

④ 小児（1～16 歳未満）への胸骨圧迫は、1 分当たり〔100〕～〔120〕回の速さで〔30〕回が推奨される。胸の厚みの〔3 分の 1〕が沈む深さを目安に行う。

⑤ 乳児の胸骨圧迫は〔2 本指〕で行う。

⑥ 意識の確認は、小児では成人と同様に〔肩〕をたたき確認し、乳児では〔足底〕をたたいて確認する。

⑦ 気管挿管や酸素吸入は〔二次〕救命処置である。

3 災害看護

1 災害医療政策

キーワード ☑ CSCATTT ☑ 災害拠点病院 ☑ DMAT(災害派遣医療チーム)

1 | 災害時の医療

- 災害には、**自然災害**、**人為災害**、それらが同時にあるいは二次的な害をもたらす**複合型災害**がある。災害時に効率的な医療活動を行うための基本原則として、**CSCATTT**がある。

CSCATTT

組織体制の原則	C	Command & Control	指揮と統制
	S	Safety	安全
	C	Communication	情報伝達
	A	Assessment	評価
医療支援	T	Triage	トリアージ
	T	Transport	搬送
	T	Treatment	治療

- 医療計画は医療法および医療法施行規則に基づき、5疾病6事業および在宅医療について定められている。災害時における医療は6事業に含まれる。

2 | 災害拠点病院とDMAT

- **災害拠点病院**は、災害対策基本法に基づいて都道府県知事が指定した広域災害医療に対応する病院である。災害発生時に被災地からの傷病者の受け入れ拠点になる。
- 災害拠点病院の指定要件には、**DMAT**（災害派遣医療チーム）を保有しており、派遣体制があることや耐震構造であること、敷地内または近接地でのヘリコプターの離発着場の確保がある。
- DMATは、災害発生直後（おおむね**48時間以内**）から大規模災害や多傷病者が発生した事故などの現場で活動できる機動性をもった、専門的な訓練を受けた医療チームである。

DMATは、医師1人、看護師2人、業務調整員（医師・看護師以外の医療職および事務職員）1人で構成される

- **DPAT**（災害派遣精神医療チーム）：発災直後から被災地に入り、精神科医療および精神保健活動を実施
- **DHEAT**（災害時健康危機管理支援チーム）：被災都道府県の保健医療行政の指揮調整機能などの応援
- **EMIS**（広域災害救急医療情報システム）：災害医療情報の共有

頻出ポイント

1. 災害対策基本法では、災害時の要配慮者を「〔高齢者〕、〔障害者〕、〔乳幼児〕その他の特に配慮を要する者」と規定している。また、要配慮者のうち避難行動に支援を要する者を〔避難行動要支援者〕という。

2. 〔災害救助法〕では、避難所や仮設住宅の設置、救護班の派遣、埋葬など、被災者の命と健康、被災後の生活に関する項目が規定されている。

2 災害各期における看護

キーワード ☑ 災害サイクル ☑ 圧挫症候群（クラッシュ症候群）
☑ 心的外傷後ストレス障害（PTSD）

1 災害サイクル

災害サイクル

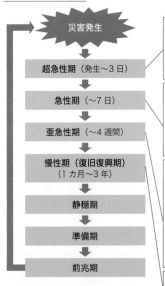

* 災害現場での救出や救助、応急処置などを行う
* 救命医療においては**72時間以内**の救出・救助が重要とされ、最も医療ニーズが高い時期である
* 看護師は、**まずは自分自身の安全を確保し**、その後、災害現場での安全確認と安全確保を行う

* 外部支援の受け入れ体制が整い始める
* 外傷の合併症、衛生環境の整わない場所での生活による、呼吸器・消化器疾患の集団感染が起こりやすい
* 災害による**心的ストレス**が身体反応として最も強く現れる時期である。多くは、災害時に誰にでも起こりうる「正常な反応」である
* **食中毒、感染症**の予防が重要である

* 災害や避難所での生活で受けた強いストレスが問題となるため、心理的サポートが必要となる
* 避難所での生活が長引き、寝たきりに近い状態になったり、体を動かす機会が減少したりすることによる**生活不活発病（廃用症候群）**に注意する
* 避難所での生活や車中泊で長時間同じ姿勢でいることによって、**深部静脈血栓症（DVT）**が生じる。予防として、下肢の運動や水分摂取を促す
* 慢性疾患の増悪にも注意し、予防する

* 長引く避難生活によるストレスから、PTSDや抑うつ状態、アルコール関連の問題などの発症の可能性を踏まえ、心身の健康が危機にさらされていないか情報収集し、具体的な支援を行う
* 病気の悪化予防、コミュニティの構築を支援し、孤立・孤独を防止する

（文献1より一部改変）

❶ 〔圧挫症候群（クラッシュ症候群）〕は、身体が長時間圧迫された後に救助されると、壊死した筋肉の組織から〔カリウムイオン〕や乳酸、逸脱酵素などが血中に放出されて、数時間後に〔腎不全〕や急性循環障害〔ショック〕が起こることである。安定化処置として、〔大量輸液〕や炭酸水素ナトリウムの投与、〔高カリウム血症〕への対応などを行う。

❷ 〔心的外傷後ストレス障害（PTSD）〕は、災害などの精神的外傷後に〔再体験症状（フラッシュバック）〕、回避・精神的麻痺症状、過覚醒症状が〔4〕週間以上持続するものをいう。

3 トリアージ

キーワード ☑トリアージ

トリアージは、限られた医療資源の中で、より多くの命を救うために、最も効率的な治療・搬送の優先順位を決定することである。トリアージオフィサー（トリアージを担当する人）は、気道確保と圧迫止血以外の治療に参加せずトリアージに専念する。

トリアージの区分と色（START 法）

区分	分類	疾病状況	症例
赤（Ⅰ）	最優先治療群	● 生命を救うため、直ちに処置が必要	意識障害、呼吸困難、気道熱傷、大量出血、ショック、多発骨折、多発外傷、圧挫症候群（クラッシュ症候群）など
黄（Ⅱ）	待機的治療群（中等症群）	● 治療開始まで待ち時間があっても生命に危険がない ● 入院治療を必要とするがバイタルサインは安定している	脊髄損傷、四肢の骨折（開放骨折除く）、中等度熱傷
緑（Ⅲ）	軽処置群（軽症群）	● 歩行可能 ● 軽度な傷病で処置後に外来通院可能	四肢骨折、脱臼、打撲、捻挫、擦過傷、小さな切創、浅い挫創、軽度熱傷、過換気症候群など
黒（0）	不処置（死亡または救命困難群）	● すでに死亡している ● 心肺蘇生を施しても蘇生の可能性がない	心肺停止、呼吸停止、高度脳損傷、高位頸髄損傷など

トリアージタグは体に直接装着し、右手首→左手首→右足首→左足首→頸部の順に優先して装着する

頻出ポイント

① 災害時のトリアージには、START 法と PAT 法が用いられる。災害などで、多数の傷病者に迅速にトリアージを行う場合には〔START〕法、二次トリアージには〔PAT〕法が用いられる。

② START 法による一次トリアージは、〔歩行〕、〔呼吸〕、〔循環〕、〔意識の確認〕のステップで行う。一人当たり 30 秒から数分で判定する。

③ 高位頸髄損傷では、呼吸停止や呼吸抑制を来すが、それ以下の脊髄損傷は、重症であるがすぐに生命の危険が迫っている状態ではなく、〔待機的治療群〕である。

④ トリアージで待機的治療群と判定した場合、トリアージタグは〔黄色〕を残し、〔緑色〕の部分を切り離す。

⑤ トリアージは〔傷病者全員〕に行う。

引用・参考文献

1) 御供泰治編著. "災害医療と看護". デルカン：ここがよく出る看護師国家試験ポイント. 第 25 版, メディカ出版, 2020, p.261.

国家試験 問題 [第 113 回 午前 73 問]

Q. 発災直後、自家用車に泊まり生活を始めた避難者に発生しやすいのはどれか。

1. 生活不活発病
2. 静脈血栓塞栓症
3. 圧挫症候群〈クラッシュ症候群〉
4. 心的外傷後ストレス障害〈PTSD〉

A. 2 狭い避難所生活や車中泊により発生しやすく、塞栓子の大きさや閉塞部位によっては突然死を来すこともある。

4 国際看護

1 国際機関と世界共通の健康目標

キーワード ☑ 国際連合（UN） ☑ 世界保健機関（WHO） ☑ 国際協力機構（JICA）
☑ 持続可能な開発目標（SDGs）

1 | 国際機関

代表的な国際機関

国際連合（UN）	● 第二次世界大戦を防ぐことができなかった国際連盟の反省を踏まえ、1945年に設立された ● 戦争や紛争を防ぎ、国際協力の推進によって人類の平和と安全を維持することを目的とする ● 国際連合の下に設置された機関として、**世界保健機関（WHO）** や、労働問題に取り組む**国際労働機関（ILO）** などがある
世界保健機関（WHO）	● すべての人が可能な最高の健康水準に到達することを目的として、感染症対策や健康増進対策など、グローバルな保健問題に取り組んでいる
国連児童基金（UNICEF）	● 世界中の子どもたちの命と権利を守るために活動する国連機関 ● 緊急時の対応に加え、保健・栄養・教育・保護などの支援活動を行う
赤十字国際委員会（ICRC）	● 中立的立場から、紛争地域において人道的保護と支援を行う
国際協力機構（JICA）	● 外務省とともに、**政府開発援助（ODA）** を実施する機関 ● 二国間援助を担っている

2 | グローバル化に伴う世界の健康目標と課題

世界共通の健康目標

ミレニアム開発目標（MDGs） Millennium Development Goals	● 2000～2015年まで、国際社会全体で共有し、取り組まれた開発に関する8つの目標と21のターゲットと60の指標から構成される
持続可能な開発目標（SDGs） Sustainable Development Goals	● ミレニアム開発目標（MDGs）の残された課題を引き継いだ2016～2030年までの国際目標 ● 持続可能な世界を実現するために、「貧困をなくそう」、「すべての人に健康と福祉を」などの17の目標と169のターゲットから構成される

■プライマリヘルスケア

● プライマリヘルスケアは、**アルマアタ宣言**（1978年）で提唱され定義づけられた。地域性を重視し、地域の健康問題の解決を目指す概念である。
● アルマアタ宣言では**「2000年までにすべての人々に健康を」** が目標とされ、4原則として①住民の主体的参加、②ニーズの指向性、③資源の有効活用、④他分野の協調と統合が挙げられた。

| 3 | 世界の感染症 |

- **ヒト免疫不全ウイルス（HIV）・結核・マラリア**は世界的に感染者が多く、三大感染症と呼ばれる。

2 外国人患者の看護

キーワード ☑ 在留外国人

- グローバル化が進み、現在の看護の対象は、国内の日本人だけでなく、在留外国人、在外日本人、帰国日本人、国際協力活動を必要とする人々などである。
- 多様な文化・価値観を考慮した看護が求められる。

頻出ポイント

① 日本に在留する外国人は、2023年末で約〔342〕万人である。国籍・地域としては、多い順に〔中国〕、〔ベトナム〕、〔韓国〕、フィリピン、ブラジルと続く。

② 外国人患者の看護では、〔生活様式〕、〔文化的習慣〕、〔宗教的背景〕などを理解し、それに配慮したケアが必要となる。

③ 住民登録を行い、〔3〕カ月以上日本に滞在する外国人は、〔国民健康保険〕が適用される。

④ 経済連携協定（EPA）によって、フィリピンやベトナムなどから〔看護師〕や〔介護福祉士〕の受け入れを行っている。

10

健康支援と社会

社会保障、関係法規で
間違いやすい問題を
Check!

＊ロック解除キーは p.11 をご覧ください

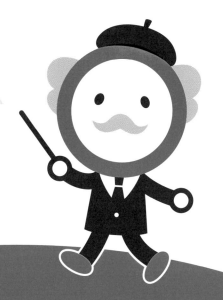

1 母子保健・地域保健

1 母子保健

キーワード ☑ 健やか親子 21（第二次）

1 | 健やか親子 21（第二次）の中間評価

2019（令和元）年に行われた中間評価では、目標として設定された 52 指標のうち、34 指標が改善するなど、一定の成果が確認された。

> **健やか親子 21**
> ----------------------------------
> 2001（平成 13）年開始の、母子の健康水準向上のための取り組みを推進する国民運動計画。2015（平成 27）年から第二次が開始された。

頻出ポイント

❶ 健やか親子 21（第二次）において、引き続き対策が必要な領域は、妊産婦の〔メンタルヘルス〕、子どもの〔自殺〕、〔児童虐待〕による死亡である。

2 地域保健

キーワード ☑ 市区町村保健センター

1 | 市区町村保健センター

市区町村保健センターは地域保健法に規定されており、母子保健、健康増進、予防接種等の各事業を行う。地域住民の健康の保持・増進を図るため、健診等の対人保健サービスを実施している。

頻出ポイント

❶ 市区町村保健センターの主な機能は、〔健康相談〕、〔保健指導〕および〔健康診査〕（妊産婦、乳幼児含む）、その他の〔地域保健事業〕（育児相談など）である。

❷ 〔保健所〕は複数の市区町村を管轄することが多く、地域保健に関して高い〔専門性〕を発揮し、〔技術的な拠点〕としても広域に対応する。

2 社会保障／社会福祉

1 社会福祉関連統計

キーワード ☑社会保障給付費（社会保障費） ☑国民医療費

1 社会保障給付費（社会保障費）の動向

社会保障給付費は、日本の社会保障制度に係る1年間の支出をまとめたもので、**医療・年金・福祉その他**の3部門に区分される。一貫して増加している。

2 国民医療費の動向

- **国民医療費**は、医療機関などで行われた保険診療の対象となる傷病の治療に要した費用を推計したもので、医科診療、歯科診療、薬局調剤医療費、入院時食事・生活医療費、訪問看護医療費などから構成される。
- 保険診療の対象とならない**評価療養**（高度医療を含む先進医療等）、**選定療養**（特別な病室への入院、歯科の金属材料等）に要した費用、正常分娩の費用、予防接種、健康診断などの費用は含まない。

頻出ポイント

2021（令和3）年度の社会保障給付費

❶ 社会保障給付費（ILO基準）の総額は約〔138.7〕兆円で、対前年度増加額は約6.5兆円、4.9%の増加であった。

❷ 一人当たりの社会保障給付費は約〔110.5万〕円である。

❸ 部門別にみると「医療」が約47.4兆円（〔34.2〕%）、「年金」が約55.8兆円（〔40.2〕%）、「福祉その他」が約35.5兆円（〔25.6〕%）である。

2021（令和3）年度の国民医療費

❹ 国民医療費の総額は〔45兆359〕億円で、対前年度で約2兆円、4.8%の増加となっている。

❺ 一人当たりの国民医療費は〔35万8,800〕円（65歳未満は約20万円、65歳以上は約75万円）である。

❻ 医科診療医療費を傷病分類別にみると、〔循環器系の疾患〕、〔新生物〈腫瘍〉〕、〔筋骨格系及び結合組織の疾患〕の順に多い。

2 労働環境

キーワード ☑労働安全衛生法 ☑労働基準法 ☑男女雇用機会均等法

1 | 労働安全衛生法

労働安全衛生法は、職場において労働者の安全と健康を確保し、快適な職場環境の形成促進を目的とする。産業医の選任・健康診断・ストレスチェックの実施などを定める。

2 | 労働基準法

労働基準法では、労働条件の最低基準を定めている。男女同一賃金の原則なども規定し、労働時間、休憩、休日、年次有給休暇などについても定める。

3 | 男女雇用機会均等法

男女雇用機会均等法は、1955（昭和30）年以降の労働市場への女性参加の拡大、1970（昭和45）年代後半以降の国際的な男女の機会均等の達成に向けた動向を背景として、1985（昭和60）年に成立した。

4 | 女性の年齢階級別労働力人口比率

労働力人口比率は、15歳以上人口に占める**労働力人口**の割合のことである。労働力人口は、就業者と完全失業者（就業者に含まれない仕事を探している者）を合わせたものである。

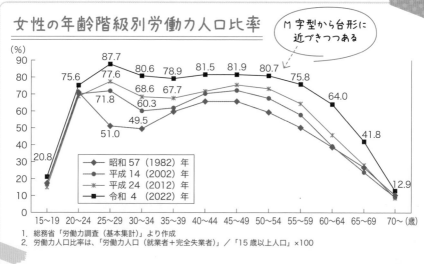

女性の年齢階級別労働力人口比率

M字型から台形に近づきつつある

- 昭和57（1982）年
- 平成14（2002）年
- 平成24（2012）年
- 令和4（2022）年

1. 総務省「労働力調査（基本集計）」より作成
2. 労働力人口比率は、「労働力人口（就業者＋完全失業者）」／「15歳以上人口」×100

（文献1より転載）

- 女性の労働力率を年齢階級別にみると、まず**25〜29歳**で高く、**35〜39歳**でＭ字カーブの底を描き、**40代**で再び高くなる。
- 過去と比較して、Ｍ字カーブの**底が浅く**なってきている。また、Ｍ字カーブの**底となる年齢階級が上昇**してきている。
- Ｍ字型から台形へと、海外主要国の形に近づいてきている。

5 　就労している妊産婦に対する労働環境の調整

- 女性労働者の妊娠、出産、育児の各ステージにおける就労の支援について、**男女雇用機会均等法**、**労働基準法**、**育児・介護休業法**でそれぞれ規定されている。

就労している妊産婦に対する法律と支援

妊娠〜出産まで	男女雇用機会均等法	健診時間の確保、通勤の緩和（時差通勤、勤務時間の短縮）などを規定
妊娠〜産後１年まで	労働基準法	産前・産後休業、危険有害業務の就業制限、簡易業務への転換、時間外労働／休日労働／深夜業の制限などを規定
出産後	育児・介護休業法	育児休業、子の看護休暇などを規定

- **産前休業**は本人の請求により取得可能となるが、**産後休業**は本人の請求がなくとも無条件に与えられなければならない。

時期による違いをしっかり覚えておこう

国家試験 問題 ［第107回 午前86問］

Q. 労働基準法で定められているのはどれか。2つ選べ。

1. 妊娠の届出　　　　　　　2. 妊婦の保健指導

3. 産前産後の休業　　　　　4. 配偶者の育児休業

5. 妊産婦の時間外労働の制限

A. 3・5　妊娠の届出、妊婦の保健指導は母子保健法に規定される。育児休業は育児・介護休業法が規定する。

| **6** | 妊娠期からの切れ目のない支援 |

- 労働者が仕事と子育てを両立しやすい環境整備を進めるため、2005（平成17）年に**次世代育成支援対策推進法**が成立し、事業主は一般事業主行動計画を策定することとなった。
- 母子保健サービス（妊産婦健診や乳幼児健診、産後ケアなど）と子育て支援サービス（保育所入所など）を一体的に提供できるよう、**子育て世代包括支援センター**（母子保健法では**「母子健康包括支援センター」**と呼ぶ）が市区町村に設置されている。なお、子育て世代包括支援センターは、2024（令和6）年4月以降、児童福祉法に基づく「子ども家庭総合支援拠点」と統合した**「こども家庭センター」**となり、母子保健と児童福祉を一体的に提供することとなった。
- 妊娠期から子育て期まで切れ目なく医療などを提供する法的な基盤として、2018（平成30）年に**成育基本法**が成立した。

頻出ポイント

労働衛生管理

① 労働衛生の3管理とは、①〔作業環境管理〕（有害要因を作業環境から除去する）、②〔作業管理〕（労働者の作業そのものを管理する）、③〔健康管理〕（健康診断、保健指導を行う）である。

② 事業者には、労働者に〔一般健康診断〕（雇入時健康診断、定期健康診断）、有害業務に従事する労働者には〔特殊健康診断〕を実施する義務がある。

③ 事業者には、心理的な負担の程度を把握するための検査である〔ストレスチェック〕の実施が義務付けられている。

④ 常時50人以上の労働者を使用する事業場では、〔産業医〕と〔衛生管理者〕を選任しなければならない。

労働時間

⑤ 法が定める最長労働時間は、原則として〔1日8時間〕および〔週40時間〕であり、これを〔法定労働時間〕という。

⑥ 使用者は労働時間が6〜8時間の場合は少なくとも〔45分〕、8時間を超える場合は少なくとも〔1時間〕の休憩時間を労働者に与えなければならない。

男女雇用機会均等法

⑦ 募集、〔採用〕、配置、〔昇進〕、退職等に関する性別による差別を禁止する。

⑧ 婚姻、妊娠、出産を理由とする不利益な取り扱いを禁止する。〔妊娠中〕および〔出産後1年以内〕の解雇を禁止する。

⑨ 事業主は妊娠中または出産後の女性に対して、〔母子保健法〕に基づく保健指導、または健康診査を受けるための時間を確保できるようにしなければならない。

⑩ 事業主は、性的な言動に起因する問題（〔セクシュアルハラスメント〕）、妊娠、出産等に関する言動に起因する問題（〔マタニティハラスメント〕）を予防するための措置を講じなければならない。

産前・産後休業と育児時間、育児休業

⑪ 産前・産後休業、育児時間は〔労働基準〕法、育児休業は〔育児・介護休業〕法がそれぞれ規定する。

⑫ 本人が請求した場合、産前〔6週間〕、多胎は〔14週間〕休業することができる。また、産後〔8週間〕、本人の希望と医師の認定により6週間は請求しなくとも休業（就業不可）となる。

⑬ 生後満1年に達しない児を育てている女性は、1日2回、それぞれ少なくとも30分の〔育児時間〕を請求できる。

⑭ 仕事をもつ父母は育児休業を〔1年間〕取得できる（条件によって子が1歳2カ月に達するまで延長可能）。

⑮ 保育所に入所できないなどの特別な事由がある場合は、子が〔2歳〕に達するまで育児休業が延長可能である。

⑯ 2022（令和4）年度の男性の育児休業取得率は〔17.13〕％で、上昇傾向にある。

3 児童福祉

キーワード ☑児童福祉法 ☑児童相談所

1 児童福祉法

● **児童相談所**は、**児童福祉法**に基づいて都道府県、指定都市などが設置する。児童とその家庭・保護者を対象に、相談・指導のほか、児童の一時保護、養子縁組に関する相談支援などを実施する。
● **小児慢性特定疾病医療費助成制度**、結核児童療育給付の根拠法も児童福祉法である。

頻出ポイント

❶ 小児慢性特定疾病医療費助成制度は、国が指定する疾病の医療費の一部を〔都道府県〕などが助成する制度である。〔白血病〕などの悪性新生物、〔ネフローゼ症候群〕などの慢性腎疾患が含まれ、〔788〕疾病（2021〈令和3〉年11月1日現在）が指定されている。

② 児童福祉法では 18 歳未満を児童と定義し、1 歳未満を〔乳児〕、1 歳〜就学までを〔幼児〕、就学後を〔少年〕に区分する。

③ 児童相談所は、市町村援助、〔相談〕、子どもの〔一時保護〕、〔措置〕（児童福祉施設への入所など）の各機能をもつ。一時保護の決定は〔児童相談所長〕が行う。

④ 児童相談所では、〔養護〕相談（〔虐待〕や子どもの家庭生活が困難な場合）、〔障害〕相談（知的障害、肢体不自由、視聴覚障害）、〔非行〕相談、〔育成〕相談（しつけ、不登校）、〔保健〕相談（虚弱など一般的健康管理）などに対応する。

⑤ 児童相談所には、医師や社会福祉士から任用された〔児童福祉司〕が置かれる。また、心理診断を行う〔児童心理司〕なども配置する。

⑥ 児童福祉法や児童虐待防止法は、要保護児童を発見した際の〔通告義務〕を規定する。通告先は〔福祉事務所〕、〔児童相談所〕であり、〔児童委員〕を通じた通告も認められる。

⑦ 家庭療育が困難な児童を保護・養護する〔児童福祉施設〕は 12 種類あり、乳児院、児童養護施設のほか、保育所も含まれる。

4 成 年 後 見 制 度

キーワード　☑法定後見制度　☑任意後見制度

1 | 成 年 後 見 制 度 の 概 要

● 認知症や知的障害などによって、判断能力が十分でない人を保護・支援するための制度である。
● 本人の判断能力を補って、その権利を守る。
● 後見制度には、**法定**後見制度と**任意**後見制度がある。

法定後見制度の 3 種類

	後見	保佐	補助
対象となる人	判断能力が欠けているのが通常の状態の人	判断能力が著しく不十分な人	判断能力が不十分な人
申し立てができる人	本人、配偶者、四親等内の親族、検察官、市町村長など		
成年後見人等に与えられる代理権	財産に関するすべての法律行為	申し立ての範囲内で家庭裁判所が審判で定める特定の法律行為	

頻出ポイント

① 法定後見制度では、〔家庭裁判所〕が成年後見人を選任する。

② 成年後見人、保佐人、補助人や任意後見人（本人が判断能力のあるうちに選任した者）は、本人の〔判断能力〕を補って、本人の生命、身体、自由、財産などの権利を擁護する。

③ 成年後見制度の理念として、①〔ノーマライゼーション〕、②〔自己決定権〕の尊重、③〔身上の保護〕の重視が挙げられる。

5 虐待・暴力

キーワード ☑ 児童虐待 ☑ 高齢者虐待 ☑ DV

1 | 虐待の種類

児童虐待、高齢者虐待に共通する虐待の種類として、身体的虐待、ネグレクト、心理的虐待、性的虐待があり、高齢者ではそれに経済的虐待が加わる。

2 | 通告の義務

- 虐待を受けたと思われる児童を発見した場合は、市区町村、福祉事務所もしくは児童相談所に通告しなければならない。この通告は守秘義務違反にならない。
- 高齢者虐待の通報先は、市区町村である。

3 | DV

DV（ドメスティック・バイオレンス）は配偶者暴力ともいわれ、配偶者など親密な関係にある男女間における暴力を指す。DV には**身体的暴力**、**精神的暴力**、**性的暴力**が含まれる。

頻出ポイント

> 児童虐待の相談件数は近年著しく増加している

児童虐待

① 児童虐待では、〔心理的虐待〕が約6割を占める。

② 児童虐待における〔心理的虐待〕には、言葉による脅し、無視、きょうだい間での差別的扱い、子どもの面前でほかの家族に暴力をふるうなどが含まれる。

③ 児童虐待における〔ネグレクト〕には、食事を与えない、家に閉じ込める、自動車の中に放置するなどが含まれる。

高齢者虐待

④ 高齢者虐待（養護者による高齢者虐待）では、〔身体的虐待〕が約7割を占める。

⑤ 高齢者虐待における〔経済的虐待〕には、年金・預貯金の無断使用、不動産・有価証券などの無断売却、日常生活に必要な金銭を渡さないなどが含まれる。

⑥ 虐待を受けたと思われる高齢者を発見した場合、〔市区町村〕に通報するよう努めなければならない。

⑦ 虐待により高齢者の〔生命〕や〔身体〕に重大な危機が生じている場合は、通報が義務となる。

⑧ 〔地域包括支援センター〕でも、高齢者虐待に関する通報・相談を受け付ける。

DV

⑨ 配偶者からの暴力を受けている被害者を発見した場合、〔配偶者暴力相談支援センター〕または〔警察〕に通報するよう努めなければならない。

⑩ 医師などの〔医療関係者〕は、業務上 DV の被害者を発見した場合に〔配偶者暴力相談支援センター〕または〔警察〕に通報することができる。

⑪ 配偶者暴力相談支援センターは〔婦人相談所〕（各都道府県に必ず 1 カ所設置）などの施設に設置される。配偶者から暴力を受けた被害者の安全確保、〔一時保護〕も行う。

⑫ 配偶者暴力防止法（DV 防止法）では、婚姻の届出をしていない〔事実婚〕も対象とする。また、離婚後も続く暴力も対象とする。

6 環境／社会環境／職業に関連する健康課題

キーワード ☑環境基本法 ☑温室効果ガス ☑業務上疾病

1 環境基本法

環境基本法に基づいて、大気汚染、水質汚濁、土壌汚染、騒音に関する環境基準が設定されている。

2 温室効果ガス

● 大気中の二酸化炭素、フロン、メタンなどの**温室効果ガス**の増加により、地表の熱が宇宙に放散されず、地表の温度が上昇している。
● 温室効果ガスの排出量と吸収量を均衡させることを**カーボンニュートラル**という。

3 職業と健康障害

● 職業由来の健康障害には、職業がんのほか、粉じん吸入によるじん肺などがある。
● 職業起因性の腰痛は業務上疾病の約 6 割を占める。
● 2022（令和 4）年の業務上疾病では「病原体による疾病」が約 9.5 割を占めた。

頻出ポイント

① 二酸化硫黄（SO_2）は四日市ぜんそくの原因物質であり、〔酸性雨〕をもたらす。

② 大気中の粒子状物質のうち、粒径 10μm 以下は〔浮遊粒子状物質（SPM）〕、粒径 2.5μm 以下は〔微小粒子状物質（PM2.5）〕に分類される。

③ 一酸化炭素（CO）は〔中枢神経系の機能低下〕、〔頭痛〕、〔めまい〕を引き起こし、二酸化窒素（NO_2）は〔慢性気管支炎〕、〔肺気腫〕などを引き起こす。

④ 自動車や工場から排出された〔窒素酸化物（NOx）〕などが〔紫外線〕と反応し、〔光化学オキシダント（二次汚染物質）〕となる。

⑤ 日本を含む 154 カ国と 1 地域が、2050 年までの〔カーボンニュートラル〕実現を表明している（2021 年 11 月現在）。

⑥ 大気中の〔二酸化炭素（CO_2）〕の濃度は 18 世紀半ばから上昇し、ここ数十年で急激に増加している。

⑦ 温室効果ガス排出削減などの気候変動に関する最新の国際枠組みが、〔パリ協定〕である。

> 以前 VDT 作業とされていたもの

⑧ 情報機器作業の視距離はおおむね〔40cm〕以上とる。

⑨ ディスプレイ画面上における照度は〔500〕ルクス以下、キーボード上の照度は〔300〕ルクス以上が望ましい。

⑩ 情報機器連続作業は〔1〕時間以内、次の連続作業までに〔10〜15〕分の作業休止時間を設ける。

⑪ 振動障害には局所のものと全身のものがあり、局所振動障害には末梢循環障害である〔レイノー現象〕（白ろう病）などがある。

引用・参考文献

1） 男女共同参画局，"特集第 1 節：働き方や就業に関する意識の変遷，家事・育児等・働き方の現状と課題"，令和 5 年版男女共同参画白書，p.10．

2） 厚生労働省，令和 4 年度雇用均等基本調査，事業所調査，

3 法と制度

1 保健師助産師看護師法（保助看法）

キーワード ☑療養上の世話 ☑診療の補助 ☑業務従事者届 ☑看護師の免許

1 | 看護師の業務（第5条）

- 看護師の業務は、「傷病者若しくはじよく婦に対する**療養上の世話**」と「**診療の補助**」である。
- 看護教育水準の向上、医療用器材の進歩、医療現場における実態などを踏まえて、診療の補助の範囲が示されてきた。
- 静脈注射および留置針によるルート確保は、診療の補助に含まれる。

2 | 守秘義務（第42条の2）

守秘義務とは、業務上知り得た人の秘密を漏らしてはならないことである。助産師は刑法で守秘義務が規定される。

3 | 看護師の業務従事者届に関する規定（第33条）

業務に従事する看護職員は2年ごとに就業状況を届け出なければならない（業務従事者届）。

頻出ポイント

看護師の業務

1. 療養上の世話には、〔食事〕、〔清潔〕、〔排泄〕、〔安静〕などが含まれ、〔医師の指示〕がなくても行える。

2. 診療の補助は、医師、歯科医師の指示の下に行う〔与薬〕、〔採血〕、〔注射〕などであり、医師や歯科医師が行わなければ衛生上の危害を生じる恐れのある医行為である。

3. 療養上の世話、診療の補助は看護師・准看護師の〔業務独占〕である。

診療の補助

4. 在宅などにおいて、事前の医師の指示に基づいて、指示された範囲内で〔薬剤投与量〕を調整することも、診療の補助に含まれる。

5. 最終的に医師が確認して署名するのであれば、〔紹介状〕を看護師が代筆することも可能とされている。

看護師の義務

6 保健師、看護師または准看護師は、正当な理由がなく、その業務上知り得た人の秘密を漏らしてはならない（〔保健師助産師看護師法〕第 42 条の 2）。

7 助産師の守秘義務は〔刑法〕第 134 条第 1 項に規定される。

> **助産師の応召義務**
> ----------------------
> 正当な事由がなければ、業務を拒むことができない（保助看法第 39 条）。

8 応召（応招）義務は医師、歯科医師のほか、〔助産師〕にも規定される。

9 〔処方せん〕の発行は治療行為の一種とされ、医師、歯科医師が行う。

看護師の就業と離職

10 就業している看護師は、保助看法に基づき〔業務従事者届〕をその就業地の〔都道府県知事〕に届け出る（義務）。

11 看護師免許取得後すぐに就業しない場合や病院を離職した場合などは、看護師等人材確保法に基づいて〔都道府県ナースセンター〕に届け出る（努力義務）。

> ナースセンターには、中央ナースセンターと都道府県ナースセンターがある

看護師の免許

12 国家試験合格後、申請によって〔看護師籍〕に登録され、免許が与えられる。

13 保健師、助産師、看護師の各免許については〔保健師助産師看護師法〕が規定している。

14 〔罰金以上の刑〕に処せられた者、業務に関し〔犯罪または不正の行為〕があった者、〔心身の障害〕により業務が適正に行えない者、〔麻薬、大麻またはあへん〕の中毒者には免許が与えられない場合がある。免許取得後も、上記の条件に至ると免許の取り消しなどの処分が行われることがある。

> **欠格事由という**
> **（保助看法第 9 条）**

2　医療法

キーワード　☑医療法　☑基準病床数　☑配置標準

1 ｜ 医療法の概要

医療法は、医療提供の理念、病院・診療所などの医療を提供する場所、その管理のあり方を定める。改正を重ね、日本の医療供給体制の量と質それぞれを充実させる基盤となっている。

2 ｜ 病院・診療所の規定

- 病床が**19床以下**の医療施設を**診療所**、**20床以上**の医療施設を**病院**という。
- 診療所・歯科診療所を開設するときは、医療法の規定に基づいて、保健所への届出が必要である。

区分	基準病床数
診療所	19床以下
病院	20床以上
地域医療支援病院	200床以上 都道府県知事の承認を得た病院
特定機能病院	400床以上 省令で定められたすべての診療科があり、厚生労働大臣の承認を得た病院

3 ｜ 人員配置

医療法では、適正な医療を実施するために必要な医療職の確保を各施設に求めている。

医療法に基づく看護職員の配置標準

区分		看護職員の配置標準
一般病院	一般病床	3：1*
	療養病床	4：1
特定機能病院		2：1
療養病床を有する診療所		4：1

＊入院患者3人に対して看護職員1名を配置するという意味

頻出ポイント

❶ 〔インフォームドコンセント〕の促進も、医療法で規定している。

❷ 医療法では病院、診療所のほか、〔特定機能病院〕、〔地域医療支援病院〕なども定義する。

医療施設に関する規定

❸ 〔医療法施行規則〕では、病院、診療所および助産所の構造設備も規定する。

❹ 療養病床では、一つの病室の病床数は〔4〕床以下である。

❺ 病室の〔床面積〕、患者が使用する〔廊下の幅〕などについても規定されている。

❻ 病床機能の区分は、病棟単位を基本として、〔高度急性期〕、〔急性期〕、〔回復期〕、〔慢性期〕の四つの機能に区分される。

病床数と平均在院日数（2022〈令和4〉年）

❼ 病院は〔8,156〕施設で前年に比べ〔減少〕し、病院病床数は約〔157万〕床である。そのうち一般病床は約〔89万〕床、精神病床は約〔32万〕床である。

❽ 病院の病床利用率は〔75.3〕％である。

❾ 病院の平均在院日数は27.3日で、前年に比べ0.2日短縮されている。一般病床は〔16.2〕日、精神病床は〔276.7〕日である。

❿ 一般診療所は有床が〔5,958〕施設、無床は〔99,224〕施設で、無床の一般診療所施設数は〔増加〕傾向にある。

⓫ 病院、診療所などの医療機関の管理者には、〔医療法〕で医療機能に関する情報を（都道府県知事）に報告することが義務付けられている。

看護職員の配置

⓬ 最も〔診療報酬〕の高い看護職員配置〔7対1〕の場合、患者〔7〕名に対し看護師〔1〕名が必要となる。

⓭ 医療法が定める看護師の人員配置標準では、一般病床で患者〔3〕名に対して看護師および准看護師〔1〕名とされている。

3 医療・看護をとりまく法

キーワード ☑日本国憲法 ☑医師法 ☑母体保護法

1 日本国憲法第25条

- **日本国憲法第25条**では、すべての国民に対して**生存権**を規定する。
- 併せて、**社会保障**、**公衆衛生**などを国の責務としている。

2 絶対的医行為と相対的医行為（医師法）

- **絶対的医行為**を行えるのは医師、歯科医師のみである。
- 看護師が医師の指示の下に行う診療の補助は、**相対的医行為**である。

> **絶対的医行為**
>
> 診断、処方、治療方針の決定など医学的判断に関する行為を絶対的医行為という。手術や診断書の交付なども含まれる。

3 地域保健に関連する施設

- 地域保健に関連する施設として、**保健所**、**市区町村保健センター**などがある。
- 保健所は地域保健法に基づいて都道府県、政令指定都市などが設置する。

4 母体保護法

- **母体保護法**は、かつての優生保護法に代わり、1996（平成8）年に制定、公布された。
- 母体の生命と健康の保護を目的とし、一定の条件を備えた場合には、**不妊手術**または**人工妊娠中絶**を認める。

5 障害者手帳

- **身体障害者手帳**、**療育手帳**、**精神障害者保健福祉手帳**の3種の手帳を総称して、一般的に**障害者手帳**と呼ばれる。
- 障害者手帳の所持者は、**障害者総合支援法**の対象となる。

6 生活保護の窓口（福祉事務所）

- **生活保護制度**は「健康で文化的な最低限度の生活」を保障する（日本国憲法第25条）とともに、自立を助長する。
- 生活保護の相談・申請窓口は福祉事務所で、福祉事務所のない町村では町村役場となる。

7 | 特定疾患治療研究事業の規定

- 国が定める**特定疾患治療研究事業**の対象疾患は、スモン、難治性の肝炎のうち劇症肝炎、重症急性膵炎、プリオン病である。各都道府県が定める疾患もある。
- 2015（平成 27）年施行の**難病法**によって、安定的な医療費助成が制度として確立した。

8 | 麻薬の取り扱い（麻薬及び向精神薬取締法）

- 麻薬施用者、麻薬管理者はいずれも都道府県知事が免許を交付する。
- 麻薬の処方には麻薬施用者の免許が必要である。

頻出ポイント

日本国憲法第 25 条

① 日本国憲法第 25 条では、国民には〔生存権〕があること、国家には〔生活保障〕の義務があることをそれぞれ明記している。

② 国民がなんらかの〔困窮状態〕に陥った際には、国家が国民の生活を保障する。

③ 日本国憲法第 25 条は〔生活保護〕制度や〔年金〕制度の根拠となっている。

医行為

④ 看護師が行う診療の補助における医師の指示には、〔包括的指示〕と〔具体的指示〕がある。

⑤ 包括的指示では、医師が患者の病態の変化を予測し、その範囲内で看護師が実施すべき行為について〔一括して指示〕する。

⑥ 〔自動血圧測定器〕による血圧測定などは医行為に含まれない。

母体保護法

⑦ 母体保護法では、〔受胎調節〕の指導についても規定する。

⑧ 受胎調節の実地指導は、医師のほかは、〔都道府県知事の指定〕を受けた者でなければ業として行ってはならない。

⑨ 受胎調節実地指導員は〔助産師、保健師または看護師〕のいずれかの免許をもち、都道府県知事が認定する講習を修了した者で、受胎調節の指導ができる。

障害者手帳、母子健康手帳

⑩ 身体障害者手帳は、〔身体障害者福祉〕法による。交付申請先は市町村、福祉事務所で、交付者は〔都道府県知事〕、〔指定都市または中核市の市長〕である。

⑪ 療育手帳は、〔児童相談所〕または〔知的障害者更生相談所〕において、知的障害があると判定された場合に交付される。

⑫ 精神障害者保健福祉手帳は、〔精神保健福祉〕法に基づき支給され、有効期限は〔2〕年である。

⑬ 母子健康手帳は、〔母子保健〕法に基づき〔市町村〕が交付する。

生活保護

⑭ 扶助の種類には〔生活〕扶助、〔住宅〕扶助、教育扶助、〔医療〕扶助、〔介護〕扶助、〔出産〕扶助、生業扶助、〔葬祭〕扶助がある。

⑮ 医療扶助により、受診時の〔自己負担〕がなくなる。

⑯ 生活保護は〔世帯〕単位での申請・受給となり、〔扶養義務者〕による扶養は、生活保護法による保護に優先する。

難病対策

⑰ 医療費助成の対象とする疾患は〔指定難病〕と呼ばれる。

⑱ 難病は、①発病の機構が明らかでない、②〔治療方法〕が確立していない、③希少な疾患、④〔長期の療養〕を必要とするという四つの条件を満たす。

⑲ 2024（令和6）年4月現在の指定難病は〔341〕疾病である。

⑳ 2022（令和4）年度の特定医療費（指定難病）受給者証の所持者は、約〔104.8〕万人である。

麻薬の取り扱い

㉑ 麻薬施用者の免許は〔医師〕・〔歯科医師〕・〔獣医師〕が申請できる。

㉒ 麻薬管理者の免許は〔医師〕・〔歯科医師〕・〔獣医師〕・〔薬剤師〕が申請できる。

㉓ 麻薬と〔覚醒剤〕は一緒に保管できるが、それ以外の医薬品とは一緒に保管できない。

㉔ 麻薬を廃棄する場合、〔都道府県知事〕に麻薬廃棄届を提出し、麻薬取締員等の立ち会いの下で処理する。

食品衛生法

㉕ 食品衛生法に基づいて、〔食品用器具〕・〔容器包装〕への使用を認める物質のリスト（（ポジティブリスト））が作成され、リスト記載の〔安全性〕を評価された物質のみが使用可能となっている。

4 医療保険制度

キーワード ☑医療保険制度 ☑国民健康保険 ☑国民健康保険組合

1 | 医療保険制度とは

- 医療保険は社会保険に含まれ、疾病、負傷、死亡などに対して保険者が保険給付を行う。

2 | 医療保険の種類

- 医療保険は、**職域保険**（被用者保険）、**地域保険**（国民健康保険）、**後期高齢者医療制度**に分けられる。
- 職域保険には健康保険のほか、船員保険、各共済組合が含まれる。

> 日本の医療保険は国民皆保険

3 | 医療保険の給付

- 医療保険の給付には、**現物支給**と**現金支給**がある。
- 被保険者は保険医療機関で**療養の給付（診療）**を受ける。被保険者、被扶養者の一部負担金（自己負担）は原則3割で、年齢によって異なる。

療養の給付と自己負担

原則3割負担（7割給付）
- 小学校入学前→2割負担（8割給付）
- 70～74歳→2割負担（8割給付）
- 75歳以上→1割負担（9割給付）
※ 70歳以上で現役並みの所得のある人は3割負担
※ 75歳以上で一定以上の所得がある人は2割負担、現役並みの所得がある人は3割負担

4 | 国民健康保険の保険者（国民健康保険法）

- 国民健康保険の保険者は市町村・特別区と都道府県である。
- 被用者保険（職域保険）の適用とならない場合、居住地の国民健康保険に加入する（地域保険）。また75歳以上と65～74歳で一定の障害がある人は、**後期高齢者医療制度**の対象となる。

頻出ポイント

医療保険制度

1 正常分娩は、保険給付の対象外であるが、〔出産育児一時金〕が支給される。

2 日本の医療保険は、原則として医療機関で医療サービス（現物）を受ける〔現物給付〕の形態をとる。

③ 医療費の財源構成は公費約〔3.5〕割、保険料約〔5〕割と、患者負担額が約〔1.5〕割である。後期高齢者医療制度では公費は約〔5〕割、現役世代からの支援金約〔4〕割、保険料約〔1〕割と患者負担である。

医療保険の種類

④ 健康保険は、〔全国健康保険協会〕が保険者となる全国健康保険協会管掌健康保険（協会けんぽ）と、全国に1,388ある各〔健康保険組合〕が保険者となる健康保険組合管掌健康保険（組合健保）に分けられる。

⑤ 地域保険である国民健康保険には、〔市町村と都道府県〕が保険者となるものと、同業の自営業者によって組織される〔国民健康保険組合〕が保険者となるものがある。

⑥ 後期高齢者医療制度の保険者は、〔各都道府県〕に一つある後期高齢者医療〔広域連合〕である。

⑦ 医療保険の構成は、被用者保険約7,734万人（約〔64〕％）、国民健康保険約2,537万人（約〔21〕％）、後期高齢者医療制度約1,843万人（約〔15〕％）である。

医療保険の給付

⑧ 医療給付には、〔診療・検査〕、〔処置・手術〕、薬剤・治療材料、食事療養、〔入院・看護〕、〔在宅療養・看護〕、〔訪問看護〕が含まれる。

⑨ 医療保険から給付されないものとして、〔健康診断〕、〔人間ドック〕、〔予防接種〕、〔正常な妊娠・出産〕、美容整形などがある。

⑩ 仕事中や通勤途中の負傷は〔労災保険（労働者災害補償保険）〕の給付対象となり、医療保険からは給付されない。

⑪ ある月の医療費の自己負担額が限度額を超えた場合、申請によって〔高額療養費〕が支給される。

⑫ 自己負担割合は原則〔3〕割で、未就学児と70〜74歳は〔2〕割、75歳以上は〔1〕割、70歳以上で現役並みの所得がある場合は〔3〕割となる。

5 介護保険制度

1 │ 介護保険施設の種類と特徴

介護保険サービスには、要介護者が対象の**介護給付**と、要支援者が対象の**予防給付**がある。

介護保険サービスの種類

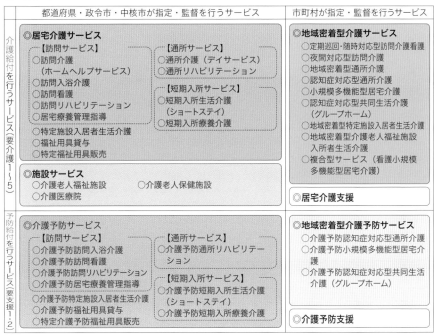

	都道府県・政令市・中核市が指定・監督を行うサービス	市町村が指定・監督を行うサービス
介護給付を行うサービス（要介護1〜5）	◎**居宅介護サービス** 【訪問サービス】 ○訪問介護（ホームヘルプサービス） ○訪問入浴介護 ○訪問看護 ○訪問リハビリテーション ○居宅療養管理指導 ○特定施設入居者生活介護 ○福祉用具貸与 ○特定福祉用具販売 【通所サービス】 ○通所介護（デイサービス） ○通所リハビリテーション 【短期入所サービス】 ○短期入所生活介護（ショートステイ） ○短期入所療養介護 ◎**施設サービス** ○介護老人福祉施設　○介護老人保健施設 ○介護医療院	◎**地域密着型介護サービス** ○定期巡回・随時対応型訪問介護看護 ○夜間対応型訪問介護 ○地域密着型通所介護 ○認知症対応型通所介護 ○小規模多機能型居宅介護 ○認知症対応型共同生活介護（グループホーム） ○地域密着型特定施設入居者生活介護 ○地域密着型介護老人福祉施設入所者生活介護 ○複合型サービス（看護小規模多機能型居宅介護） ◎**居宅介護支援**
予防給付を行うサービス（要支援1・2）	◎**介護予防サービス** 【訪問サービス】 ○介護予防訪問入浴介護 ○介護予防訪問看護 ○介護予防訪問リハビリテーション ○介護予防居宅療養管理指導 ○介護予防特定施設入居者生活介護 ○介護予防福祉用具貸与 ○特定介護予防福祉用具販売 【通所サービス】 ○介護予防通所リハビリテーション 【短期入所サービス】 ○介護予防短期入所生活介護（ショートステイ） ○介護予防短期入所療養介護	◎**地域密着型介護予防サービス** ○介護予防認知症対応型通所介護 ○介護予防小規模多機能型居宅介護 ○介護予防認知症対応型共同生活介護（グループホーム） ◎**介護予防支援**

このほか、居宅介護（介護予防）住宅改修、介護予防・日常生活支援総合事業がある。

(文献1より一部改変)

2 │ 介護保険の保険者 (介護保険法)

- 介護保険制度の保険者は**市町村および特別区**である。
- 被保険者は、**第1号被保険者**（65歳以上）と**第2号被保険者**（40歳以上65歳未満）に分けられる。

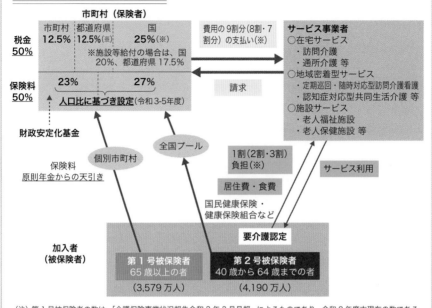

介護保険制度のしくみ

市町村（保険者）

	市町村 12.5%	都道府県 12.5%(※)	国 25%(※)
税金 50%			

※施設等給付の場合は、国20%、都道府県17.5%

	23%	27%
保険料 50%		

人口比に基づき設定（令和3-5年度）

費用の9割分(8割・7割分)の支払い(※)

サービス事業者
○在宅サービス
・訪問介護
・通所介護 等
○地域密着型サービス
・定期巡回・随時対応型訪問介護看護
・認知症対応型共同生活介護 等
○施設サービス
・老人福祉施設
・老人保健施設 等

請求

財政安定化基金

個別市町村　全国プール

保険料
原則年金からの天引き

1割(2割・3割)負担(※)

居住費・食費

サービス利用

国民健康保険・健康保険組合など

要介護認定

加入者 （被保険者）	第1号被保険者 65歳以上の者	第2号被保険者 40歳から64歳までの者
	（3,579万人）	（4,190万人）

（注）第1号被保険者の数は、「介護保険事業状況報告令和3年3月月報」によるものであり、令和2年度末現在の数である。
　　　第2号被保険者の数は、社会保険診療報酬支払基金が介護給付費納付金額を確定するための医療保険者からの報告によるものであり、令和2年度内の月平均値である。
（※）一定以上所得者については、費用の2割負担（平成27年8月施行）または3割負担（平成30年8月施行）。

（文献1より転載）

---

3 ｜ 居宅サービス費

● 在宅での介護支援のため、**訪問**、**通所**、**短期入所**などのサービスがある。
● 利用者負担は原則として **1割** で、所得に応じて2割、3割を負担する場合がある。

4 ｜ 要介護・要支援認定の流れ

● 要介護・要支援の認定申請の窓口は**市町村**で、本人または家族が申請する。
● 要介護・要支援における審査判断は介護認定審査会が行い、認定申請から30日以内に市町村が認定を行う。

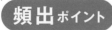

頻出ポイント

介護保険施設

① 施設サービスは〔要介護者〕が利用（入所）でき、〔要支援者〕は利用できない。

② 施設サービスには生活介護を中心に提供する〔介護老人福祉施設〕（原則要介護 3 以上）、看護、介護やリハビリテーションを提供する〔介護老人保健施設〕、日常的な医学的管理にも対応し、長期療養の場となる〔介護医療院〕がある。

③ 市町村が指定・監督する地域密着型サービスには、〔認知症対応型共同生活介護〕（グループホーム）、地域密着型〔特定施設入居者生活介護〕、地域密着型〔介護老人福祉施設入所者生活介護〕（いずれも定員 30 人未満）などがある。

④ 介護予防・日常生活支援総合事業では、地域の実情に応じて訪問型、通所型それぞれのサービスが、〔ボランティア〕を含めた多様な主体によって提供される。また、それらのサービスをコーディネートする〔生活支援コーディネーター（地域支え合い推進員）〕が配置される。

介護保険

⑤ 介護給付に要する費用は、利用者の負担を除くと〔公費〕と〔保険料〕が〔半分ずつ〕である。

⑥ 第 2 号被保険者は、〔加齢に起因する疾病〕（〔特定疾病〕：回復見込みのないがん、関節リウマチ、筋萎縮性側索硬化症など 16 疾病）に罹患して、要介護・要支援状態となった場合に介護保険サービスを利用できる。

⑦ 要介護認定者の訪問看護は〔介護保険〕が優先されるが、厚生労働大臣が定める疾病等の場合は〔医療保険〕が優先される。

居宅サービス

⑧ 利用者は費用の〔1〕割（所得に応じて 2 割または 3 割）を負担して居宅サービスを受ける（〔現物給付〕）。残りは居宅介護サービス費として、介護保険から給付される。

⑨ 自宅に手すりを取り付けるなどの〔住宅改修費〕は申請が必要で、申請に基づき保険給付が行われる。

⑩ 居宅サービスは、要介護度に応じて保険給付の〔上限額〕が設定されており、限度額を超えた額は全額利用者が負担する。

要介護・要支援認定

⑪ 申請後、〔認定調査員〕が〔日常生活や心身の状況〕などを調査し、結果は全国共通の認定調査票にまとめられる。

⑫ 申請者の主治医が医学的所見を〔主治医意見書〕にまとめる。

⑬ 認定調査結果、主治医意見書に基づく〔コンピューター〕による一次判定の後、〔介護認定審査会〕で一次判定の結果と、主治医意見書などに基づいて〔要介護状態〕が判定される。

6 医療に関わる政策

キーワード ☑がん対策基本法 ☑健康日本 21

1 | がん対策基本法

がんが死亡原因の 1 位となっており、がん対策を総合的に推進するために、2006（平成 18）年 6 月、**がん対策基本法**が成立した。がん対策に必要なデータを収集するための**がん登録**も、全国規模で行われるようになった。

がん対策基本法

がん対策を総合的かつ計画的に推進

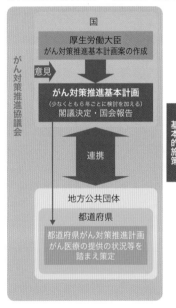

国

厚生労働大臣
がん対策推進基本計画案の作成

↑ 意見

がん対策推進基本計画
（少なくとも 6 年ごとに検討を加える）
閣議決定・国会報告

↕ 連携

地方公共団体

都道府県

都道府県がん対策推進計画
がん医療の提供の状況等を
踏まえ策定

がん対策推進協議会

基本的施策

がん予防および早期発見の推進
○がん予防の推進
○がん検診の質の向上等

がん医療の均てん化の促進等
○専門的な知識および技能を有する医師
その他の医療従事者の育成、医療機関
の整備等
○がん患者の療養生活の質の維持向上
○がん医療に関する情報の収集提供体制
の整備等

研究の推進等
○がんに関する研究の促進ならびに研究
成果の活用
○罹患している者の少ないがんおよび治
癒が特に困難であるがんに係る研究の
促進　等

がん患者の就労等
○がん患者の雇用の継続等
○がん患者における学習と治療との両立
○民間団体の活動に対する支援

がんに関する教育の推進
○学校教育等におけるがんに関する教育
の推進

国民

（文献 2 より転載）

2 | 健康日本 21

健康増進法に基づく。2000（平成 12）年から始まり、2013（平成 25）年からは第二次、2024（令和 6）年から 2035（令和 17）年までが**第三次**の期間となる。健康日本 21（第二次）の最終評価では、健康寿命の延伸等は目標を達成した一方で、メタボリックシンドローム該当者・予備群の数等は悪化していた。第三次では**個人の行動と健康状態の改善**、**社会環境の質の向上**、ライフコースアプローチを踏まえた健康づくりに取り組むことによって、**健康寿命の延伸と健康格差の縮小**を目指している。

3 | 市町村／都道府県の主な業務

実施主体	主な業務
市町村	● 自立支援医療（育成医療・更生医療） ● 未熟児養育医療（母子保健法）　● 母子健康手帳の交付
都道府県・指定都市	自立支援医療（精神通院医療）
都道府県・指定都市および中核市	小児慢性特定疾病対策としての医療費助成（児童福祉法）

頻出ポイント

がん対策基本法

1 がん検診は、〔健康増進〕法に基づく努力義務として、〔市町村〕が実施している。

2 がん対策推進基本計画（第 4 期）では、がん予防、がん医療、がんとの共生の 3 分野の目標を定め、「がん検診受診率〔60〕％」などの目標値が示されている。

3 全国の「がん診療連携拠点病院」「小児がん拠点病院」「地域がん診療病院」に〔がん相談支援センター〕が設置され、がんに伴う不安や悩みのほか、療養生活、治療と仕事の両立などについて相談に応じている。

健康日本 21（第三次）

4 20〜64 歳の日常生活における歩数の目標は、男女とも〔8,000〕歩（年齢調整値では 7,100 歩）である。

5 食塩摂取量の目標値は 7g（2019〈令和元〉年の摂取量は約 10g）で、野菜摂取量の目標は 1 日当たり〔350〕g である。

6 生活習慣病のリスクを高める量（純アルコール摂取量が男性〔40〕g/ 日以上、女性〔20〕g/ 日以上）を飲酒している者の割合を減少させることを目指し、男性〔13.0〕％、女性〔6.4〕％、全体では〔10〕％を目標とする。

7 健康日本 21（第二次）の最終評価において、〔健康寿命の延伸〕など〔8〕項目は目標に達していた。

市町村／都道府県の主な業務

8 自立支援医療（精神通院医療）の実施主体は〔都道府県、指定都市〕である。

9 〔母子保健〕法に基づく未熟児養育医療の実施主体は〔市町村〕である。

引用・参考文献

1) 厚生労働省. 介護保険制度をめぐる最近の動向について. 令和 4 年 3 月 厚生労働省老健局.

2) 厚生労働省. がん対策基本法（平成 18 年法律第 98 号）. 平成 28 年 12 月改正・施行. https://www.mhlw.go.jp/content/10900000/001161234.pdf.（参照 2024-05-08）.

3) 厚生労働省. 令和 4（2022）年医療施設（動態）調査・病院報告の概況.

4 統計

1 人口動態

キーワード ☑人口ピラミッド ☑平均寿命 ☑死因別統計

1 人口ピラミッド

老年人口の割合は上昇しており、老年人口指数、従属人口指数、老年化指数も上昇傾向にある。日本の人口ピラミッドは**つぼ型（紡錘型）**で、ベビーブームを反映した二つのふくらみと、出生数低下に伴う、すその狭さが特徴である。

年齢区分別の人口構成

	人口	構成比
総人口	1億2,435万人	100%
老年人口（65歳以上）	3,623万人	29.1%
生産年齢人口（15～64歳）	7,395万人	59.5%
年少人口（15歳未満）	1,417万人	11.4%

〔総務省：人口推計（令和5年10月1日確定値）〕

2 平均寿命／平均余命

- **平均余命**とは、ある年齢の人があと何年生きることができるかを示す。0歳の平均余命を特に**平均寿命**という。
- 日本の2022（令和4）年の平均寿命は**男性81.05歳、女性87.09歳**で前年を下回った。
- WHOが提唱する**健康寿命**とは、健康上の問題で日常生活が制限されることなく生活できる期間である。

3 出生と死亡

- 日本の出生数は約77万人、死亡数は約156.9万人（2022〈令和4〉年）で、2005（平成17）年以降、人口減少社会となっている。
- **少子高齢化**により、日本の人口減少はさらに進行すると予測されている。

4 合計特殊出生率

合計特殊出生率は、15～49歳の女性の年齢別出生率を合計したものである。2022（令和4）年は**1.26**である。

5 ｜ 高齢化率

- **高齢化率**は65歳以上の人口が総人口に占める割合で、日本の高齢化率は**29.1％**である（2023〈令和5〉年）。
- 65歳以上の人口を性別にみると、男女比は約3：4である。

6 ｜ 死因別統計

- 死因はICD-10に準拠する「疾病、傷害及び死因分類表」に従って分類される。
- 死因第1位の悪性新生物〈腫瘍〉の部位別死亡率の経年推移をみると、男性の肺、大腸、膵臓、前立腺などは増加傾向、胃は減少傾向にある。女性の大腸、肺、膵臓、乳房などは増加傾向、胃は減少傾向にある。

順位	死因	割合（％）
1位	悪性新生物〈腫瘍〉	24.6
2位	心疾患	14.8
3位	老衰	11.4
4位	脳血管疾患	6.9
5位	肺炎	4.7

（2022〈令和4〉年人口動態統計）

7 ｜ 悪性新生物〈腫瘍〉

- 日本人が**悪性新生物**〈腫瘍〉で死亡する確率は、男性25.1％、女性17.5％で、がんの死亡数は約38.6万人である（2022〈令和4〉年人口動態統計、最新がん統計）。
- がんの死亡数は、人口の高齢化を主要因として増加している。

8 ｜ 子どもの死因

子どもの死因は0歳では、先天奇形に次いで、周産期に発生した病態が多い。1～4歳では、先天奇形に次いで、傷病および死亡の外因が多い。

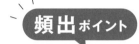

人口の割合

❶ 人口ピラミッドは、多産多死社会で〔ピラミッド〕型、少産少死社会で〔釣り鐘〕型、出生数が減り人口が減少している日本のような社会では〔つぼ〕型となる。

② 人口指数のうち、年少人口指数、老年人口指数、従属人口指数を求める際の分母は〔生産年齢人口〕である。

生産年齢人口の扶養負担の程度を示す指標

③ 老年人口が占める割合は〔29.1〕％、生産年齢人口が占める割合は〔59.5〕％、年少人口の占める割合は〔11.4〕％である（いずれも 2023〈令和 5〉年）。

平均寿命／平均余命

④ 平均寿命は 0 歳の〔平均余命〕であり、すべての年齢の死亡状況を集約しており、保健福祉水準を示す総合的な指標として利用される。

⑤ 日本の平均寿命は男性〔81.05〕歳、女性〔87.09〕歳（2022〈令和 4〉年）であり、健康寿命は男性〔72.68〕歳、女性〔75.38〕歳（2019〈令和元〉年）である。

出生／死亡の動向（2022〈令和 4〉年）

⑥ 出生率は人口千対〔6.3〕である。

⑦ 第 1 子を生む母親の平均年齢は〔30.9〕歳である。

⑧ 死亡率（人口千対）は〔12.9〕、年齢調整死亡率は男性〔14.4〕、女性〔7.9〕で、上昇傾向にある（2015〈平成 27〉年モデル人口を基準人口としたデータ）。

⑨ 不慮の事故による死亡は約〔4.3〕万人、自殺者数は約〔2.1〕万人である。自殺の動機は〔健康問題〕が最も多い。

合計特殊出生率

⑩ 合計特殊出生率は〔15〕～〔49〕歳の女性の各年齢における出生率を合計して求める。

人口維持に必要な合計特殊出生率は 2.07 程度である

⑪ 日本の合計特殊出生率は、〔1.26〕である（2022〈令和 4〉年）。

⑫ 人口が長期的に増減せずに一定となる出生の水準を〔人口置換水準〕と呼び、日本の合計特殊出生率はこれを〔下回って〕いる。

高齢化率

⑬ 2023（令和 5）年における、75 歳以上が人口に占める割合は〔16.1〕％、80 歳以上が人口に占める割合は〔10.1〕％で、それぞれ上昇傾向である。

⑭ 高齢者の就業率（65 歳以上人口に占める就業者の割合）は 25.2％であり、男性〔34.2〕％、女性〔18.3〕％である。

死因別統計（2022〈令和 4〉年）

⑮ 死因の第 1 位は〔悪性新生物〈腫瘍〉〕（死亡数約〔38.6〕万人）、次いで〔心疾患〕（同〔23.3〕万人）、〔老衰〕（同〔17.9〕万人）、〔脳血管疾患〕（同〔10.7〕万人）である。

⑯ 0〜4 歳の死因の第 1 位は〔先天奇形、変形および染色体異常〕、5〜9 歳と 40〜89 歳では〔悪性新生物〈腫瘍〉〕、10〜39 歳では〔自殺〕が第 1 位である。

悪性新生物 〈腫瘍〉

⑰ 死因別死亡数のうち、〔悪性新生物〈腫瘍〉〕は一貫して増加傾向にある。

⑱ 人口の高齢化の影響を除いた悪性新生物〈腫瘍〉の〔年齢調整死亡率〕は、1990 年代半ばをピークに〔減少〕傾向にある。

⑲ 悪性新生物〈腫瘍〉による死亡数を主な部位別にみると、男性では〔肺〕、〔大腸〕、〔胃〕、〔膵臓〕、〔肝臓〕、女性では〔大腸〕、〔肺〕、〔膵臓〕、〔乳房〕、〔胃〕の順に多い（2022〈令和 4〉年）。

⑳ 男女とも〔膵臓〕の悪性新生物〈腫瘍〉死亡率は増加傾向にある。女性ではそれに加えて、〔子宮〕、〔卵巣〕、〔乳房〕の各部位で増加傾向にある。

2 ｜ 世帯構造

キーワード ☑世帯構造 ☑世帯数

1 ｜ 世帯構造（2022〈令和 4〉年）

- 世帯数は増加傾向で、平均世帯人員（2.25 人）は減少傾向にある。
- **65 歳以上の高齢者のいる世帯**は、全世帯の **50.6%**で、増加傾向にある。
- **単独世帯**が全世帯に占める割合は **32.9%**、**夫婦のみの世帯**は **24.5%**で、いずれも増加傾向にある。三世代世帯は減少傾向にある。

頻出ポイント

世帯構造（2022〈令和 4〉年）

❶ 児童のいる世帯は全世帯の〔18.3〕%である。

❷ 高齢者世帯数（65 歳以上の者のみで構成するか、それに 18 歳未満の未婚者が加わった世帯）は増加傾向で、全世帯の〔31.2〕%を占める。

❸ 子と同居している 65 歳以上の高齢者は〔減少〕傾向にある。

④ 65歳以上の高齢者のいる「三世代世帯」は〔減少〕傾向にある。

⑤ 65歳以上の高齢者のいる世帯を世帯構造別にみると、「〔夫婦のみの世帯〕」が最も多く（32.1％）、次いで単独世帯が多い（31.8％）。

⑥ 65歳以上の高齢者のいる「親と未婚の子のみの世帯」数は〔増加〕傾向にある。

⑦ 婚姻件数は約〔50.5〕万組である。婚姻率（人口千対）は〔4.1〕である。

⑧ 離婚件数は約〔17.9〕万組で、前年より減少した。離婚率（人口千対）は〔1.47〕である。離婚件数は2002（平成14）年をピークに〔減少〕傾向にある。

⑨ 未婚率はどの年齢階級でも、男女共に〔上昇〕傾向にある。

介護の状況（2022〈令和4〉年）

⑩ 要介護者からみた主な介護者の約46％は同居家族で、主な介護者は〔配偶者〕、〔子〕、〔子の配偶者〕の順に多い。

⑪ 同居の主な介護者を性別にみると、女性が〔68.9〕％である。

⑫ 同居の主な介護者の年齢は、約〔7〕割が〔60〕歳以上であり、「老老介護」が現実化している。

3 生活習慣

キーワード ☑運動習慣 ☑喫煙習慣

1 運動習慣

● 国民健康・栄養調査報告（2019〈令和元〉年）によると、運動習慣のある人の割合は、男性33.4％、女性25.1％である。
● 65歳以上で運動習慣があるのは、男性41.9％、女性33.9％である。

2 喫煙習慣

● 国民健康・栄養調査報告（2019〈令和元〉年）によると、喫煙習慣のある人の割合は、男性27.1％、女性7.6％で、全体では16.7％である。喫煙習慣のある人の割合は減少傾向にある。
● 喫煙習慣のある人のうち、たばこをやめたいと思っているのは、男性24.6％、女性30.9％である。

運動習慣

1 男性で運動習慣のある人の割合が最も多いのは、〔70〕歳以上（42.7％）で、次いで〔60〕代（35.5％）、〔20〕代（28.4％）と続く。

2 女性で運動習慣のある人の割合が最も多いのは、〔70〕歳以上（35.9％）で、次いで〔60〕代（25.3％）、〔50〕代（24.4％）と続く。

喫煙習慣

3 男性の喫煙習慣のある人の割合は〔40〕代が最も多く（36.5％）、次いで〔30〕代（33.2％）、〔50〕代（31.8％）と続く。

4 女性の喫煙習慣のある人の割合は〔50〕代が最も多く（12.9％）、次いで〔40〕代（10.3％）、〔60〕代（8.6％）と続く。

5 受動喫煙の機会として最も多いのは〔飲食店〕である。

引用・参考文献

1) 厚生労働省，令和 4（2022）年国民生活基礎調査.
2) 厚生労働省，令和元年国民健康・栄養調査報告.

10

健康支援と社会

4 統計

索 引

かん ご し こっ か し けんたいさく
看護師国家試験対策ブック

まるカン 2025
ぜったいまる　　　　　　かん ご し こっ か し けんひんしゅつ
ここは絶対〇をとる！看護師国家試験頻出ポイント

2022年7月10日発行　第1版第1刷
2023年7月10日発行　第2版第1刷
2024年7月5日発行　第3版第1刷©

編著者	まるカン編集委員会
発行者	長谷川 翔
発行所	株式会社メディカ出版
	〒532-8588
	大阪市淀川区宮原3-4-30
	ニッセイ新大阪ビル16F
	https://www.medica.co.jp/
編集担当	田阪祐依子／山下つた江
編集協力	蜂谷正博（メビウス教育研究所）
装　　幀	株式会社ブンカ
	デザインディレクター 久保田圭子
	デザイナー 安井春香
本文イラスト	楠木雪野／
	有限会社デザインスタジオEX
組　　版	株式会社明昌堂
印刷・製本	株式会社シナノパブリッシングプレス

ISBN978-4-8404-8494-7　　　Printed and bound in Japan

当社出版物に関する各種お問い合わせ先（受付時間：平日9：00～17：00）
●編集内容については、06-6398-5045
●ご注文・不良品（乱丁・落丁）については、お客様センター 0120-276-115

カラービジュアルで見てわかる！
"はじめての"シリーズ！
"なぜ"からわかる、ずっと使える！

NEW はじめての循環器看護

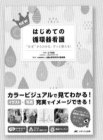

山下 武志 監修
公益財団法人 心臓血管研究所付属病院 編著
定価2,970円(本体+税10%)
●B5判／152頁 ●ISBN978-4-8404-7872-4

NEWはじめての脳神経外科看護

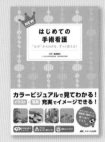

横井 靖子 編著
定価2,970円(本体+税10%)
●B5判／160頁 ●ISBN978-4-8404-8184-7

NEW はじめての手術看護

武田 知子 編著
定価2,970円(本体+税10%)
●B5判／192頁 ●ISBN978-4-8404-7850-2

NEWはじめての整形外科看護

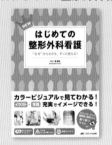

原 俊彦 監修
定価2,970円(本体+税10%)
●B5判／160頁 ●ISBN978-4-8404-8192-2

NEWはじめての消化器外科看護

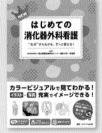

国立研究開発法人国立国際医療
研究センター病院 外科・看護部 編著
定価2,970円(本体+税10%)
●B5判／168頁 ●ISBN978-4-8404-8185-4

NEW はじめてのICU看護

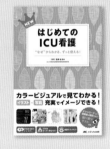

石井 はるみ 編著
定価2,970円(本体+税10%)
●B5判／160頁 ●ISBN978-4-8404-7897-7

NEW はじめての透析看護

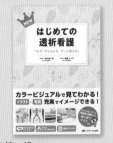

北村 健一郎 監修
富樫 たつ子 編集
定価2,970円(本体+税10%)
●B5判／176頁 ●ISBN978-4-8404-8173-1

NEW はじめての婦人科看護

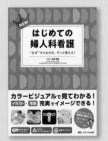

永野 忠義 編著
定価2,970円(本体+税10%)
●B5判／160頁 ●ISBN978-4-8404-7900-4

NEW はじめてのNICU看護

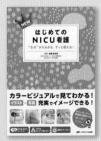

佐藤 眞由美 編著
定価2,970円(本体+税10%)
●B5判／160頁 ●ISBN978-4-8404-7860-1